Dr. med. Jacques Elias

Akupunktur und Lasertherapie für die Praxis

Sommer-Verlag GmbH

ISBN 3-925367-53-5

1. Auflage 1989

Waldplatzstraße 5, 7835 Teningen 3, Telefon 0 76 63/20 87

Gesamtherstellung: Reichert GmbH, Druckerei und Verlag, 7014 Kornwestheim

Vorwort

Eine langjährige Erfahrung in Akupunktur führte mich zu der Erkenntnis, daß es Berührungspunkte zwischen der traditionellen chinesischen Akupunktur und der westlichen Medizin gibt. Dies habe ich bei der Behandlung immer berücksichtigt und konnte dadurch sehr gute Ergebnisse erzielen.

Aus diesem Grund wurde von mir dieses indikationsbezogene Buch, in dem Krankheiten in einzelnen Kapiteln behandelt werden, verfaßt. Die Punkte, die sich in der Praxis bewährt haben, wurden ausführlich behandelt und die entsprechenden Abbildungen in den Text integriert.

Da man sich heute dem Fortschritt nicht verschließen darf und kann, habe ich die praktische Behandlungsweise mit der Elektroakupunktur, vor allem aber mit der Laserakupunktur, mit Angabe der von mir gefundenen und erprobten Therapiefrequenzen, ausführlich erläutert. Wie in diesem Buch des öfteren erwähnt wurde, hat mir die Firma Seirin zu dieser Forschungsarbeit die entsprechenden Geräte zur Verfügung gestellt.

Mein Dank gilt allen, die mir bei der Gestaltung dieses Buches geholfen haben. Dem Sommer-Verlag und der Druckerei Reichert bin ich für die vorbildliche Zusammenarbeit sehr verbunden.

Dr. med. Jacques Elias Im November 1989

Inhaltsverzeichnis

Einführung in das Handbuch

Das Buch behandelt 93 Schwerpunktthemen, 85 davon entfallen auf Krankheiten, die man **HEUTE** mit Akupunktur, kombinierter Laser- oder Elektroakupunktur behandeln kann.

Die ersten vier Kapitel sind aufgrund ihrer Besonderheit nicht alphabetisch aufgeführt.

Die von mir getroffene Auswahl der Punktkombination für die Behandlung einer Krankheit, eines Schmerzsyndroms bzw. Syndroms, basiert auf einer langjährigen Praxis mit der Akupunktur. Die **Fülle** dieser Erfahrungen wurde in einem **Buch** zusammengefasst, welches unter dem Titel: **„Die aktuelle, traditionelle chinesische Akupunktur in der täglichen Praxis" 1989 im Sommer-Verlag erschienen ist.**

Bei der Besprechung der Krankheiten wurde die Auswahl eines jeden Punktes begründet und gegebenenfalls, auch andere wichtige Indikationen, Funktionen, sowie die Lokalisation des jeweiligen Punktes angegeben.

In diesem Handbuch wurde ausführlich auf die **Laserakupunktur** unter dem Abschnitt **Laser** eingegangen. In diesem Kapitel habe ich **Laserfrequenzen für die Therapie** angegeben. Während meiner langjährigen Praxistätigkeit habe ich zahlreiche Frequenzen über den **RAC** von Nogier festgestellt und in die Behandlung eingesetzt.

In diesem Handbuch gebe ich die Frequenzen an, die sich bei der Therapie außerordentlich bewährt haben.

Die oben genannten **Laserfrequenzen** sind spezifische auf Organe, Organsysteme oder Formenkreise bezogene Frequenzen, die wie bereits gesagt, mit dem **RAC von Nogier (Reflexe auriculocardiaque)** festgestellt wurden.

Der Begriff spezifisch ist demnach auf den RAC zurückzuführen.

Diese **Laserfrequenzen** habe ich, sowohl am Ohr, **wie auch** am Körper erprobt und demnach **nicht** vom Ohr auf den Körper übertragen.

Zu dieser Forschungsarbeit hat mir die Firma Seirin entsprechendes Laser- und Elektrogerät zur Verfügung gestellt, auf die ich in den Abschnitten Laser und Stimulationstechniken eingegangen bin.

Ein **Phänomen** hat mich schon immer beschäftigt: das **Gold- und Silberpotential,** das zum Ausgleich der Energie im Punkt erforderlich ist. Die Verwendung von Edelmetallnadeln ist in bezug auf eine einwandfreie Sterilität, sowie auf das Stumpfwerden der Nadelspitze problematisch. Einmalnadeln in Gold und Silber zu verwenden ist zudem wirtschaftlich nicht haltbar.

Aus diesen Gründen verwende ich bei der Behandlung Einmalstahlnadeln. Der Stahlnadel füge ich, **elektrisch,** das entsprechende Gold- oder Silberpotential zu. Hierzu habe ich in Zusammenarbeit mit der Firma Seirin ein entsprechendes handliches batteriegesteuertes Gerät herstellen lassen. Dieses **Gold-Silber-Potentialausgleichsgerät bzw. Gold-Silber-Stimulator** ist auch so konstruiert, daß eine Verwendung von **Elektrokabeln entfällt.**

Dieses Gerät ist **außerdem für diagnostische Zwecke** vorgesehen. Mit dem **RAC von Nogier kann allein über den Plus-POL (Gold),** verläßlich bzw. reproduzierbar festgestellt werden, ob es sich beim untersuchten Punkt um einen Gold- oder Silberpunkt handelt.

Die Vorteile, ja die Notwendigkeit, dieses Potentialausgleichs habe ich im Kapitel **Stimulationstechniken** erläutert.

In diesem Buch wurde die Ernährung mit Angaben über den Inhalt der wichtigen Nährstoffe in den Lebensmitteln zusammenfassend behandelt.

Die Erläuterung der Ernährung schien mir erforderlich, weil in diesem Buch die Behandlung der Adipositas und der Anorexia nervosa mit Akupunktur besprochen wird und weil es für den Erfolg der Akupunkturbehandlung wichtig ist, auf eine ausgewogene Ernährung zu achten.

Bei der Besprechung der einzelnen Erkrankungen wurde wie folgt vorgegangen:

1. Angabe der Erkrankung oder des Syndroms.

2. Punktkombination mit Angabe der Punktnummerierung und der chinesischen Punktbezeichnung. Ferner Zahl der Punkte und der hierfür erforderlichen Nadelzahl, da nicht alle Punkte beidseitig bzw. symmetrisch gegeben werden.

3. Darunter sind die einzelnen Punkte der Punktkombination erläutert: Nummerierung des Punktes im Meridian, seine Lokalisation, seine Indikationen und gegebenenfalls seine wichtigen Funktionen in der **TCA** (Traditionelle Chinesische Akupunktur).

4. Bemerkungen: Hier wurden Erläuterungen bezüglich der Tonisierung oder Sedierung der einzelnen Punkte, sowie in bezug auf die Behandlungszahl usw., gebracht.

5. Richtlinien der Stimulation und weitere Stimulationsmethoden.

6. Jeder Punktkombination wurden die entsprechenden Abbildungen beigefügt.

Akupunkturpunkt

Der Körperakupunkturpunkt ist durch ein Substrat definiert, deshalb unterscheidet er sich vom Ohrpunkt, von dem aus ein Reflex ausgelöst werden kann.

Nach meinen bisherigen klinischen Feststellungen gehe ich davon aus, daß der Punkt am Ohr in einem Areal liegt, dort wo sich die Projektion eines Organs bzw. Körperteils befindet.

Der Ohrpunkt unterscheidet sich ferner vom, von den Chinesen angegebenen Körperpunkt dadurch, daß die Lokalisation des Ohrpunktes im entsprechenden Projektionsareal nicht immer dieselbe ist. Der Ohrpunkt muß deshalb dort mit einem speziellen Verfahren gesucht und genau geortet werden. Ein entsprechendes Buch über die Ohrakupunktur ist z. Z. von mir – in einer bereits fortgeschrittenen Phase – in Bearbeitung. Es wird im Sommer-Verlag erscheinen.

Wie ich bereits im Nachtrag meines im Sommer-Verlag erschienenen Buches, Die aktuelle, traditionelle chinesische Akupunktur in der täglichen Praxis gebracht habe, konnte der Anatome Hartmut Heine den Akupunkturpunkt in etwa 80 %der von den Chinesen angegebenen Punkte mikroskopisch nachweisen. Diese Punkte befinden sich oft in einem Loch bzw. einer Vertiefung, deren Zusammensetzung und Lokalisation genau definiert ist. Dort befindet sich ein Gefäß-Nervenbündel, welches in einem lockeren Bindegewebe liegt und die Fascia corporis superficialis (Fcs) perforiert, er ist dort bis an die Oberfläche zu verfolgen (Heine).

Der oben angegebene mikroskopische Nachweis betrifft nur die klassischen Punkte, die von den Chinesen lokalisiert wurden.
Das heißt also, daß die Punkte außerhalb des Meridians – PAM – von diesem Nachweis ausgeschlossen sind.

Auffindung des Körperakupunkturpunktes: Man muß hierfür seine Lokalisation, wie sie von den Chinesen definiert wird, kennen. Bei der Lokalisationsangabe werden folgende Kriterien zu Grunde gelegt:
- Der Körperbereich, in dem der Punkt liegt, wird angegeben.
- Die Entfernung des betreffenden Punktes zu Bezugsstellen bzw. Bezugspunkten am Körper wird angegeben.
- Die Entfernung wird mit dem Cun-Maß angegeben.
- Das Cunmaß ist für die genaue Auffindung des Punktes die sicherste Methode.
- Das Cun entspricht einer relativen individuellen Messung, die am Patienten vorgenommen wird.
- Es werden grobe Proportionsmessungen am Körper zur Orientierung angegeben. – Punktsuchgeräte sind für die genaue Auffindung des Akupunkturpunktes – auch für den Erfahrenen – in der angegebenen Lokalisation sehr hilfreich.
- Hilfreich kann auch die Benutzung eines Cunmeters sein.

Oben angegebene Kriterien wurden bereits in meinem erwähnten Buch ausführlich erläutert. Dennoch sind zu diesen Kriterien im Rahmen dieses Kompendiums entsprechende Erläuterungen erforderlich.

Die Bezugsregionen: z. B. Knie, Schlüsselbein, Knöchel etc.

Die Bezugspunkte: z. B. M 35, M 12 etc.

Das Cunmaß ist der Abstand der Falten am Mittelknochen des Mittelfingers, wenn die Spitze des Mittelfingers und die des Daumens einen Kreis miteinander bilden. Diese individuelle Messung wird am Patienten vorgenommen und in die Kartei eingetragen.

Das Cunmeter erlaubt dem Benutzer die direkte Auffindung des Punktes, da es auf 0.5, 1.0, 1.5 und 2.0 cun eingestellt werden kann.

Mit dem Punktsuchgerät hat der Benutzer eine zusätzliche Sicherheit bei der Auffindung des Punktes in der Hand. Der Benutzer muß dabei die Luftdruck- und Feuchtigkeitsverhältnisse berücksichtigen und entsprechend die Empfindlichkeitsstufe des Gerätes einstellen. So werden Fehlerquellen vermieden.

– Siehe die Abbildungen: Das Cunmeter und die verschiedenen Punktsuchgeräte, die mir von der Firma Seirin zu Forschungsarbeiten zur Verfügung gestellt wurden.

SEIRIN-akutron-Cunmeter im Etui

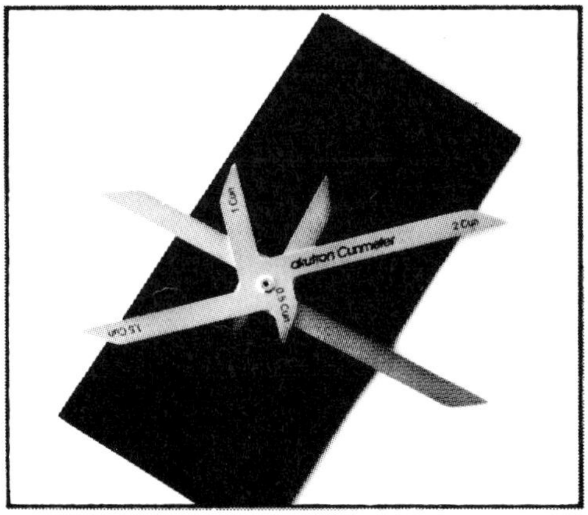

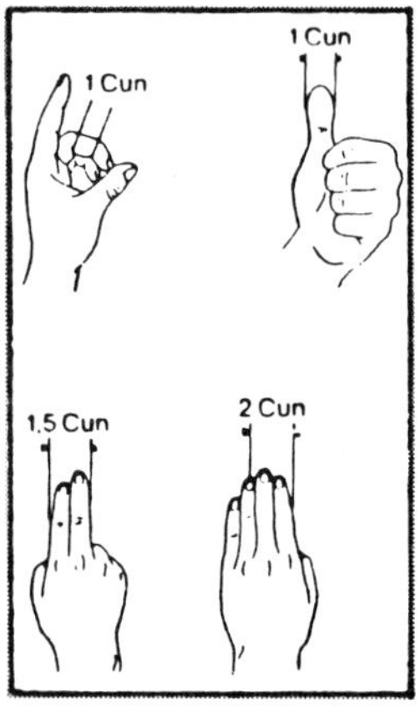

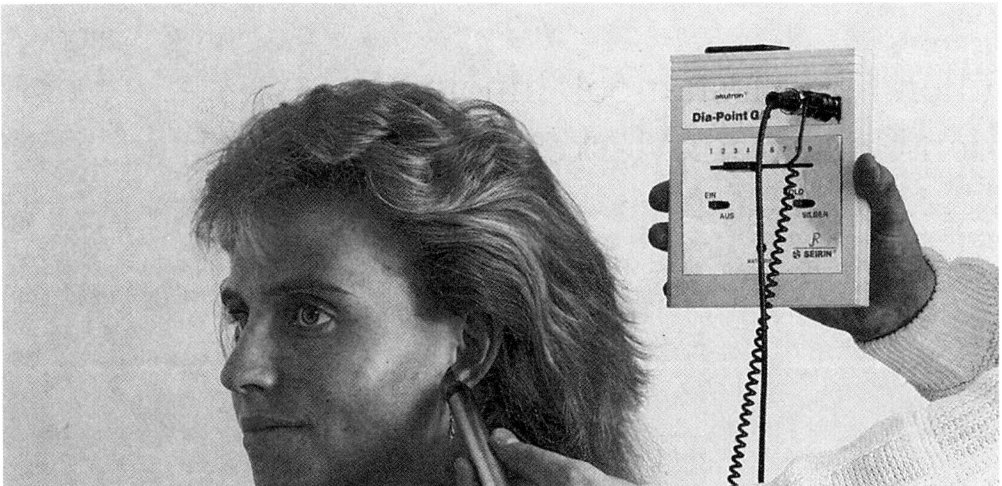

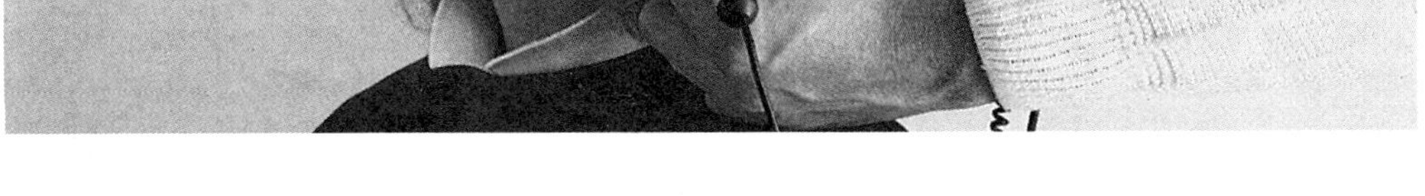

Stimulation: Tonisierung, Sedierung

Stimulieren bedeutet anregen bzw. reizen. Die Stimulation im Sinne der Akupunktur bedeutet, daß über den Akupunkturpunkt die Energie beeinflußt wird, d. h. daß sie durch die Stimulation mobilisiert wird.

Ist die im Meridian befindliche Energie insuffizient bzw. schwach, spricht man nach den Regeln der traditionellen chinesischen Akupunktur von einer Leere im Meridian, da dort ein Energiedefizit besteht. Je länger die Dauer der Krankheit ist, desto ausgeprägter kann die Leere im Meridian sein. Es handelt sich demnach um eine chronisch verlaufende Erkrankung, die der längeren Behandlung bedarf.

Die Leere im Meridian kann zu dumpfen tiefliegenden Schmerzen führen. Bei der Palpation wird festgestellt, daß die Schmerzauslösung oder Schmerzverstärkung eines stärkeren Palpationsdruckes bedarf. Der Schmerz kann auch spontan auftreten, er wird als tief und dumpf empfunden.

Die Behandlung besteht darin, die Energie zu mobilisieren, indem man den Akupunkturpunkt tonisiert. Dadurch wird die Energie im Meridian verstärkt und kann besser bzw. in einem **geordneten** Zustand fließen.

Ist die im Meridian befindliche Energie dagegen im Exzess bzw. im Überfluß, wird nach den Regeln der traditionellen chinesischen Akupunktur von einer Fülle der Energie im Meridian gesprochen. Diese Fülle führt zu einem Stau der Energie im Meridian.

Es kommt zu starken stechenden Schmerzen. Bei der Palpation wird festgestellt, daß der akute Schmerz relativ oberflächlich liegt. Das heißt, daß der Schmerz bei geringem Palpationsdruck ausgelöst oder sich verstärkt und spontan empfunden wird.

Die Behandlung besteht darin, die Energie zu mobilisieren, indem man den Akupunkturpunkt sediert. Durch diese Sedierungstechnik wird die Stärke der Energie auf ein niedrigeres Niveau gebracht bzw. vermindert. Sie wird dadurch im Meridian rekanalisiert und kann so in einem **geordneten** Zustand fließen.

Tonisierung und Sedierung sind nach dem oben gesagten zwei Formen der Stimulation, wobei beides, Tonisierung und Sedierung zur Mobilisierung der Energie führt. In anderen Worten ausgedrückt, versetzt die Stimulation, als Oberbegriff für Energiemobilisierung, die Energie in geordnete Fließverhältnisse.

Durch das Stechen des Punktes wird eine Stimulation bereits erreicht. Eine zusätzliche Stimulation durch mechanische Manipulation, elektrische oder Laseranwendung an der Nadel bedeutet eine weitere Beeinflussung der Energie im Punkt.

Die Empfehlung, ob ein Punkt tonisiert oder sediert werden soll, beruht auf die durch Erfahrung zu erwartende Energielage im Punkt. Es handelt sich also um eine nicht bindende Empfehlung, die entweder über die chinesische Pulsdiagnose oder über den RAC von Nogier oder über ein Differenzial-Punktsuchgerät verifiziert werden kann. Siehe hierzu unter Stimulationstechniken.

Stimulationstechniken

Die Stimulationstechniken unterscheiden sich in
- mechanische
- elektrische
- Laserstimulation

Mechanische Stimulation

Die Nadel wird zwischen Daumen, Zeigefinger und Mittelfinger festgehalten und schnell in die Haut gesetzt, um die Empfindung des Stechens auf ein Minimum zu reduzieren. Eine Alternative besteht darin, hierfür eine Nadel mit Führungsröhrchen zu benutzen.
– Siehe Abb. –

Danach wird die Nadel, je nachdem – siehe unten –, senkrecht oder schräg bis flach in die Tiefe vorgeschoben, bis der Patient ein Qi-Gefühl empfindet und dies auch angibt. Dies bedeutet, daß der Patient auf das Auftreten des Qi vorab hingewiesen wird und, daß das Qi-Gefühl sich vom Schmerz unterscheidet, z. B. äußert es sich in Kribbeln, Schwere und oder Ziehen im Bereich des genadelten Punktes und oft auch entlang der Meridianlinie.

Man kann auch so verfahren, daß der Akupunkteur während des Stechens den Patienten fragt ob er etwas verspüre, wenn ja, wie könne er diese Empfindung beschreiben.

Ich vermeide immer eine Stechtiefe anzugeben, da der Punkt von Mensch zu Mensch in unterschiedlicher Tiefe liegen kann.

Ob der Punkt senkrecht bzw. schräg bis flach – siehe entsprechend die 3 Abbildungen – gestochen werden muß, hängt von seiner Lokalisation ab. Im Thoraxbereich wird die Nadel schräg oder flach in die Tiefe vorgeschoben, damit wird vermieden, daß die Pleura verletzt wird und dadurch ein Pneumothorax entstehen kann. Liegt der Punkt am Rücken z. B. im Bereich des medialen Blasenmeridianastes, wird die Nadel schräg gestochen, d. h. sie bildet einen Winkel von ca. 30 Grad mit der Hautebene. Im unmittelbaren Rippenbereich muß die Nadel flach gestochen werden, d. h. in einem Winkel, der unbedingt unter 30 Grad liegt.
– Siehe Abb. –

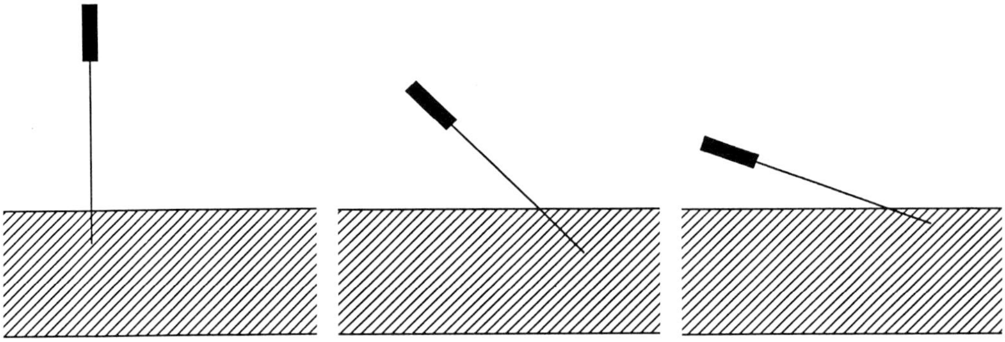

Im allgemeinen werden Punkte senkrecht gestochen, im Bereich der Extremitäten des Abdomens, der Lumbosakralgegend, besonders jedoch dort, wo Muskelmasse vorhanden ist. Auch im letzteren Fall kann der Punkt von Mensch zu Mensch unterschiedlich tief liegen.

Die Sterilität ist das oberste Gebot bei der Behandlung. Deshalb empfiehlt sich, immer Einmalstahlnadeln zu benutzen.

Die Wahl des Nadeltyps hängt von der Lokalisation des Punktes ab. An empfindlichen Stellen des Körpers, z. B im Bereich des Gesichts, der Finger- und Zehenspitzen sollte man den Nadeldurchmesser klein wählen, d. h. je nach Patient zwischen 0.16 und 0.20 mm, im Bereich anderer Körperpartien ist es üblich, einen Durchmesser von 0.25 oder 0.30 mm zu wählen.
– Siehe Abb. –

Ich benutze seit Jahren die Nadeln der Firma Seirin und bin damit bestens zufrieden.

Anwendungsbereiche
Fields of Application
Champs d'application

	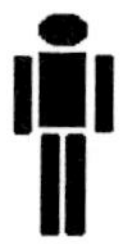	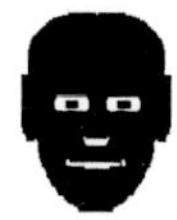	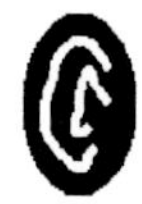
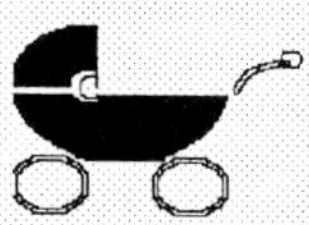	**C-type** 0,12 x 30 mm, grün	**C-type** 0,12 x 30 mm, grün	**C-type** 0,12 x 30 mm, grün 0,16 x 30 mm, rot
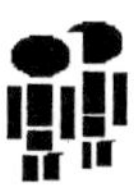	**B-type** 0,25 x 40 mm, lila **C-type** 0,25 x 40 mm,lila	**C-type** 0,16 x 30 mm, rot	**B-type** 0,20 x 15 mm, blau **C-type** 0,16 x 30 mm, rot
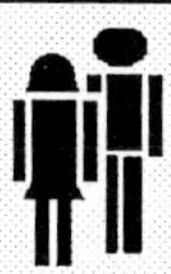	**B-type** 0,30 x 30 mm,braun 0,30 x 50 mm,braun 0,35x60mm,schwarz	**B-type** 0,30 x 30mm,braun **C-type** 0,16 x 30 mm, rot	**B-type** 0,20 x 15 mm, blau 0,30 x 30mm,braun
	**Pyonex** middle large	**Pyonex** small middle	**Pyonex** large middle
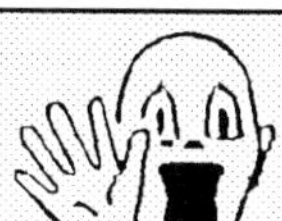	**C-type** 0,30 x 50 mm,braun 0,25 x 40 mm, lila	**C-type** 0,16 x 30 mm, rot	**C-type** 0,16 x 30 mm, rot **B-type** 0,20 x 15 mm, blau

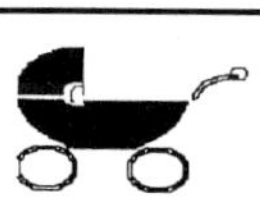 Kleinkinder Babys Bèbès	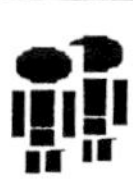 Kinder bis 14 Children up to 14 Enfants jusqu`á 14	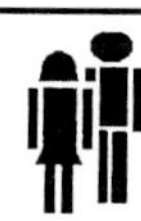 Erwachsene Adults Adultes
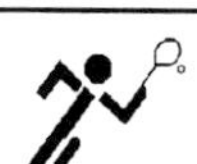 SPORTMEDIZIN SPORTS MEDICINE LA MEDICINE DE SPORT	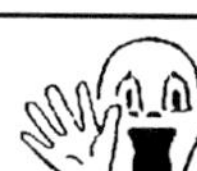 NADELÄNGSTLICHE FOR ANXIOUS PATIENTS POUR PATIENTS CRAINTIFS	

SEIRIN Postfach 43 - D-6078 Neu-Isenburg - West-Germany - Telefon: 06102/3238
Telex: 17-6102934 - Teletex: 2627-6102934 - FAX: 06102 / 31340

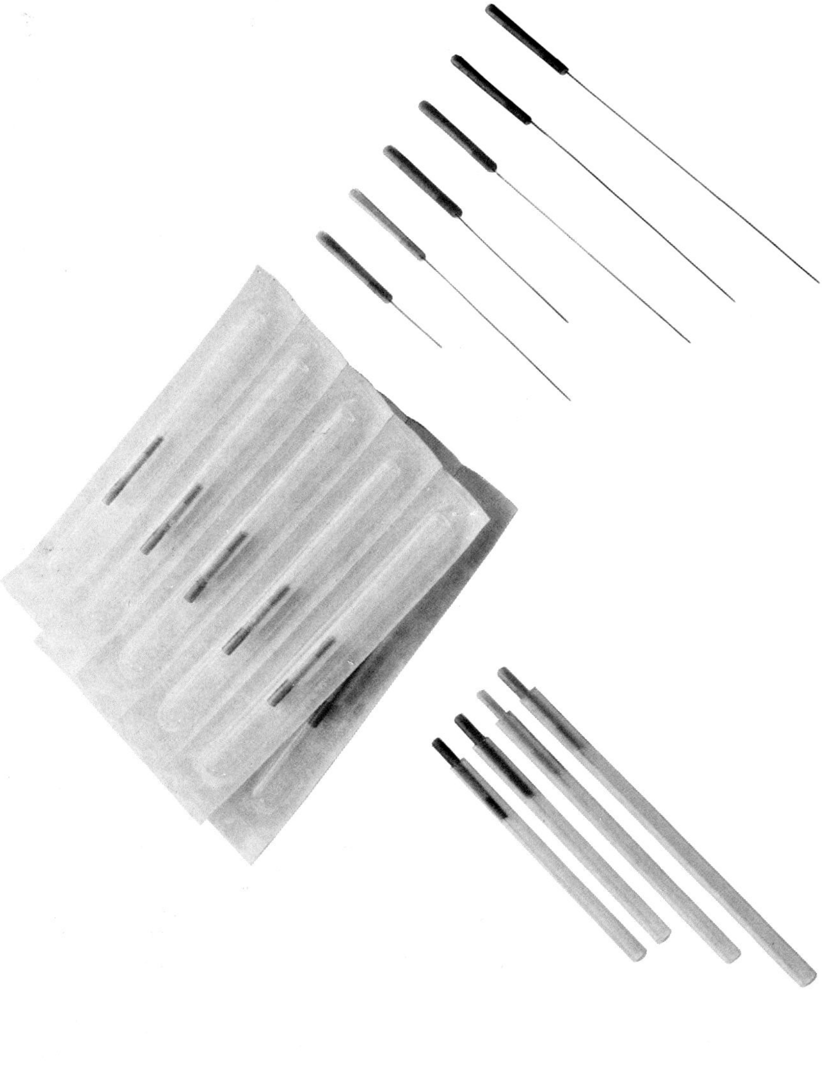

Bei der Tonisierung wird die Nadel langsam, entweder im Uhrzeigersinn in die Tiefe vorgeschoben, oder sie wird – langsam – in beide Richtungen hin und her gedreht und zugleich in die Tiefe vorgeschoben. Ich benutze vorwiegend die letztgenannte Stechtechnik.

Bei der Sedierung wird die Nadel schnell, entweder im Gegenuhrzeigersinn in die Tiefe vorgeschoben, oder sie wird auch schnell in beide Richtungen hin und her gedreht und zugleich in die Tiefe vorgeschoben. Auch hier benutze ich die letztgenannte Stechtechnik.

Sowohl bei der Tonisierung wie auch bei der Sedierung empfiehlt sich, die Nadeln bei einer i.d.R. etwa 20 Minuten andauernden Behandlung, 2 bis 4 mal im Sinne der o. a. Tonisierung oder Sedierung zu drehen. Es sollte darauf geachtet werden, daß das Qi jeweils erneut empfunden wird, da dieses eine wichtige Kontrollmöglichkeit bei der Erfassung des Akupunkturpunktes darstellt.

Auf die o. g. Wiederholung der mechanischen Stimulierung der Nadel kann ohne weiteres verzichtet werden, wenn unten erläuterte, für den Erfolg der Behandlung sehr nützliche Stimulationsmethoden, durchgeführt werden.

Richtlinien der Stimulation

Zuallererst wird eine Grundstimulierung durchgeführt, die **mechanische** und die **„sehr" schwache Elektrostimulierung.**

Beide dienen dazu, den **Grundausgleich der Energie** im Punkt, bzw. in seinem umliegenden Gewebe herzustellen. **Dies** macht den Punkt erst recht für weitere, für die Behandlung wichtige Stimulationen reaktionsfähig.

Die mechanische Grundstimulierung wurde bereits erläutert.

Die **schwache** elektrische Stimulierung dient dazu, das Potential im Punkt auszugleichen, indem man das Gold- oder Silberpotential dem Punkt „elektrisch" zuführt. **Hierfür sehe ich die Gold-Silber-Ausgleichs-Methode mittels eines batteriebetriebenen Geräts vor, welches beide, das Gold- und Silberpotential beinhaltet.**

Die Gold-Silber-Ausgleichsmethode (G-S-Methode):

Die elektrischen Potentiale von Gold und Silber sind in der Spannungsreihe der Metalle angegeben. Sie werden, je nachdem, das Gold- oder das Silberpotential, unter Berücksichtigung des Stahlpotentials in Form einer Spannung dem Punkt zugeführt. **Diese Zufuhr von sehr schwachen Potentialen, hier Gold- oder Silberpotential,** verstärkt die Reaktionsfähigkeit des Punktes, der dann äußerst günstig auf weitere Stimulationen, wie auf Elektro- oder Laserstimulation, reagiert.

Die verbesserte Reaktionsfähigkeit des Punktes auf weitere Stimulationen, beruht – wie oben bereits erwähnt – auf den Ausgleich der Energie im Punkt durch die o. g. **schwache Stimulation.**

Der **Gold-Silber-Stimulator** ist praktisch und sehr einfach in der Handhabung, da er handlich und leicht ist. Er hat eine kurze Sonde mit Federung, einen Schalter mit Plus für Gold und Minus für Silber, sowie einen Eingang für die Neutral-Elektrode die der Patient bei der Untersuchung in die Hand nimmt. – Siehe Abb. –

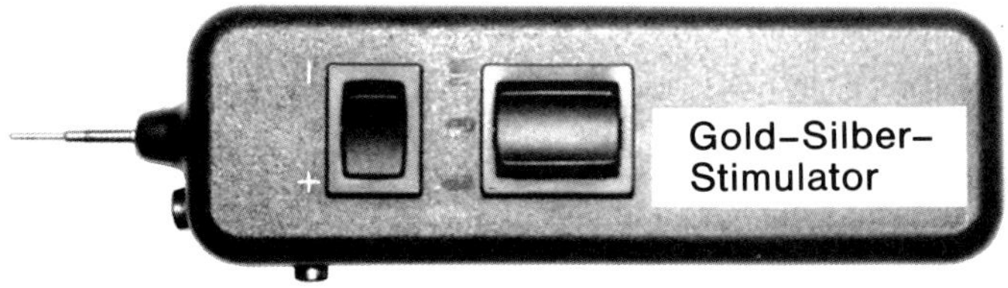

Für den **Grundausgleich** der Energie im Punkt wird mit der Sonde des Geräts für sehr kurze Zeit (ca. 6 Sekunden) der freie Teil der im Punkt gesteckten Stahlnadel berührt. Dabei wird der Schalter, für den Goldpunkt (energiearmen Punkt) auf Plus, für den Silberpunkt (energiestarken Punkt) auf Minus eingestellt.

Durch den Einsatz des **Gold-Silber-Stimulators kann auf die Benutzung** wiederverwendbarer Nadeln verzichtet werden. Dadurch können die Vorteile der sterilen Einmalnadeln (hygienisch, kein Infektionsrisiko, kein Nachschleifen) auch bei dieser Behandlungsmethode genutzt werden.

Wie bereits in der Einführung dieses Buches erwähnt wurde, ist der o. g. Gold-Silber-Stimulator **außerdem für diagnostische Zwecke vorgesehen.** Hierfür ist nur die Einstellung des Schalters auf **Gold (Plus-Pol) zu benutzen.**

Wird bei **dieser Plus-Einstellung des Schalters der Puls plötzlich und für eine ganz kurze Zeit stark bzw. hart,** so handelt es sich beim untersuchten Punkt um einen energieschwachen bzw. Goldpunkt, der tonisiert werden sollte. Wird dagegen bei derselben **Plus-Einstellung der Puls plötzlich schwach – er flacht plötzlich ab –,** so handelt es sich beim untersuchten Punkt um einen energiestarken bzw. Silberpunkt, der sediert werden sollte.

Diese kurzgefasste **Erläuterung des RAC,** wird in meinem Ohrakupunkturbuch, das sich z. Z. in einer fortgeschrittenen Phase befindet ausführlich erläutert. Das Buch wird ebenfalls im Sommer-Verlag erscheinen.

Wer den **RAC** nicht beherrscht, kann natürlich auf ein Punktsuchgerät ausweichen.

Elektrostimulation

Sie ist für die Schmerzbehandlung sehr gut geeignet. Zur Tonisierung sind niedrige Frequenzen wirksam. Das Spektrum der tonisierenden Elektrofrequenzen bewegt sich von 0.9 bis etwa 10 Hz. Für die Sedierung liegen die Frequenzen über 10 Hz.

Man richtet sich nach der Verträglichkeit des Patienten. Es muß darauf geachtet werden, daß dabei der Strom die Mittellinie des Körpers nicht kreuzt. Dies wird vermieden, wenn jeweils 2 Punkte einseitig stimuliert werden.

Es empfiehlt sich, Punkte im Herzbereich nicht elektrisch zu stimulieren. Die Dauer der Elektrostimulation beträgt ca. 10 bis 15 Minuten. Man kann die Dauer der Elektrostimulation entsprechend verkürzen, wenn mehr als 2 Punkte elektrostimuliert werden sollen.

Elektrostimulationsgeräte werden vom TÜV auf ihre Sicherheit geprüft. Sie müssen nach der Medizingeräteverordnung der Bauart nach zugelassen sein.

Ich benutze das Unipuls 10/5 Nadelstimulationsgerät der Firma Seirin. Dieses Gerät hat mehrere getrennte Ausgangskanäle mit einer Leistung, die bis 10 mAmp je Kanal beträgt. An jedem Ausgangskanal sind 2 getrennte Kabel angeschlossen, an deren Ende je eine Elektrode angebracht ist, die am noch freien Teil der im Punkt gesteckten Nadel leicht und praktisch angebracht bzw. befestigt werden kann. So können jeweils einseitig 2 Punkte simultan stimuliert werden, dabei fließt der Strom zwischen beiden Nadeln. – Siehe die Abbildung des Unipuls 10/5 –

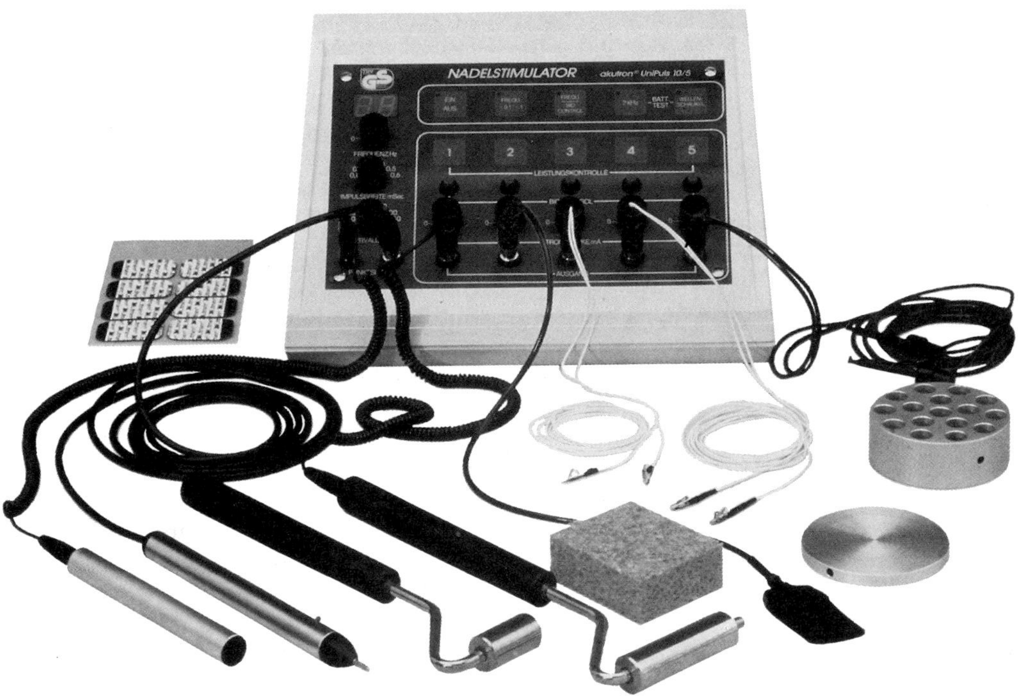

Man kann mit diesem Gerät hohe Therapiefrequenzen – bis 99 Hz – einsetzen, wenn man dabei die Impulsbreite klein wählt. Diese **Kombination:** hohe Frequenzen/kleine Impulsbreite und Leistung ist sehr gut verträglich. **Oder die Kombination:** größere Impulsbreite und Leistung/niedrige Frequenzen, wobei die Frequenz für die Sedierung immer über 10 Hz liegen muß. Auch diese Kombination ist sehr gut verträglich. Schematische Frequenzangaben, sowie Angaben über die Leistung können nicht sinnvoll sein, da beide ohnehin nach der Verträglichkeit und Reaktion des Patienten gemessen werden.

Man sollte jedoch immer a priori darauf achten, daß das **Gewöhnungsphänomen** während den laufenden Behandlungen nicht auftritt. Dieses kann vermieden werden, indem Frequenz und Impulsbreite bzw. Leistung, von Behandlung zu Behandlung entsprechend geändert werden. In der Regel werden von Behandlung zu Behandlung graduell erhöht.

Die Elektrostimulation beeinflußt, wie oben bereits gesagt, Schmerzzustände. Sie ist bei Erkrankungen des Bewegungsapparates, sowie auch bei chronischen Entzündungen der Beckenorgane indiziert. Kontraindiziert ist die Elektrostimulation bei febrilen Zuständen, Schockzustand, Epilepsie, Schwangerschaft, organisch bedingten Herzerkrankungen, akuten Neuralgien, sowie Ekzemen der Haut, vor allem bei Schrittmacherträgern.

Geeignete Punkte für die Elektrostimulation sind: Di 4, M 44, M 36, B 60, G 30, G 34, sowie die Lumbosakralpunkte, z. B. B 27 bis B 34, außerdem ist der Punkt B 36 (Mitte der Gesäßfalte) zur Elektrostimulation gut geeignet. Darüber hinaus sind Punkte des Magen-, Milz- und Lebermeridians, die sich im Bereich des Unterbauches befinden und die bei Erkrankungen der Beckenorgane indiziert sind, für die Elektrostimulation geeignet.

Für die Auffindung des Punktes, im Ohr- und Körperbereich, empfiehlt es sich, ein Punktsuchgerät zu benutzen. Voraussetzung dafür ist die genaue Kenntnis der Punktlokalisation. Ich kenne viele fortgeschrittene Akupunkteure, die ein Punktsuchgerät benutzen, sie üben dadurch eine Selbstkontrolle aus.

Lagerung des Patienten bei der Behandlung

Sie hängt von der zu behandelnden Krankheit und sonstigen Gegebenheiten ab. Beispielsweise sollte der asthma- oder herzkranke Patient entweder im Sitzen oder in einer halbsitzenden Lage bzw. hochgelagert behandelt werden.

Wenn es sein Befinden erlaubt, kann der Patient im Sitzen behandelt werden. In dieser Lage gibt es keine Schwierigkeiten, die Punkte die sich vorne und hinten am Körper befinden parallel zu stechen.

Wenn der Patient wegen seines Befindens, z. B. Angst vor der Nadelung, Labilität, Kollapsneigung usw., oder weil er bisher nie mit Akupunktur behandelt wurde, liegend behandelt werden soll, empfiehlt es sich, das Stechen der vorne und hinten gelegenen Punkte getrennt in derselben Sitzung (nacheinander), vorzunehmen.

Es ist unpraktisch in einer **Seitenlage,** die vorne und hinten gelegenen Punkte zu stechen und sowohl die Grundstimulierung, wie auch weitere Stimulationstechniken durchzuführen. Deshalb ist es sehr vorteilhaft, wenn alle vorgesehenen Punkte, die in einer Körperlage nicht leicht zugänglich sind, getrennt in derselben Sitzung behandelt werden.

Mit diesem Verfahren kann die durchschnittlich vorgesehene Behandlungszeit von ca. 20 bis 30 Minuten eingehalten werden. Hierfür nimmt man für jede Körperseite ca. 12 bis 15 Minuten.

Die Laserstimulation wird ausführlich unter Laser erläutert.

Laser, Laserakupunktur, kombinierte Behandlung

LASER bedeutet light amplification by stimulated emission of radiation, dh. daß es zur Lichtverstärkung kommt, wenn eine Emission von Strahlen induziert wird (von außen verursacht, hier durch Pumpenergie).

Zur Herstellung des Lasers, werden Photonen in einem energiereichen Feld auf ein höheres Niveau (angeregt) gebracht. In dem Gerät befindet sich ein Kristall mit verspiegelten parallelen Endflächen, wobei die eine die angeregten Photonen total reflektiert, während die andere einen Teil dieser Photonen, das verstärkte Laserlicht, gebündelt durchläßt.

In der Chirurgie wurde mit dem erprobten „Schneiderlaser", z. B. vom Typ CO 2 Yag-ND gearbeitet. Die Erfolge des Lasers in der Domäne der Chirurgie geht sicherlich auf den kohärenten maximal gebündelten Laserstrahl unter einer deutlich höheren Leistung zurück. Diese Fähigkeit und die Möglichkeit der Modulierung des Laserstrahls waren Anlaß, den Laserstrahl in der Therapie zu erproben. Er konnte in der Akupunkturtherapie erfolgreich verwendet werden. Dies war wiederum Anlaß, den Laser in der Flächentherapie zu verwenden.

Den Forschern in der Biophysik Popp, Ruth, Warnke, Rattemayer, Nagl, Schamhart u. a. ist es zu verdanken, daß die Heilwirkung der Laserakupunktur uns verständlich wurde.

Popp konnte nachweisen, daß Zellen über eine eigene ultraschwache Lichtemission miteinander kommunizieren. Interzellulär und zwischen den Organen besteht eine ständige Wechselwirkung von ultraschwachen Lichtinformationen im 632 nm (nanometer) Wellenbereich (Popp). Diese 632 nm Wellenlänge ist in den heute verfügbaren Lasergeräten vorhanden.

Ein normal funktionierendes Organ widerspiegelt eine Abstimmung der Stoffwechselvorgänge seiner einzelnen Zellen bzw. Zellverbände untereinander. Vermutlich geschieht diese interzelluläre Koordination durch die o. a. Lichtemission. Die Zellen können sich auf diesem Wege sozusagen gegenseitig über ihren Energiezustand bzw. Stoffwechsel informieren. Voraussetzung dafür ist, daß sie miteinander in Resonanz stehen, dh. also, daß sie zusammen schwingen. Dies bedeutet Kohärenz bzw. Ordnung bzw. geregelte Stoffwechselverhältnisse, alle drei würden einem gesunden Organismus entsprechen.

Auf den Zusammenhang, zwischen dem oben beschriebenen Begriff Ordnung und dem Begriff der Gesundheit hatte bereits Popp hingewiesen.

Wie zeichnet sich die Laserwirkung im Therapiebereich aus

In meinem Buch das 1989 im Sommer-Verlag erschien – Die aktuelle, traditionelle chinesische Akupunktur in der täglichen Praxis – hatte ich auf den mikroskopischen Nachweis des Akupunkturpunktes durch Prof. Dr. Hartmut Heine hingewiesen. Wenn ich mich nicht irre, wurde Heine durch die Tatsache aufmerksam, daß die Chinesen auch von Akupunkturlöcher sprechen. Er untersuchte die Körperakupunkturpunkte und fand, daß 80 % der von den Chinesen angegebenen Punkte bzw. Löcher aus einem Gefäß-Nerven-Bündel (GNB) bestehen. Dieses GNB ist von einem lockeren Bindegewebe umgeben. Heine stellte fest, daß das GNB die Fascie corporis superficialis perforiert und bis zur Haut verfolgt werden kann. Bei den Gefäßen handelt es sich um eine Arterie, eine Vene und um ein Lymphgefäß.

Die Nadelung des Punktes bewirkt eine Verletzung des dort befindlichen Gewebes, die zur Spaltung der großen Molekularketten, sprich Polypeptide führt, es kommt zu einer Freisetzung von körpereigenen wirksamen Substanzen, wie z. B. Endorphine, Kinine usw. Diese Information erreicht über die Verknüpfung mehrerer Nerven- und Gefäßgeflechte höher differenzierter Zentren – das Rückenmark, die Formatio reticularis des Rhombencephalon (Rautenhirn), den Thalamus und schließlich den Präcortex und Cortex.

Der durch die Nadelverletzung entstandenen katabolischen Reaktion des örtlichen Gewebes folgt eine Regenerierung bzw Resynthetisierung.

Wenn wir die Hypothese von Popp bezüglich der Zellkommunikation über die ultraschwache Lichtemission der Zelle mit der Wirkung der Punktnadelung als Folge der Gewebeverletzung vergleichen, können wir der Vermutung zustimmen oder zumindest diese als nicht auszuschließen annehmen, daß die Verletzung des Punktes selbst die Photonenemission verstärkt anregt, was zu den oben beschriebenen Reaktionen des das Gewebe-Nervenbündel umgebenden lockeren Bindegewebes führt.

Die zusätzliche Laserstimulierung des Punktes in dem die Nadel sitzt, verstärkt unbedingt die Nadelwirkung um das beträchtlich Mehrfache.

Fassen wir die Laserwirkung zusammen:
– Ausgeprägte Anregung des Stoffwechsels durch Energiezufuhr, diese vermag die ATP Synthese – Adenosin Triphosphat als wichtiger Energieträger um das vielfache zu steigern, um das 150fache.

– Es kommt zur Freisetzung bioaktiver Substanzen, sowie zu einer erhöhten Enzymaktivität. Die Wirkung dieser Reaktionen geht über das gelaserte und oder genadelte Gewebe hinaus.

– Vermehrung der Proteinsynthese

– O. a. Reaktionen führen zur Vermehrung der Kollagenfasern und außerdem zur Einleitung und Aktivierung der Gefäßneubildung (Neovascularisation), sowie zur Zellvermehrung.

Die Wirkung des Lasers ist der Wirkung des Lokalanästhetikums Procain ähnlich. Beide vermögen, das Potential der Zellmembran neu aufzuladen, wobei die Photonenstrahlung des Lasers, die energiereich ist, direkt das Zellpotential erhöht.

Wenn man die o. g. Feststellung von Popp bezüglich der **Zellkommunikation** über das ultraschwache Licht in Betracht zieht, könnte man folgerichtig annehmen, daß die Laserstimulation des Akupunkturpunktes in Form einer Lichtwelle bzw. elektromagnetischer Welle in den Organismus weitergeleitet wird.

Die Meridiane könnten hier die Wege dieser Lichtwellen bzw. elektomagnetischen Wellen darstellen.

– Zellvermehrung, Kollagenvermehrung, sowie Neovascularisation gehören zu den früheren Beobachtungen bei der Behandlung von Wunden, die unter flächenhafter Laserbestrahlung zu raschen spektakulären Erfolgen führten.

Laserarten Sie unterscheiden sich nach Leistung (W, Watt), Wellenlänge (nm, Nanometer) und Frequenz (Hz, Hertz). Die Chirurgielaser unterscheiden sich von den Therapielasern durch eine wesentlich höhere Leistung.

Die in der Akupunktur gebräuchlichen Laser im sichtbaren Bereich (Rot) haben eine Dauerleistung bis zu **12 mW**. Erfahrungsgemäß werden in der Akupunktur-und Lokaltherapie **30 mW Laser** benutzt.

Die Gas-Laser, z. B. He-Ne (Helium-Neon) benötigen ein um vielfaches mehr Raum als die Festkörper- oder Infrarotlaser, z. B. bei einer Leistung von 5 mW benötigen sie eine Röhre von 40 cm Länge und 15 cm Durchmesser, bei 25 mW muß die Röhrenlänge 60 bis 80 cm betragen.

Die Infrarot Laser haben eine Leistung, die je nach Gerät bis zu 80 mW Dauerleistung erreichen kann. Es handelt sich um Festkörperlaser, die kaum Raum beanspruchen, ca. 16 mm Größe je nach Leistung, sie bestehen aus einer Diode, die ohne Lichtleiter auskommt. Festkörperlaser ermöglichen in ausgezeichneter Weise die Modulation der Frequenzen, indem sie sehr leicht gepulst werden können.

Modulation bedeutet Unterbrechung, Nulldurchgänge, Abwandlung, Impulsart, eine Signalquelle die eine Frequenz aufprägt. Beim Gaslaser kann die Modulation mit Nulldurchgängen, nur auf mechanischem Weg erreicht werden.

Festkörperlaser sind geeignet zur Bestrahlung des Akupunkturpunktes, weil ihre Eindringtiefe hoch ist und weil sie in der Lage sind, den Stoffwechsel nach den o. a. Reaktionen in Gang zu setzen und zu intensivieren.

Die drei wesentlichen physikalischen Eigenschaften des Lasers sind:
- **Monochromasie**
- **Kohärenz**
- **geringe Divergenz**

Monochromasie beschreibt eine Strahlung, die spektrographisch nur eine Linie darstellt. Eine ganz bestimmte Wellenläge wird verstärkt und zur Strahlung gebracht. Die Farbe der Laserstrahlung ist also von einer Reinheit, wie sie in der Natur selten vorkommt (z. B. in der Zellkommunikation, Popp). – Siehe die Grafik –

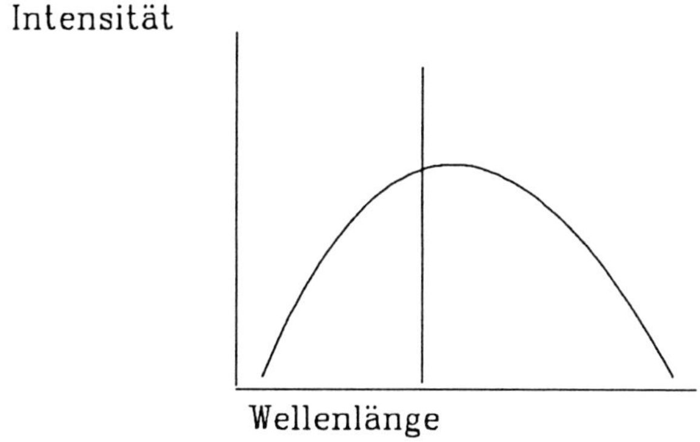

Die Kohärenz betrifft die Phasenbeziehungen und besagt, daß zwischen allen Teilen der Laserstrahlung eine feste Phasenbeziehung besteht.

Es handelt sich also um Licht mit einem extrem hohen Ordnungsgrad. – Siehe nebenstehende Grafik der Phasenbeziehungen vom Laser und vom gewöhnlichen Licht –

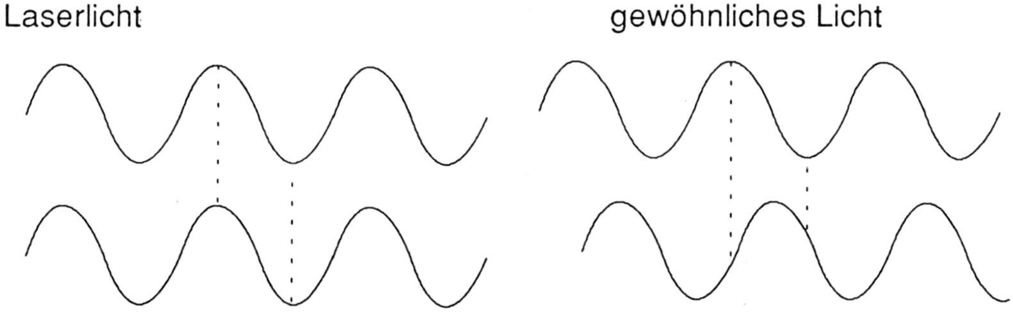

Ich arbeite selbst mit dem Infrarot-Lasergerät Multimed SML, das mir von der Firma Seirin zu Forschungsarbeiten zur Verfügung gestellt wurde. Dieses Gerät ist ein Solid- bzw. Festkörpergerät vom Typ GaAlAs mit einer 830 nm Wellenlänge. Es bietet die Möglichkeit, 256 Frequenzen über einen Frequenzsynthesizer (Memo-Star) zu speichern und diese beliebig auf dem Frequenzdysplay aufzurufen. Das Gerät hat 3 Impulsarten zur Auswahl, die man bei Bedarf jeweils einstellen kann, den Sinus-, den Rechteck- und den Nadelimpuls. Ferner kann hier auch die Bestrahlungszeit genau auf einem Extradysplay digital eingestellt werden. Ich bevorzuge den Sinus-Impuls aus Erfahrung.

Siehe die Abb. des Multimed SML-Geräts.

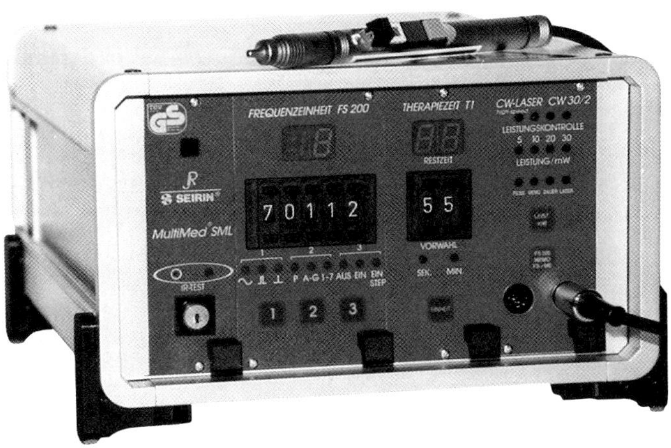

Darüber hinaus besteht mit diesem Gerät die Möglichkeit, die Bestrahlung der Punkte nacheinander nach einem gespeicherten Frequenzzyklus durchzuführen, sowie die Möglichkeit, die über den Dysplay angegebene Frequenz mit dem Lasergriffel um 5 bis 35 % zu reduzieren oder zu erhöhen, je nachdem, ob tonisiert oder sediert werden soll, mehr darüber unten.

In der **Spitze** des Lasergriffels ist der Laser-Festkörper eingebaut. Damit ist die Laserstrahlbündelung maximal gewährleistet.

Ich habe während meiner Arbeit mit dem o. g. SML Lasergerät, Frequenzen über den RAC (Reflexe auriculocardiaque) von Nogier festgestellt und erprobt. Diese entsprechen Biofrequenzen. Wichtig ist dabei, daß ich diese Frequenzen, sowohl am Ohr wie auch am Körper, festgestellt habe. Dies **schließt** also eine Übertragung dieser Frequenzen vom Ohr auf den Körper **aus.**

Beim o. g. RAC bzw. Nogier-Reflex handelt es sich um charakteristische Pulsveränderungen durch Lichteinwirkung auf die Haut, bei bestimmter Wellenlänge und entsprechender Frequenz.

Die o. g. charakteristische RAC-Antwort ist nach meinen Feststellungen mit dem Laserstrahl ganz eindeutig reproduzierbar. Dies ist **nur** durch die Monochromasie des Laserstrahls möglich.

Eine **Resonanzfrequenz** ist demnach diejenige Frequenz auf die der **RAC** eine **reproduzierbare Antwort** gibt, wenn man mit dieser Frequenz gezielt auf einen Punkt einwirkt.

Resonanz bedeutet Mitschwingen. Dies bedingt Übereinstimmung der Wellenlängen.

Das Resonanzphänomen kennzeichnet den **RAC,** der mit einer starken **Antwort reagiert, wenn die auf den Punkt einwirkende Frequenz mit der Eigenfrequenz des dort umliegenden Gewebes übereinstimmt (Resonanzfrequenz). Die Resonanzfrequenz entspricht demnach der Biofrequenz.**

Der **RAC von Nogier** ist ausführlich in meinem Ohrakupunktur Buch, das ebenfalls im Sommer Verlag erscheinen wird, beschrieben.

Nur ein Teil der von mir gefundenen Bio- bzw. Resonanzfrequenzen finden gemeinsame Verwendung am Körper und am Ohr.

Die von mir festgestellten Frequenzen sind

– **Frequenz 25 Hz,** ist am Körper nicht verwendbar.

– **Frequenz 50 Hz,** findet am Körper häufig Verwendung. Sie entspricht der Ernährung, dem Vegetativum, dem Stoffwechsel, dem Bindegewebe.

– **Frequenz 350 Hz,** findet am Körper wenig Verwendung.

– **Frequenz 475 Hz,** findet am Körper wenig Verwendung.

– **Frequenz 2800 Hz,** findet am Körper Verwendung. Sie entspricht dem peripheren Nervensystem.

– **Frequenz 6500 Hz,** findet am Körper häufig Verwendung. Sie entspricht der Psyche.

– **Frequenz 160 Hz,** findet am Körper wenig Verwendung. Siehe hierzu unten. Sie entspricht dem Cortex.

– **Frequenz 8000 Hz,** findet am Körper häufig Verwendung. Sie entspricht dem Schmerz. Bei Schmerzzuständen reagiert der RAC besonders stark auf diese Frequenz.

Wie oben gesagt, handelt es sich um **Biofrequenzen**, d. h. sie entsprechen Resonanzfrequenzen für die jeweiligen **Organe, Organsysteme und Formenkreise. Dies bedeutet, daß diese bei der Behandlung mit den Laserfrequenzen unbedingt berücksichtigt werden müssen.**

Oben genannte Frequenzen im einzelnen

Die Frequenz 50 Hz ist die Resonanzfrequenz der Ernährung, des Stoffwechsels, des Bindegewebes und des vegetativen Nervensystems. Damit können Funktionstörungen innerer Organe, sowie Erkrankungen, die mit der Ernährung (gemeint ist auch die biochemische Ernährung) verwandt sind, wie z. B. die Gelenksarthrose, Erkrankungen des Verdauungstraktes, oder auch Störungen des Gasaustausches behandelt werden.

Die mit der 50 Hz Frequenz zu behandelnden Punkte können überall am Körper liegen, d. h. daß diese Punkte nicht nur im Bereich des Abdomens oder Thorax liegen müssen, sondern auch im Bereich der Extremitäten liegen können, sofern die zu behandelnde Krankheit der

Ernährung, dem Stoffwechsel, dem Bindegewebe oder dem Vegetativum zugeordnet werden kann.

Man kann aus den o. g. Gründen darauf schließen, daß die Frequenz der Ernährung 50 Hz, eine sehr wichtige und häufig verwendbare Frequenz ist.

Die oben angegebenen Bio- bzw. Resonanzfrequenzen können leicht am Multimed SML moduliert oder verändert werden. Für die **Tonisierung** kann jede Frequenz, **nach unten von 35 bis 5 %ihres Ausgangswertes, vermindert** werden. Für die **Sedierung** kann jede Frequenz, umgekehrt, **nach oben** von 5 bis 35 %erhöht werden. Nach beiden Richtungen kann dies ganz einfach durch Manipulation an der Wippe des Lasergriffels durchgeführt werden.

Von diesem **Verfahren der Frequenzvariation** sollte m. E. **nur** von Fall zu Fall Gebrauch gemacht werden, da ich davon ausgehe, daß man mechanisch und über den elektrischen Gold-Silber Potentialausgleich, tonisiert oder sediert. Hinzu kommt, daß man mit der spezifischen Frequenz des Laserstrahls den Stoffwechsel im Punkt und somit auch den Organismus anregen will.

Man kann gewiß über die **Frequenzvariation** stärkere Tonisierung oder Sedierung erzielen. Durch die **Variation** der spezifischen Frequenz wird diese aber verändert und verliert somit mit Sicherheit an Spezifizität. Dadurch höchstwahrscheinlich auch an Effektivität.

Dieses Verfahren der Frequenzvariation geht auf Nogier zurück.

Ob ein Körperakupunkturpunkt tonisiert oder sediert werden soll, kann entweder über den **RAC** oder ein **Punktsuchgerät** leicht festgestellt werden. Ich empfehle auch dem Lernenden das Punktsuchgerät zu benutzen, da dadurch – bei richtiger Benutzung des Gerätes – Fehlerquellen vermieden werden können.

Die Frequenz 350 Hz hat kaum für den Körper eine Relevanz. Sie ist für das Ohr die Resonanzfrequenz der Scaphazone, über die, dh. nur am Ohr, vorwiegend Beschwerden der Extremitäten behandelt werden können, sofern die Ursache dieser Beschwerden **nicht** außerhalb der Extremitäten liegt, wie z. B. in der Ernährung, in der Psyche, im Rükkenmark – bei radikulär bedingten Schmerzen – usw. Diese Frequenz findet wenig Verwendung am Körper.

Die Frequenz 475 Hz ist die Resonanzfrequenz der **Lateralität.** Letztere wird von den Kommissurenbahnen, die identische Areale beider Gehirnhälften miteinander verbinden, bestimmt.

Der Reflexort der Lateralitätsstörung ist die Außenseite des Tragus. Die dort befindlichen Punkte werden nur dann mit der Frequenz 475 Hz behandelt, wenn eine Lateralitätsstörung vorliegt. Ist dies nicht der Fall, wird dort diejenige Biofrequenz des Organs, Organsystems oder Formenkreises verwendet. Sie findet wenig Verwendung am Körper.

Die Frequenz 2800 Hz ist die Resonanzfrequenz des peripheren Nervensystems. Auf das Ohr übertragen, entspricht diese Frequenz der Zone E von Nogier, dem Rückenmark. Sie findet bei peripheren Paresen bzw. Lähmungen Verwendung. Ferner bei Parästhesien oder Schmerzen, die z. B. auf einen radikulären Reiz zurückzuführen sind. Die Frequenz 2800 Hz ist bei zentral bedingten Lähmungen und Paresen, deren Ursache die Ernährung ist, z. B. Hirninfarkt, nicht geeignet. Hierfür ist die Frequenz 50 Hz zuständig.

Die Frequenz 6500 Hz ist wahrscheinlich die Resonanzfrequenz der Formatio reticularis vom Rautenhirn, bzw. der subkortikalen Zentren, da diese Frequenz psychovegetative Störungen günstig beeinflußt. Sie wird deshalb auch am Körper oft verwendet.

Beispiel ich habe viele Fälle von Oberbauchbeschwerden am Ohr und Körper mit der 50 Hz Frequenz der Ernährung richtigerweise behandelt. Ich bekam aber deutlich bessere Ergebnisse bei der **zusätzlichen** Stimulierung mit der 6500 Hz Frequenz, bei Oberbaucherkrankungen, denen ein psychovegetatives Syndrom zu Grunde liegt.

Dies ist ein Beispiel dafür, daß relativ viele Fälle vorkommen können die mit 2 Resonanzfrequenzen behandelt werden sollten, da es effektiver ist, wenn Symptom und Ursache (vor allem der zu Grunde liegende pathogene Prozess) zusammen behandelt werden.

Die Frequenz 160 Hz sie entspricht dem Cortex und wird relativ wenig am Körper verwendet. Es handelt sich hier in der Mehrzahl der Fälle um Grübler (Milz-Pankreas-Typ), die sich wegen Lapalien Sorgen machen. Man soll diese Menschen sehr ernst nehmen, da eine uns erscheinende

Lapalie mit Sicherheit **keine** für die betroffenen ist, wenn auch diese – i.d.R. sehr intelligente Patienten – uns anvertrauen, daß der Grund ihrer Sorgen, im Grunde genommen nicht wichtig ist. Es kommt in der **Praxis** nicht oft vor, daß Patienten nur an einem „Milz-Pankreas-Syndrom" leiden. Vielmehr handelt es sich um Mischformen, bei denen die psychovegetativ bedingte Frequenz 6500 Hz indiziert ist.

Die Frequenz 8000 Hz

hat **keine** Formenkreis-, Organsystem- oder Organzuständigkeit. Ich habe festgestellt, daß in vielen Fällen bei denen der Schmerz im Vordergrund steht, der RAC besonders stark reagiert, überall, sowohl am Ohr wie auch am Körper, ohne jeglichen Zusammenhang mit der untersuchten Stelle. Ich nehme deshalb dringend an, daß diese Frequenz schmerzspezifisch ist. Sie ist nach meinen Feststellungen wirksam bei Schmerzen unterschiedlicher Genese, wobei die Kombination mit einer entsprechenden Organfrequenz – wenn diese festgestellt werden konnte – noch nützlicher für die Behandlung sein kann.

Ich hoffe, daß ich bei späteren Auflagen dieses Kompendiums, mehr zu dieser oder anderer Frequenz sagen kann.

Wie geht man bei der Behandlung praktisch vor?

Ich bin bereits vor Jahren zur der Feststellung gelangt, daß es nach dem Setzen der Einmalstahlnadeln wichtig ist, noch vor der kombinierten Laserbehandlung, die **mechanische** und die **Gold- oder Silber-Potential-Ausgleichsstimulierung durchzuführen.**

Mit beiden Verfahren führe ich eine Grundtonisierung oder Grundsedierung durch.

Erst danach beginnt man mit der Laser- oder Elektrostimulation.
Mechanische Stimulation, Gold-Silber-Potentialausgleich, sowie Elektrostimulation sind im Abschnitt Stimulationstechniken behandelt worden. – Siehe dort –

Praktische Laserbehandlung

Grundsätzlich können alle für die Behandlung wichtigen Punkte mit der entsprechenden Laserfrequenz stimuliert werden, unabhängig davon ob sie genadelt wurden (Kombinationstherapie). Hierfür setzt man die Spitze des Lasergriffels – ohne das abschraubbare Endstück – senkrecht in der unmittelbaren Umgebung der im Punkt gesteckten Nadel, bzw. im Punkt selbst bei nicht Nadelung des Punktes auf. Die Griffelspitze sollte also die Haut mit einem leichten Druck berühren. Dies verhindert die Strahlstreuung. Die Ausnutzung des Laserstrahls ist somit optimal. Aus diesem Grund wurde auch der Laserfestkörper in der Lasergriffelspitze eingebaut (bereits oben erwähnt).

Die Stimulationssdauer beträgt ca. 20 bis 30 Sekunden je Punkt. Gegebenenfalls wird die Dauer der Stimulierung auf 15 Sekunden je Punkt verkürzt, wenn überdurchschnittlich viele Punkte stimuliert werden sollen. Dies ist z. B. der Fall bei der Behandlung von Paresen oder Lähmungen.

Wiederholt wird es bei der Laserbehandlung – bereits o. a. vorteilhaft oder auch erforderlich sein, daß der eine oder andere Punkt mit zwei Frequenzen nacheinander stimuliert wird. Man stimuliert zuerst mit der spezifischen Frequenz – dem Formenkreis, Organ oder Organsystem- zugehörender Frequenz.

Die zweite Frequenz ist von der „parasitären Frequenz" von Nogier abzugrenzen, da die von mir angegebene Frequenz, **sowohl am Körper wie auch am Ohr nicht ortgebunden ist.** Ihre Verwendung hängt also **nicht** von der Lokalisation des Punktes ab. Deshalb könnte es hier zu einer Verwirrung des Lesers kommen, wenn ich den Begriff parasitäre oder fremde Frequenz verwenden würde.

Die zusätzliche Verwendung der zweiten, der Ursache oder Pathogenese entsprechenden Frequenz, ist auf alle Fälle für die Behandlung von Nutzen.

Beispiel Der Punkt B 21 – Shu Punkt des Magens – wird mit der Ernährungsfrequenz 50 Hz stimuliert. Bestehen zusätzlich ausgeprägte Schmerzen, wird auch die Schmerzfrequenz 8000 Hz gegeben. Steht dagegen psychische bzw. depressive Symptomatik im Vordergrund, so wird hierfür die Frequenz 6500 Hz verwendet. Man kann auch alle 3 Frequenzen nacheinander geben, wenn Schmerzen und Depression zugleich im Vordergrund stehen. **In diesem Fall sollten unbedingt Stimulationszeit und Leistung** reduziert werden, z. B. je Frequenz auf 10 Sekunden mit ca. 10 mW Leistung.

Einstellung der Leistung Sie richtet sich nach der Verträglichkeit des Patienten, nach der vorliegenden Krankheit, sowie nach der Gewöhnung und der Reagierbarkeit des Punktes. Deshalb empfiehlt es sich, anfangs generell eine kleine Leistungsstärke zu wählen, z. B. 5 oder 10 mW, um diese von Behandlung zu Behandlung zu steigern.

Laserpen Es handelt sich um einen batteriebetriebenen, handlich und leicht zu bedienenden Laserstift mit einer 5 bis 30 mW Leistung und der Möglichkeit, den Laser im **Dauerstrahl** oder 10 Hertz Impulsfrequenz in die Behandlung einzusetzen.

Diese Frequenz 10 Hz ist **unspezifisch,** sie wirkt jedoch energieregulierend und kann sowohl bei der flächenhaften wie auch bei der Akupunkturbehandlung angewandt werden. **Beispielsweise** lassen sich Ekzeme am Gesicht und an der behaarten Kopfhaut mit dem Laserpen gut behandeln. – Siehe Abb. –

Im Bereich der **Akupunktur** wird der Laserpen mit einer Leistung von **5 mW eingesetzt.** Im **orthopädischen und sportmedizinischen Bereich empfiehlt es sich, den Laserpen mit einer Leistung von 30 mW einzusetzen.**

Auch beim Laserpen sollte unbedingt darauf geachtet werden, daß die Stiftspitze bei der **Punktbehandlung** senkrecht die Haut berührt.

Desinfektion der Laserspitze Die Griffelspitze wird nach Beendigung der Behandlung mit einem für Geräte geeigneten Desinfiziermittel gereinigt. Hierzu kein Spray sondern Tupfer benutzen, um ein evtl. Eindringen des Desinfektionsmittels in das Gehäuse des Lasergriffels bzw. des Laserpens zu vermeiden.

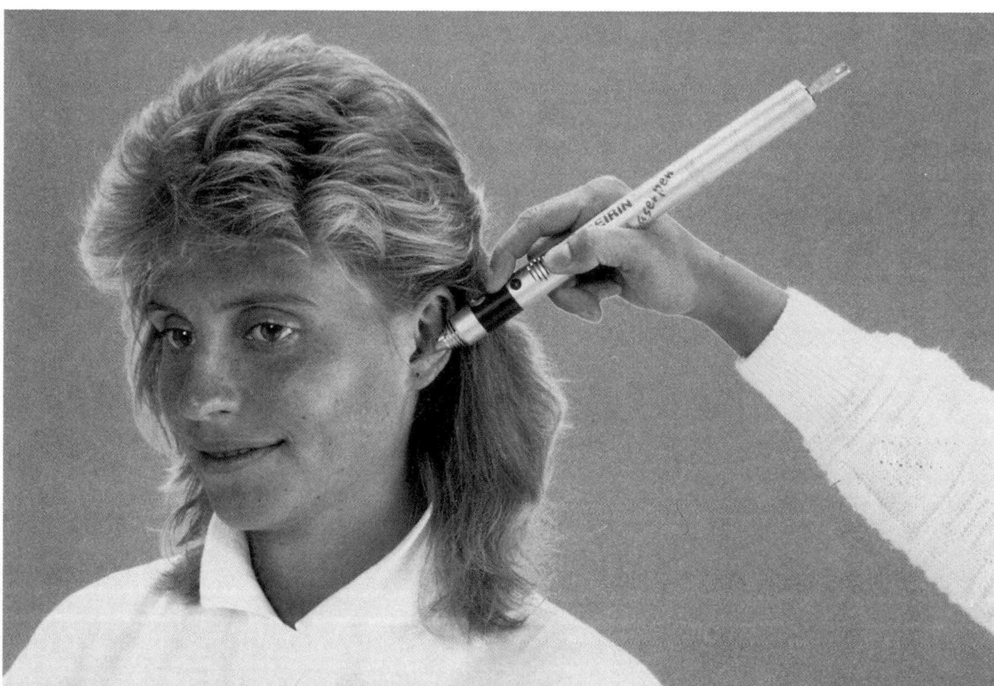
SEIRIN

Achillessehnenentzündung

Punktkombination 4 Ah Shi Punkte sind fast immer vorhanden, B 60 Kun Lun, B 61 Pu Shen, N 3 Tai Xi, N 7 Fu Liu, B 40 Wei Zhong, (9 Nadeln)
– Siehe Abb. –

Die Tendopathie der Achillessehne zeigt in der Regel eine umschriebene relativ derbe Schwellung, die sowohl den medialen wie auch lateralen Rand der Achillessehne erfasst, und die etwa der Strecke N 3-N 7 entspricht.

4 Ah Shi Punkte sie sind aus der Abbildung zu ersehen, jeweils 2 im unteren medialen und lateralen, sowie oberen medialen und lateralen Bereich der geschwollenen Zone der Achillessehne. Auch diese sind – wie alle Ah Shi Punkte - druckempfindlich bis druckschmerzhaft.

B 60 Mitte der Verbindungslinie, Spitze Außenknöchel-Vorderrand der Achillessehe. Lokalpunkt bei Erkrankungen der Achillessehne und des Sprunggelenks. Außerdem ist B 60 ein allgemeiner Schmerzpunkt. Hierfür kann der Leser ausführliche Erläuterungen in meinem 1989 im Sommer-Verlag erschienenen Buch: Die aktuelle, traditionelle chinesische Akupunktur in der täglichen Praxis, finden.

B 61 1.5 cun unter und hinter B 60 in einem Grübchen am Os calcaneum. Bei Erkrankungen der Achillessehne und des Fußgelenks.

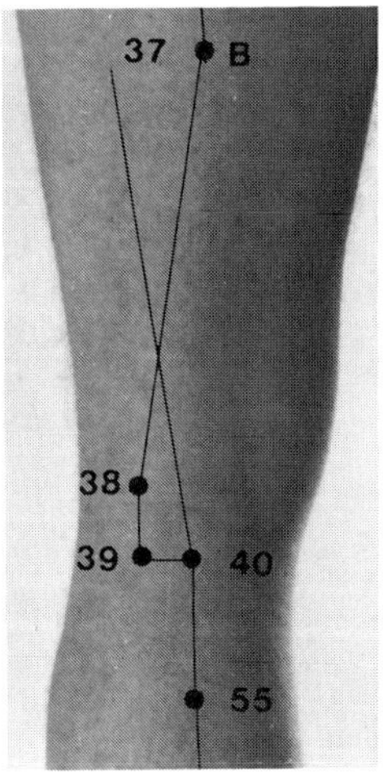

N 3 Mitte der Verbindungslinie, Spitze Innenknöchel-Vorderrand der Achillessehne. Lokalpunkt bei Erkrankungen der Achillessehne und des Spunggelenks, Quellpunkt des Nierenmeridians.

N 7 2 cun oberhalb von N 3 am Vorderrand der Achillessehne, der Punkt wirkt ebenfalls lokal und fördert die Heilung durch seine energetische Wirkung, da es sich um den Tonisierungspunkt des Nierenmeridians handelt.

B 40 Mitte der Kniegelenksquerfalte, ein sehr wichtiger Stoffwechselpunkt, indiziert bei Erkrankungen der Achillessehne.

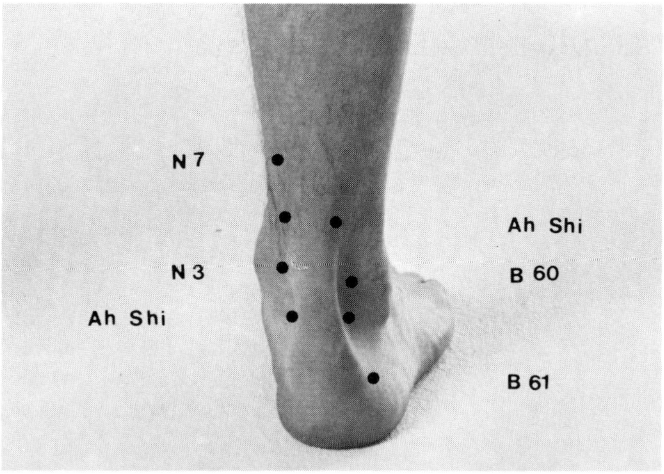

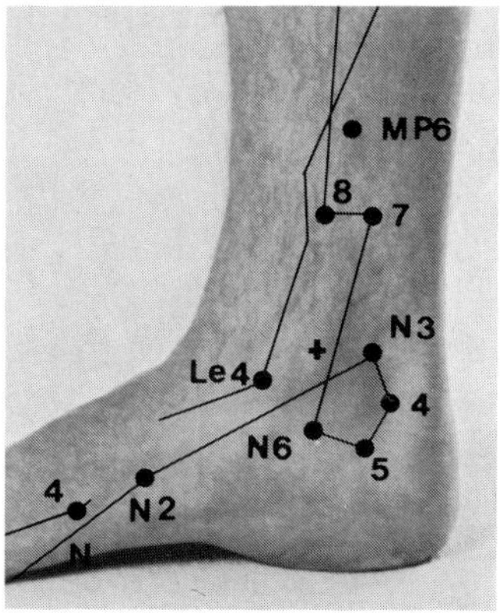

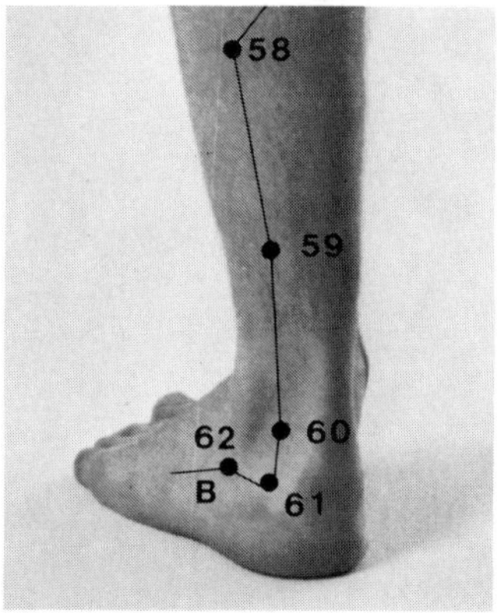

Bemerkungen O. a. Punkte, inclusive die angegebenen Ah Shi Punkte werden senkrecht gestochen und einseitig – die erkrankte Seite – gegeben. In der Regel werden die Punkte sediert, wobei N 3 und N 7, je nachdem, vorteilhaft tonisiert werden können.
Mit 6 bis bis 8 Behandlungen geht, nach meinen bisher behandelten Fällen und entsprechenden Nachbeobachtungen, die Schwellung an der Achillessehne zurück.
Es kann sein, daß eine Wiederholung der Behandlung nach ca. 3 Monaten notwendig wird, bei der nur 4 bis 6 Behandlungen erforderlich sind.

Richtlinien zur Stimulation Grundstimulierung bzw. Grundausgleich der Energie ist nach dem Setzen der Nadeln immer erforderlich, sie erfolgt durch die mechanische und die schwache Gold-Silber Elektrostimulierung. Siehe Stimulationstechniken.

Weitere Stimulierungsmethoden

– Elektrostimulierung, siehe ebenfalls Stimulationstechniken.

Die Elektro- oder Laserstimulierung kann hier sehr nützlich sein, wobei man sich für eine der beiden entscheiden sollte.

– Laserstimulierung: hierfür sind die Frequenzen 50 und 8000 Hz zuständig. Siehe unten und unter Laser.

Da die Frequenz 50 Hz die Resonanzfrequenz für Ernährung, Bindegewebe und Vegetativum ist, empfiehlt es sich, die Punkte genadelt oder nicht genadelt, mit dieser Frequenz zu stimulieren.

Es empfiehlt sich jedoch, die Ah Shi Punkte und B 60 mit beiden Frequenzen hintereinander, 50 und 8000 Hz, zu stimulieren.

Wie bereits bei der Besprechung des Lasers darauf hingewiesen wurde, ist die Frequenz 8000 Hz bei Schmerzen wirksam. Deshalb kann diese immer bei Schmerzzuständen, entweder allein oder mit einer anderen spezifischen Frequenz kombiniert werden.

Adipositas

Punktkombination LG 26 Ren Zhong, KG 24 Cheng Jian, Yin Tang bzw. Extra 1, 3E 5 Wai Guan, N 3 Tai Xi, M 36 Zu San Li, (9 Nadeln) – Siehe Abb. –

LG 26 in der Mitte zwischen Nasenseptum und Oberlippenrand.
Der Punkt hat sich als Suchtpunkt bewährt. Er zügelt den Appetit und das Hungergefühl.

KG 24 in der Mitte des Kinns in einem Grübchen zwischen dem Unterlippenrand und dem Unterkiefer, in der ventralen Mittellinie. Wie LG 26.

Yin Tang oder Extra 1 der Punkt liegt in der Nasenwurzel auf dem Lenkergefäß, in der Mitte zwischen den medialen Augenbrauen. Es handelt sich um einen psychischen Punkt, er hilft Depressionen abzubauen, die beim Abnehmewilligen auftreten können.

3E 5 er liegt 2 cun oberhalb der Mitte der dorsalen Handgelenksfalte, zwischen Radius und Ulna. Als Lo-Punkt des 3 Erwärmers wirkt er auf die Verdauung, Atmung und das Urogenitale. Der Punkt kann somit eine sehr günstige Wirkung beim Abnehmewilligen entfalten.

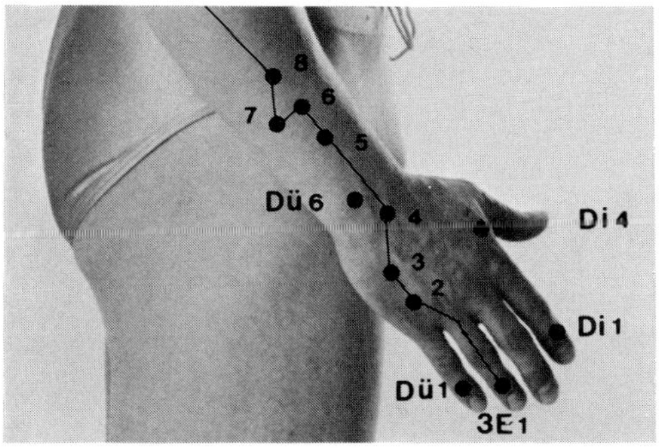

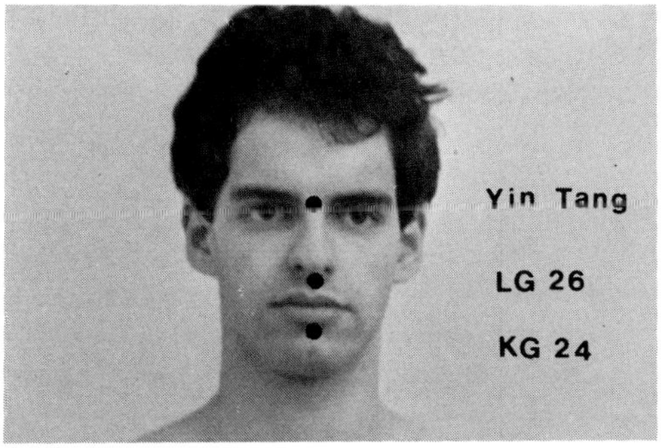

N 3 aktiviert die Diurese und zugleich die Abwehrkraft. Er ist der Quellpunkt des Nierenmeridians. Der Funktionskreis Niere-Blase beeinflußt über die Yangniere – Nebenniere – das Abwehr- und Hormonsystem.

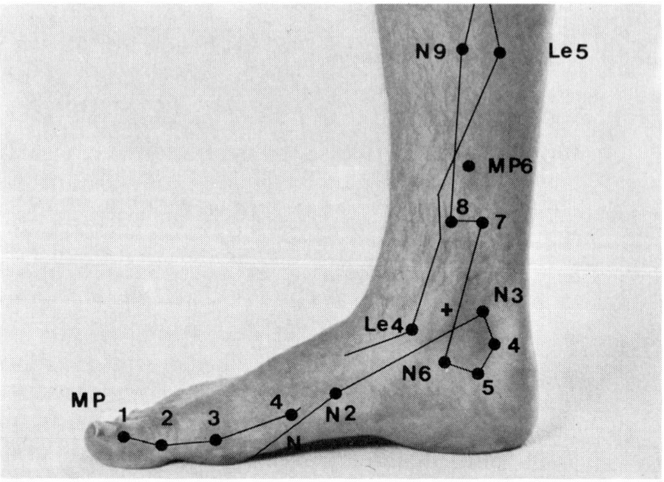

M 36 3 cun unter M 35 bzw. dem lateralen Patellaunterrand, eine Querfingerbreite lateral der Tibiakante. Er ist ein allgemein psychisch tonisierender Punkt, in seiner Funktion als Ho Punkt des Magenmeridians beeinflußt er direkt das Organ Magen.

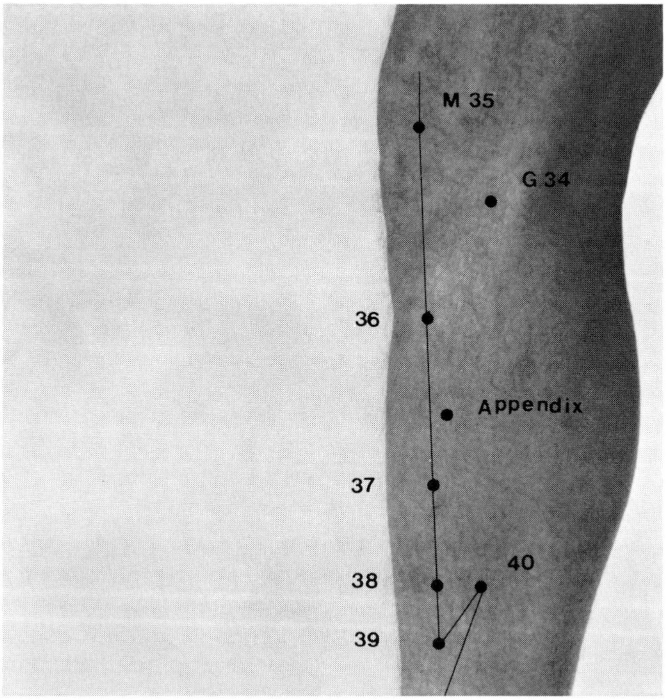

Bemerkung Oben angegebene Punkte werden senkrecht gestochen und tonisierend stimuliert. Symmetrisch gelegene Punkte werden symmetrisch gegeben. In der Regel 8 bis 12 Behandlungen, 2 mal wöchentlich. Wiederholung bei Wiederauftreten des Hungergefühls, sowie des Appetits.

Richtlinien zur Stimulation – Grundstimulierung bzw. Grundausgleich der Energie ist nach dem Setzen der Nadeln immer erforderlich, sie erfolgt durch die mechanische und die schwache Gold-Silber Elektrostimulierung. Siehe unter Stimulationstechniken.

Weitere Stimulationsmethoden – Elektrostimulation nicht geeignet.

– Laserstimulation, sie ist für die Behandlung der Adipositas eine außerordentliche Unterstützung, siehe unten und unter Laser.

Bei der Laserstimulierung empfiehlt es sich, die Punkte mit der Frequenz 50 Hz zu stimulieren, da diese Frequenz die Resonanzfrequenz der Ernährung, des Bindegewebes und des Vegetativums ist.

Will man aus gegebenen Gründen nicht alle Punkte lasern, so empfiehlt sich auf alle Fälle, auf die Laserstimulierung von LG 26, KG 24 und 3E 5, nicht zu verzichten.

Man sollte, bei der Behandlung der Adipositas, den Patienten in bezug auf die Ernährung beraten. Siehe hierfür **unter Ernährung**. Wichtig ist, daß der Patient langsam und in seiner gewohnten Umgebung abnimmt. Nur so kann es m. E. dauerhaft zur Umstimmung des Magendarmtraktes kommen.

Adnexitis, Salpingitis

Punktkombination KG 4 Guan Yuan, Ex 16 = Point curieux 10 = PAM 49, B 23 Shen Shu, B 32 Ci Liao, Lu 9 Tai Yuan, MP 6 San Yin Jiao (11 Nadeln)
– Siehe Abb. –

KG 4 2 cun oberhalb KG 2 oder 3 cun unter KG 8 (Nabel). Er hat Verbindungen zu den Yinmeridianen des Fußes, stärkt die Energie des Urogentialsystems.

Ex 16 3 cun lateral von KG 3, letzterer liegt wie KG 4 in der ventralen Mittellinie, 1 cun über KG 2 (am Symphysenoberrand). Dieser Extra Punkt (PAM = Punkt außerhalb des Meridians) hat eine sehr gute Wirkung auf viele Erkrankungen des Genitalsystems, er wirkt sowohl bei Entzündungen, wie auch bei Störung der Potenz oder der Ejaculatio.

B 23 1.5 cun lateral der dorsalen Mittellinie, in Höhe der Spitze von LWD 2. Shu-Punkt der Niere, letztere wirkt über die Yangniere (Nebenniere) auf das Hormon- und Genitalsystem.

B 32 im 2. Foramen sacrale. Er hat eine spezifische Wirkung auf das Genitalsystem.

Lu 9 am radialen Ende der volaren Handgelenksquerfalte, Meisterpunkt der Gefäße, bessert die Durchblutung und fördert somit den Heilungsprozess.

MP 6 3 cun über der Spitze des Innenknöchels am Hinterrand der Tibia. Er hat große Wirkung auf das Urogenitale, sowie auf alle Organe des Kleinbeckens. Er ist der Gruppen-Lo-Punkt der 3 Yinmeridiane des Fußes.

Bemerkungen 8 Behandlungen, Wiederholung in 4 bis 6 Monaten.
O. a. Punkte senkrecht sedierend stechen. Bis auf KG 4, der in der ventralen Mittelinie liegt, werden die Punkte symmetrisch gestochen.
Punkte am Rücken können gesondert in Bauchlage gestochen werden. Die Nadeln können nach der Durchführung der unten angegebenen Stimulationsmethoden entfernt werden, anschließend werden die Punkte, die vorne am Körper zugänglich sind gestochen und ebenfalls mit den Stimulationsmethoden behandelt.

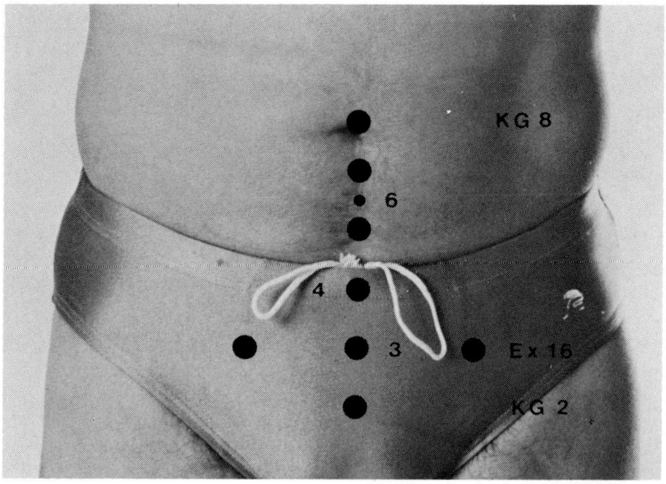
KG 8
6
4
3
Ex 16
KG 2

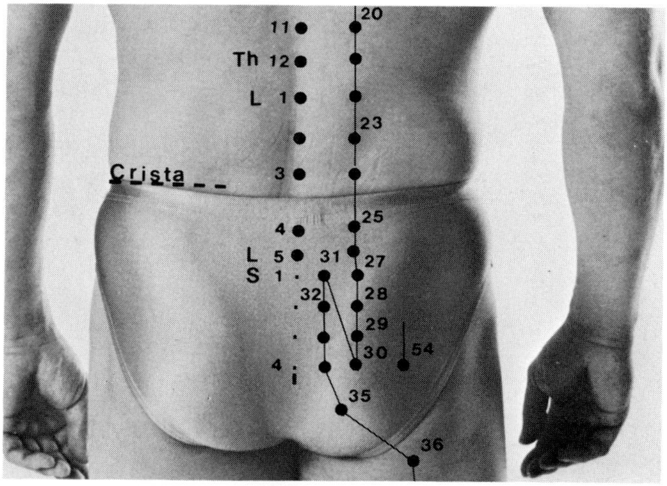
20
11
Th 12
L 1
23
Crista
3
25
4
L 5
31
27
S 1
32
28
29
30
54
4
35
36

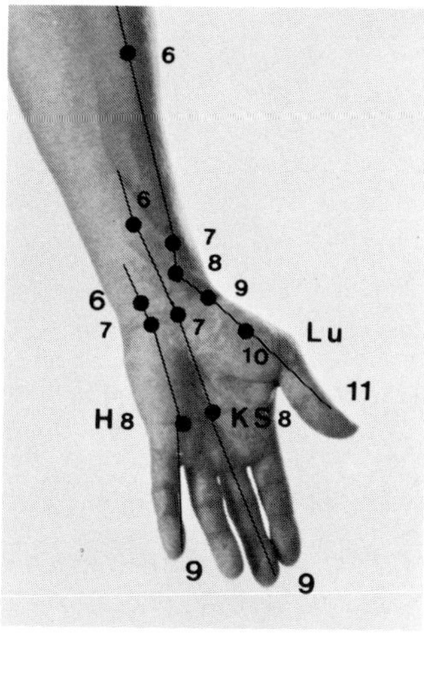
6
6
7
8
9
6
7
7
Lu
10
11
H 8
KS 8
9
9

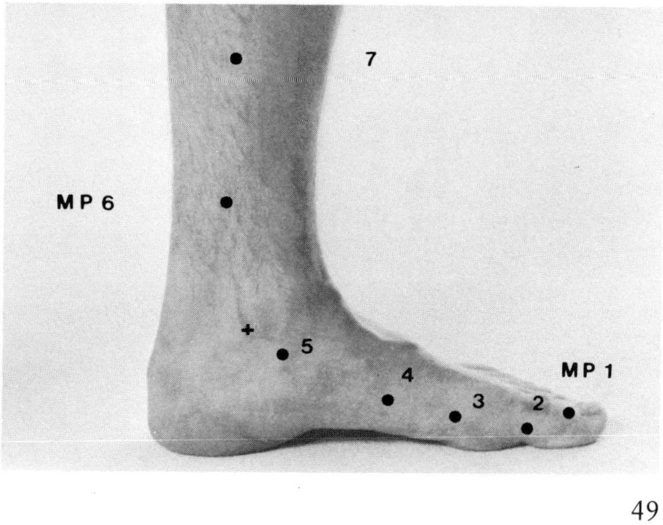
7
MP 6
5
4
MP 1
3
2

Die getrennte Behandlungsweise der hinten und vorne am Körper gelegenen Punkte ist für den Patienten viel angenehmer wie die Behandlung aller Punkte in Seitenlage. Ferner bietet die getrennte Bauch-Rückenlage-Behandlung den Vorteil, das Stechen der Punkte mit mehr Präzision durchzuführen.

Richtlinien zur Stimulation

Grundstimulierung bzw. Grundausgleich der Energie ist nach dem Setzen der Nadeln immer erforderlich, sie erfolgt durch die mechanische und Gold-Silber Elektrostimulation. Siehe hierfür Stimulationstechniken.

Weitere Stimulationsmethoden

Bei der Adnexitis eignen sich beide Stimulationsmethoden, die Elektro- und Laserstimulation. Für eine der beiden muß man sich entscheiden. Siehe hierfür unter Stimulationstechniken und unter Laser.

Für die Laserstimulierung eignet sich in diesem Fall die spezifische Frequenz 50 Hz, und zusätzlich bei Schmerzen die Frequenz 8000 Hz.

Vom selben Autor 1989 erschienen im Sommer-Verlag: Die aktuelle, traditionelle chinesische Akupunktur in der täglichen Praxis. Oben angegebene Punkte basieren auf der Lehre der aktuellen TCA, die in diesem Buch ausführlich erläutert wurde.

Anämie (sekundäre)

Punktkombination B 17 Ge Shu, KG 5 Shi Men, KG 4 Guan Yuan, LG 14 Da Zhui, Le 13 Zhang Men, Lu 9 Tai Yuan, Di 11 Qu Chi. (11 Nadeln)
– Siehe Abb. –

B 17 1,5 cun lateral der Spitze vom 7. Brustwirbeldornfortsatz, etwa in Höhe der Spitze des Schulterblattes. Er ist der Meisterpunkt des Blutes und zugleich Shu-Punkt des Zwerchfells. Er hat somit 2 wichtige Funktionen zur Bekämpfung der sekundären Anämie. Schräg nach oben stechen.

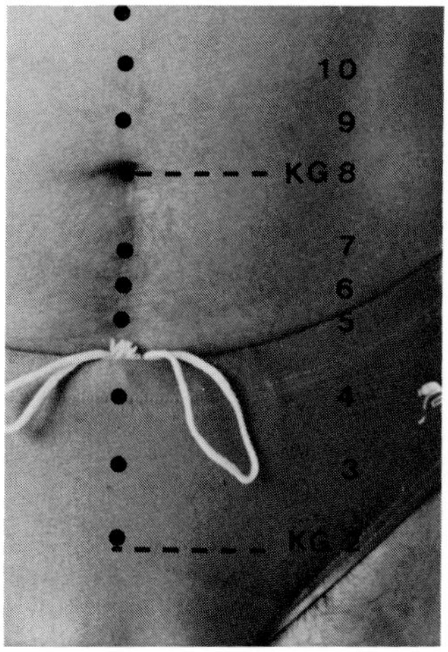

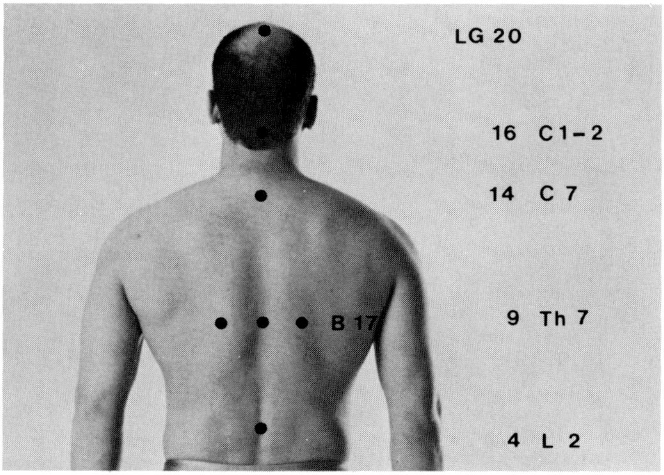

KG 5 2 cun unter dem Nabel (KG 8). Er ist der Hauptalarmpunkt des 3 Erwärmers, dh. durch Förderung der Atmung, Verdauung bzw. der Resorption und des Urogenitale (insbesondere des hormonellen Systems), wirkt er der Anämie entgegen.

KG 4 3 cun unter dem Nabel. Alarmpunkt des Dünndarms, fördert die Resorption. Der Punkt hat außerdem eine spezifische Indikation bei allgemeiner Schwäche.

LG 14 unter der Spitze des 7. HWD, wichtiger Immunpunkt, er beeinflußt alle Yangmeridiane **(Reunionspunkt).** Schräg nach oben stechen.

Le 13 knapp vor und unterhalb der 11. Rippe, wichtiger Punkt für den Stoffwechsel, er beeinflußt alle Voll- bzw. Speicher- bzw. Zangorgane. Er ist somit sehr nützlich zur Bekämpfung der Anämie.
Schräg nach unten und medial stechen.

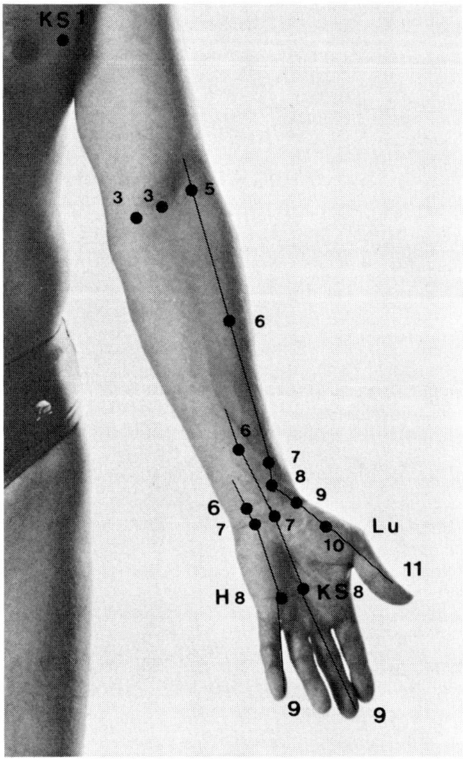

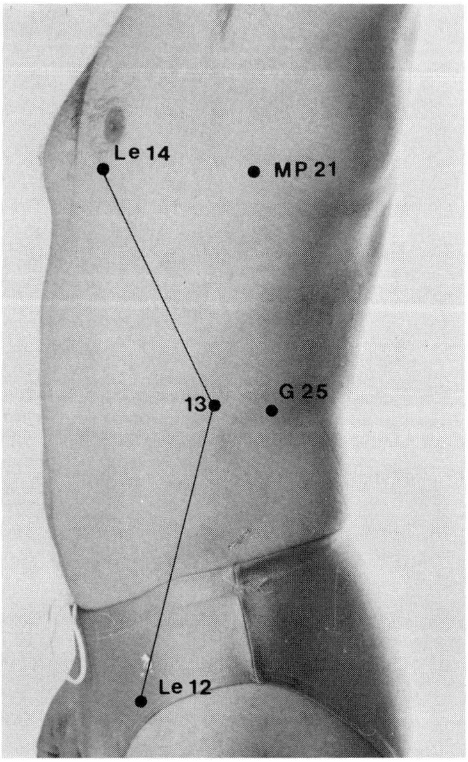

Lu 9 am lateralen Ende der volaren Handgelenksfalte. Meisterpunkt der Gefäße und Tonisierungspunkt der Lunge, er stimulert die Atmung. Schräg stechen.

Di 11 am Ende der lateralen Ellbogenfalte. Wichtiger Immunpunkt.

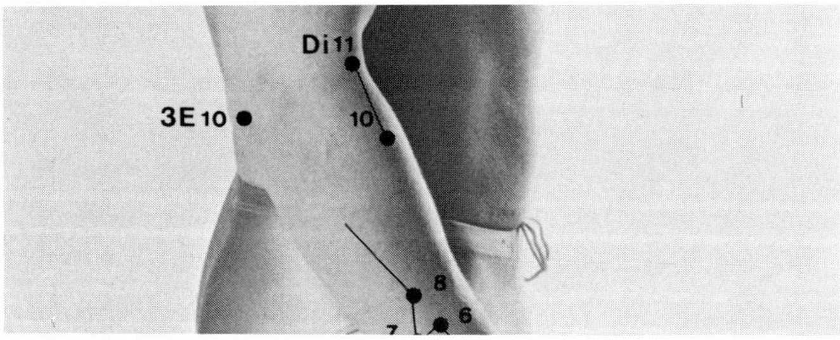

Bemerkung Wenn nicht anders angegeben, wird der Punkt senkrecht gestochen. Die Kombination mit eisen- und Vit. B-haltigen Med. ist zu empfehlen. Die Akupunkturbehandlung macht diese Medikamente wirksamer und verträglicher. Alle Punkte tonisieren, wobei LG 14 nur mechanisch und mit der Gold-Silber Methode stimuliert wird, siehe unten.

Richtlinien zur Stimulation – Grundstimulation bzw. Grundausgleich der Energie ist nach dem Setzen der Nadeln immer erforderlich. Sie erfolgt durch die mechanische und schwache Gold-Silber Elektrostimulierung. Siehe hierfür unter Stimulationstechniken.

Weitere Stimulationsmethoden – Elektrostimulierung, hier kaum geeignet, siehe unter Stimulationstechniken.

– Laserstimulierung: mit der spezifischen Frequenz 50 Hz für die Ernährung werden B 17, 3E 5, Le 13 und Lu 9 für je 20 Sekunden stimuliert. Siehe unter Laser.

Analerkrankungen

Es sind hier Schmerzen, Perianalekzeme, Hämorrhoiden, Prolaps des Enddarms, die mit der unten angegebenen Punktkombination behandelt werden können.

Punktkombination LG 1 Chang Qiang **oder** LG 2 Yao Shu, LG 20 Bai Hui, B 25 Dachang Shu, B 32 Ciliao, Lu 8 Jing Qu, MP 5 Shang Qiu, B 60 Kun Lun. (Insgesamt 12 Nadeln) – Siehe Abb. –

LG 1 knapp hinter dem Anus, in der Mittellinie. Der Punkt beeinflußt Schmerzen und Erkrankungen des Anus, sowie des Analbereichs.

LG 2 zwischen dem Steiß- und Kreuzbein, in der dorsalen Mittellinie. Ersatzpunkt für LG 1.

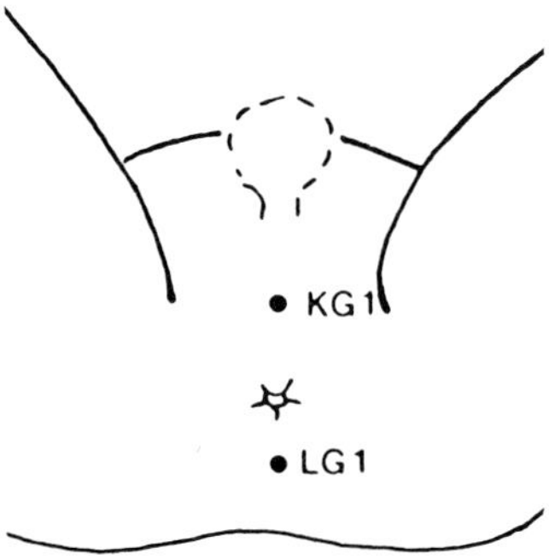

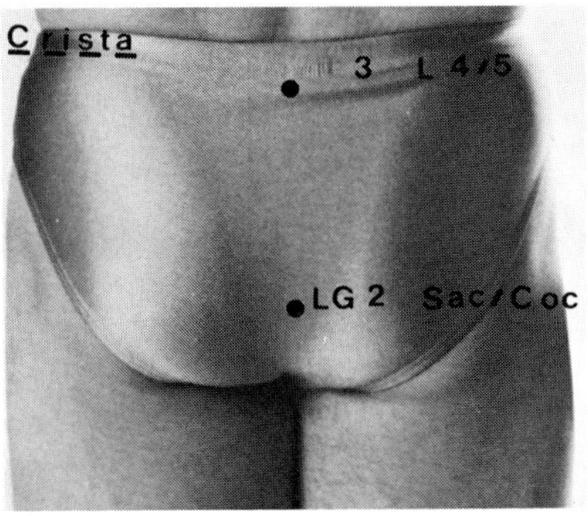

LG 20 In der Mittellinie des Schädeldachs, dort wo sich die von den Ohrspitzen gezogenen Linien treffen, wenn die Ohrmuscheln nach vorne geklappt werden. Der Punkt beeinflußt das ZNS und wird deshalb oft in einer Punktkombination gegeben. Er wirkt allgemein beruhigend und ist deshalb bei Analerkrankungen indiziert. Den Punkt nach vorne oder hinten schräg stechen.

B 25 1.5 cun von der Spitze des Dornfortsatzes des 4. Lendenwirbelkörpers entfernt. Zustimmungspunkt des Dickdarmes.

B 32 im 2. Foramen sacrale, zwischen der dorsalen Mittellinie und dem Punkt B 28. Er ist bei Lumbosacralgien, urogenitalen, Enddarm- und Analerkrankungen wirksam.

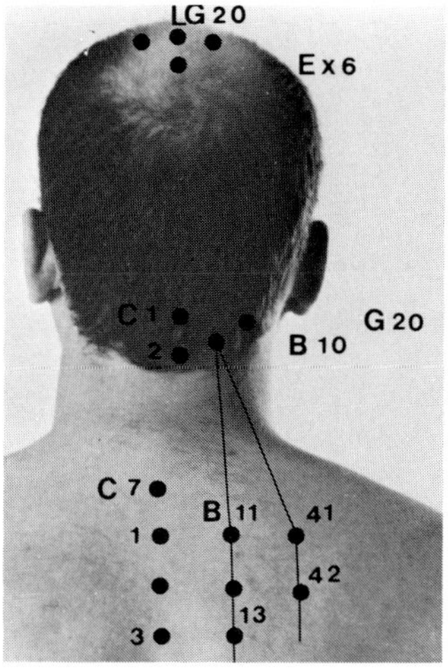

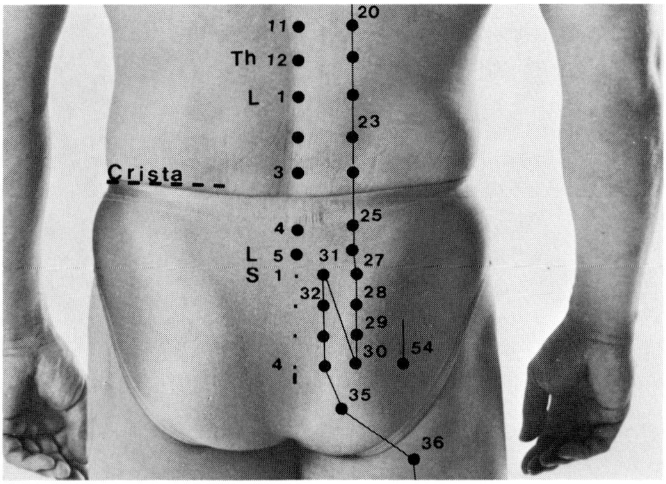

Lu 8 er entspricht der Trockenheit im Yinmeridian der Lunge, die der Haut entspricht. Sein Einsatz ist besonders zu empfehlen bei nässenden Ekzemen, die bei Analerkrankungen häufig auftreten.
Cave: Arteria radialis, deshalb den Punkt schräg stechen. Medial der Apophysis radii.

MP 5 am Kreuzungspunkt der Linien vom Vorder- und Unterrand des Innenknöchels. Sedativ- und Trockenheitspunkt des Milzmeridians, der das ganze Bindegewebe beeinflußt. Der Punkt ist spezifisch bei juckenden Ekzemen, deshalb hier besonders zu empfehlen.

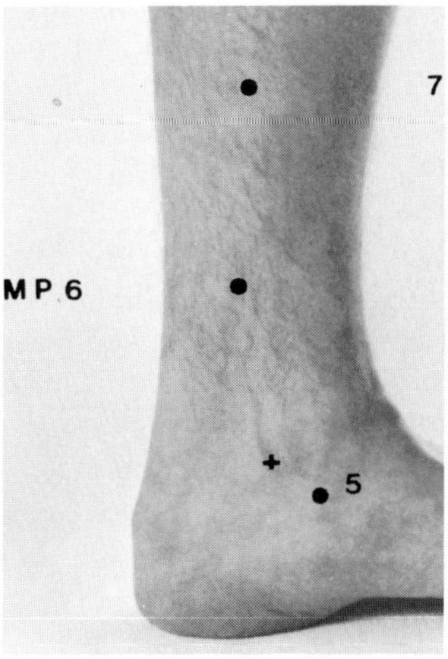

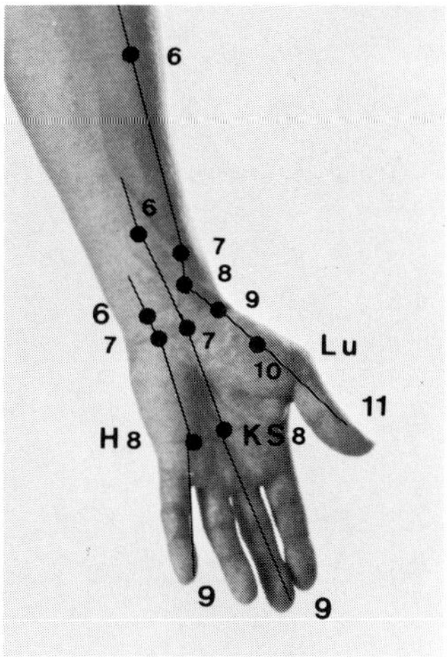

B 60 in der Mitte zwischen dem Vorderrand der Achillessehne und der Spitze des Außenknöchels. Er ist ein allgemeiner Schmerzpunkt.

Vom selben Autor im Sommer-Verlag 1989 erschienen: Die aktuelle, traditionelle chinesische Akupunktur in der täglichen Praxis.
Oben angegebene Punktkombination beruht auf der Lehre dieses Buches.

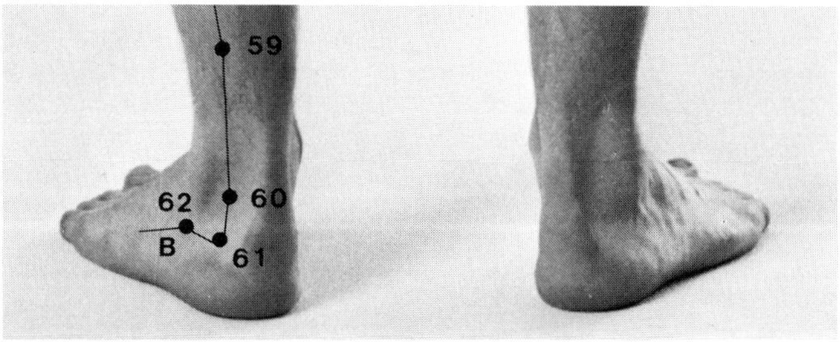

Bemerkungen Wenn nicht anders angegeben, wird der Punkt senkrecht gestochen. Alle Punkte sedieren. Symmetrisch gelegene Punkte werden symmetrisch gegeben. Acht bis zehn Behandlungen, Wiederholung nach ca. 3 Monaten. LG 1 wegen seiner Lage nur mechanisch stimulieren, LG 20 mechanisch und mit der Gold-Silber Methode stimulieren, siehe unten.

Richtlinien zur Stimulation – Grundstimulierung bzw. Grundausgleich der Energie ist nach dem Setzen der Nadeln immer erforderlich, sie erfolgt durch die mechanische und die schwache Gold-Silber Elektrostimulierung. Siehe hierfür unter Stimulationstechniken und unter Laser.

Weitere Stimulationsmethoden Die Elektrostimulierung ist hier nicht geeignet.

Die Laserstimulierung findet hier vorteilhaft Verwendung und ist deshalb auch dringend zu empfehlen. Hierfür werden die Punkte B 60, MP 5, und LG 2 mit der spezifischen Frequenz 50 Hz, sowie mit der Schmerzfrequenz 8000 Hz, je Punkt für ca. 20 Sekunden stimuliert.
– Siehe unter Laser –

Angstzustände

Punktkombination LG 20 Bai Hui, KG 15 Jiu Wei, KS 6 Nei Guan, Le 8 Qu Quan, N 3 Tai Xi, G 25 Jing Men (10 Nadeln)
– Siehe Abb. –

LG 20 in der Mittellinie am höchsten Punkt des Schädels. Die von den Ohrspitzen – bei nach vorne geklappten Ohrmuscheln – in Richtung Schädelmitte gezogenen Linien treffen sich in diesem Punkt. Allgemein sedierender und beruhigender Punkt. Schräg nach vorne oder hinten stechen.

KG 15 knapp unter der Xiphoidspitze, er reguliert das Vegetativum und beseitigt somit Angstzustände, insbesondere, wenn der Punkt zusammen mit LG 20 eingesetzt wird. Schräg stechen.

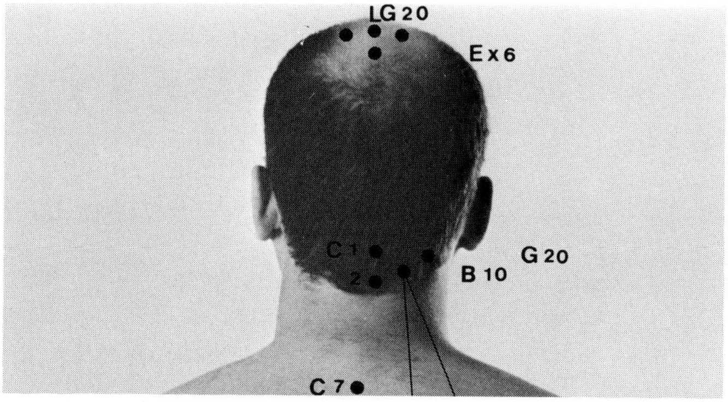

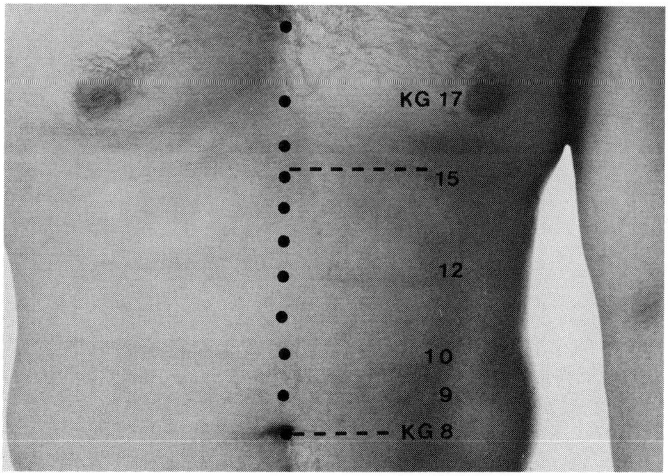

KS 6 2 cun oberhalb der Mitte der Handgelenksquerfalte volar. Ein wirksam regulierender Kreislaufpunkt und psychischer Punkt.
Er ist der Lo-Punkt des Kreislaufmeridians und der Schlüsselpunkt des Wundermeridians Yin Oe.

Le 8 am medialen Ende der Kniegelenksbeugefalte. Ho-Punkt des Lebermeridians, er hat sich bei Angstzuständen sehr gut bewährt.

N 3 Mittelpunkt der Linie, die die Innenknöchelspitze mit dem Vorderrand der Achillessehne verbindet. Quellpunkt des Nierenmeridians, beeinflußt die Angst über seine besondere Wirkung auf die Niere (die Angst entspricht der Niere). Gute Kombination mit Leber 8.

G 25 am freien Ende der 12. Rippe. Alarmpunkt der Niere. Somit wird seine Kombination mit N 3 verständlich. Schräg nach vorne und unten stechen.

Bemerkungen Wenn nicht anders angegeben, wird der Punkt senkrecht gestochen. Bis auf LG 20 und KG 15 werden o. a. Punkte symmetrisch gestochen. LG 20, KG 15 und KS 6 werden sediert, die anderen Punkte dagegen tonisiert. ca. 10 Behandlungen, Wiederholung in der Regel nach einem halben Jahr. Der Punkt KS 6 könnte je nach Situation durch H 7 ersetzt werden (siehe Depression).

Mit der o. a. Punktkombination habe ich **besonders gute Ergebnisse** erzielt.

Richtlinien zur Stimulation Wie immer, die Grundstimulation durchführen, sie verstärkt deutlich die Reaktionsfähigkeit der Punkte für weitere Stimulationen. Siehe hierfür unter Stimulationstechniken.

Weitere Stimulationsmethoden – Elektrostimulation: hier nicht geeignet, siehe unter Stimulationstechniken.

– Laserstimulation: mit der spezifischen Frequenz 6500 Hz für die Psyche die Punkte KS 6, Le 8, N 3 und G 25 für je 20 Sekunden stimulieren. Siehe unter Laser.

Über die Zusammenhänge der Niere mit der Angst habe ich in meinem 1989 im Sommer-Verlag erschienenen Buch, Die aktuelle, traditionelle chinesiche Akupunktur in der täglichen Praxis ausführlich berichtet.

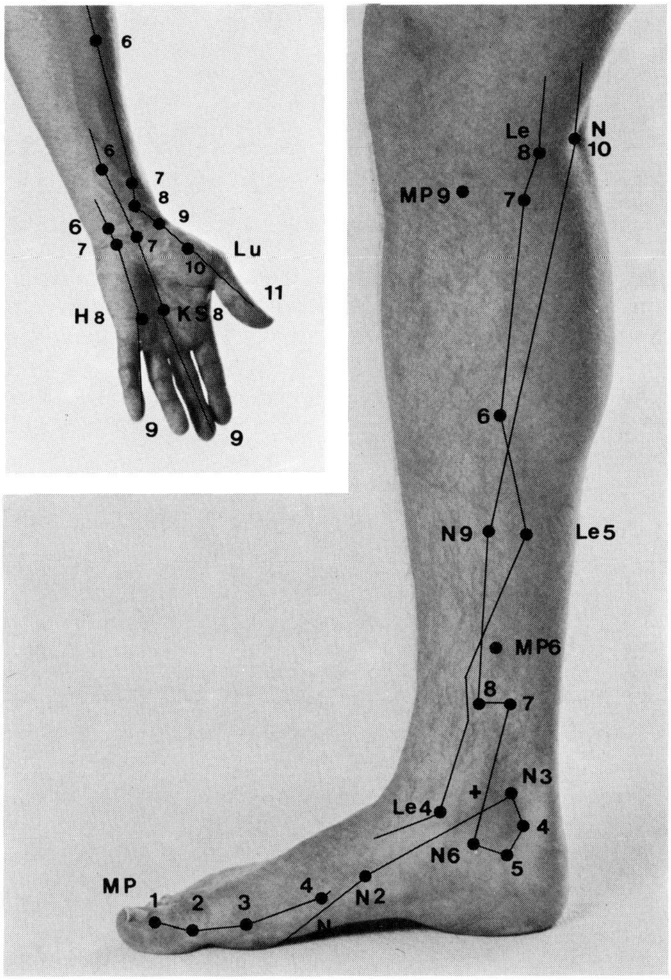
6
6
7
8
9
6
7
7
Lu
10
11
H8
KS8
9
9
Le
8
N
10
MP9
7
6
N9
Le5
MP6
8
7
N3
Le4
4
N6
5
MP
1
2
3
4
N2
N

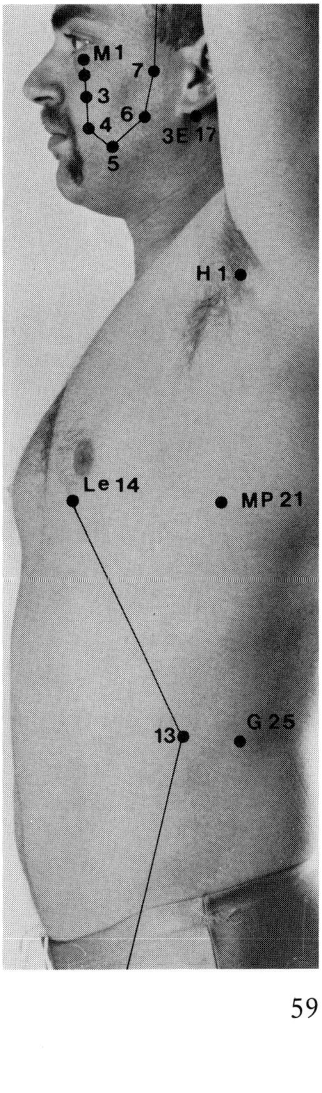
M1
7
3
6
4
3E 17
5
H1
Le 14
MP 21
13
G 25

Anorexia nervosa

Punktkombination Le 3 Tai Chong, Le 8 Qu Quan, KS 6 Nei Guan, KG 12 Zhong Wan, KG 10 Xia Wan, LG 20 Bai Hui (9 Nadeln) – Siehe Abb. –

Le 3 1.5 cun oberhalb der Interdigitalfalte, zwischen dem 1. und 2. Metatarsale in ihrem Berührungswinkel, aktiviert den Stoffwechsel und reguliert die Darmtätigkeit.

Le 8 am medialen Ende der Kniegelenksbeugefalte, Ho-Punkt des Lebermeridians, er fördert die Synthese und stabilisiert die Psyche.

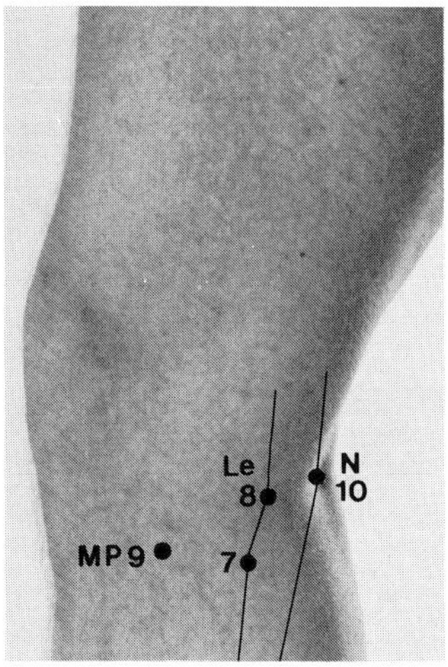

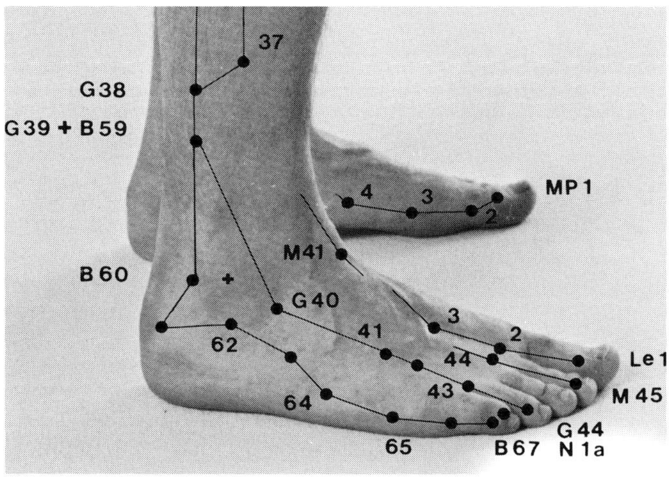

KS 6 2 cun über der Mitte der volaren Handgelenksquerfalte, Lo Punkt des Kreislaufmeridians, er wirkt besonders gut bei allen Oberbauchbeschwerden und reguliert psychovegetative Störungen.

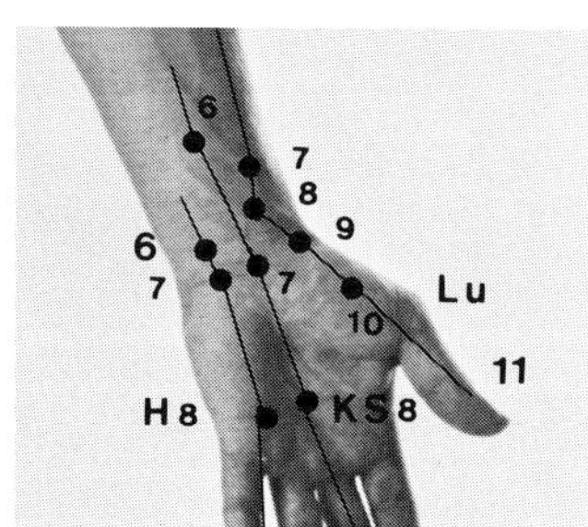

KG 12 4 cun über dem Nabel, Alarmpunkt des Magens und mittleren Erwärmers.

KG 10 2 cun oberhalb vom Nabel, er unterstützt den Punkt KG 12 und beeinflußt den Stoffwechsel.

LG 20 Treffpunkt der Linien, die man von der Ohrspitze bds. zum Scheitel zieht, wenn die Ohrmuscheln nach vorne geklappt werden.
Über sein Verbindungsgefäß zum Hirn wirkt der Punkt allgemein sedierend. Schräg nach vorne oder hinten stechen.

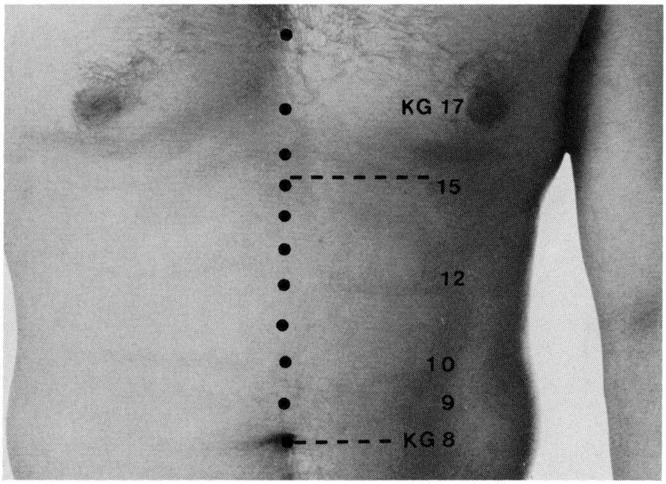

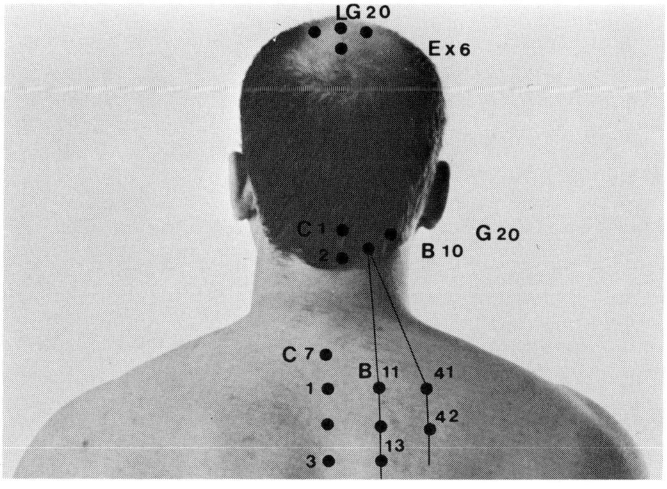

Bemerkungen O. a. Punkte werden senkrecht gestochen. Le 3, 8 und KS 6 werden symmetrisch gestochen und tonisiert. LG 20 wird nicht stimuliert, KG 10 und 12 werden sediert; 8 bis 10 Behandlungen, Wiederholung nach ca. 4 Monaten.

Richtlinien zur Stimulation: Grundstimulierung bzw. Grundausgleich der Energie ist nach dem Setzen der Nadeln immer erforderlich, sie erfolgt durch die mechanische und die schwache Gold-Silber Elektrostimulierung. Siehe hierzu unter Stimulationstechniken.

Weitere Stimulationsmethoden – Elektrostimulation ist hier nicht geeignet.

– Laserstimulation: Le 3, Le 8 und KS 6 werden mit den spezifischen Frequenzen, 50 Hz für die Ernährung und 6500 Hz für die Psyche, für je 20 Sekunden stimuliert. KG 10 und 12 werden nur mit der Ernährungsfrequenz stimuliert.
In der Regel wird LG 20 nicht stimuliert. Man kann jedoch diesem Punkt vorteilhaft das Elektropotential des Silbers mit dem Gold-Silber Gerät zuführen.

Antike Punkte, ihre Indikationen

Die Antike Punkte wurden ausführlich in meinem Lehrbuch, Die aktuelle, traditionelle chinesische Akupunktur in der täglichen Praxis, behandelt. Das Buch erschien im Sommer-Verlag 1989.

Im Rahmen dieses Handbuches wird eine zusammenfassende Erläuterung der Behandlung über die Antike Punkte gebracht.

Bei der Behandlung über die Antikepunkte müssen die **Entsprechungen,** die **Funktionskreise** und die **Meridianachse** berücksichtigt werden.

Entsprechungen Jeder Antikepunkt hat unterschiedliche Entsprechungen je nachdem, ob er einem Yin- oder Yangmeridian angehört.

Der **Ting Punkt** eines Yinmeridians entspricht dem Element Holz, der Jahreszeit Frühling und der Energie Wind.
Dies bedeutet, daß mit dem Ting Punkt eines Yinmeridians Krankheiten, die mit dem Wind zusammenhängen, behandelt werden können. Hierzu gehören z. B. Kopfschmerzen, Migräne, Schmerzen die ihre Lokalisation ständig wechseln oder immer wieder auftreten, Meteorismus etc.

Ting Punkte der Yinmeridiane Lu 11, KS 9, H 9, N 1, MP 1, Le 1

Der **Ting Punkt** eines Yangmeridians entspricht dem Metall, dem Herbst und der Trockenheit.

Dies bedeutet, daß z. B. Krankheiten wie Bronchitis – besonders die trockene Form – mit dem Ting Punkt eines Yangmeridians behandelt werden können. Der rheumatische Formenkreis hat als Ursache nach der TCA die Feuchtigkeit und oder die Kälte. Deshalb ist hier der Ting Punkt eines Yangmeridians, als Antifeuchtigkeitspunkt, indiziert.

Ting Punkte der Yangmeridiane Di 1, 3E 1, Dü 1, B 67, G 44, M 45

Der **Yong Punkt** – nach dem Ting Punkt der 2. Antikepunkt –, er entspricht im Yinmeridian dem Feuer, dem Sommer und der Hitze.

Hitzekrankheiten, wie Fieber, Kreislauferkrankungen, Durchfälle und andere können mit dem Yong Punkt eines Yinmeridians behandelt werden.

Yong Punkte der Yinmeridiane Lu 10, KS 8, H 8, N 2, MP 2, Le 2

Der **Yong Punkt** im Yangmeridian entspricht dem Wasser, dem Winter und der Kälte.

Rheumatische Erkrankungen, Erkältungskrankheiten, Erfrierungen, Durchblutungsstörungen u. a. können mit dem Yong Punkt eines Yangmeridians behandelt werden.

Yong Punkte der Yangmeridiane Di 2, 3E 2, Dü 2, B 66, G 43, M 44

Der **Yu-Yunn Punkt** im Yinmeridian – Yu und Yunn Punkt sind im Yinmeridian vereinigt – entspricht der Erde, dem Spätsommer und der Energie Feuchtigkeit – gemeint ist perverse bzw. pathogene Energie –.

Mit dem Yu-Yunn Punkt können ebenfalls rheumatische Erkrankungen, Erkältungen, entzündliche Krankheiten des Urogenitale, des Bronchialsystems und andere behandelt werden.

Yu-Yunn Punkte der Yinmeridiane Lu 9, KS 7, H 7, N 3, MP 3, Le 3

Der **Yu Punkt** im Yangmeridian – vom Yunn Punkt getrennt – entspricht dem Holz, dem Frühling und dem Wind.

Er hat dieselben Indikationen wie der **Ting Punkt im Yinmeridian.**

Yu Punkte der Yangmeridiane Di 3, 3E 3, Dü 3, B 65, G 41, M 43

Der **Yunn Punkt** im Yangmeridian gehört nach der TCA nicht zu den eigentlichen Antikepunkte. Er wurde nach den heutigen Vorstellungen in die Antike Punkte integriert. Er hat dieselben Entsprechungen wie der **Yu Punkt im Yangmeridian,** und demnach auch dieselben Indikationen.

Yunn Punkte der Yangmeridiane Di 4, 3E 4, Dü 4, B 64, G 40, M 42

Der **King Punkt** ist im Yinmeridian der 4., im Yangmeridian der 5. Antikepunkt, er entspricht im Yinmeridian dem Metall, dem Herbst und der Trockenheit. Es besteht also Identität im bezug auf Entsprechungen und Krankheitsbehandlung mit dem **Ting Punkt** des Yangmeridians.

King Punkte der Yinmeridiane Lu 8, KS 5, H 4, N 7, MP 5, Le 4

Der **King Punkt** im Yangmeridian entspricht dem Feuer, dem Sommer und der Hitze. Deshalb siehe den **Yong Punkt im Yinmeridian.**

King Punkte der Yangmeridiane Di 5, 3E 6, Dü 5, B 60, G 38, M 41

Der **Ho Punkt** im Yinmeridian entspricht dem Wasser, dem Winter und der Kälte. Deshalb siehe den **Yong Punkt im Yangmeridian.** Der Ho Punkt ist der fünfte und letzte Punkt im Yinmeridian.

Ho Punkte der Yinmeridiane Lu 5, KS 3, H 3, N 10, MP 9, Le 8

Der **Ho Punkt** im Yangmeridian entspricht der Erde, dem Spätsommer und der Feuchtigkeit. Deshalb siehe den **Yu-Yunn Punkt im Yin-meridian.** Er ist der sechste und letzte Punkt im Yangmeridian.

Ho Punkte der Yangmeridiane Di 11, 3E 10, Dü 8, B 40, G 34, M 36

Funktionskreis Je 2 Meridiane, ein Yin- und ein Yangmeridian bilden zusammen einen Funktionskreis. Beide Meridiane sind über das Lo Transversale miteinander gekoppelt. Das Lo Transversale dient zum Ausgleich einer gestörten Energie im Funktionskreis.

Es gibt 6 Funktionskreise: Lunge/Dickdarm, Magen/Milz-Pankreas, Herz/Dünndarm, Blase/Niere, Kreislauf-Sexualität/Erwärmer, Galle/Leber.

Die Erläuterung der Funktionskreise würde den Rahmen dieses Handbuches sprengen.

Meridianachse Je 2 Meridiane, beide Yang- oder Yin-Meridiane bilden zusammen eine Achse. Während die Energie im Funktionskreis über das Lo Transversale fließt und somit die 2 zugehörigen Meridiane miteinander verbindet, fließt die Energie in der Meridianachse von oben nach unten und umgekehrt. Sie verbindet die zwei Achsenpartner über ihre Enden. Der Übergang der Energie von einem zum anderen Meridian geschieht über ein Quergefäß, das kleine Lo.

Es gibt ebenfalls 6 Meridianachsen: Dünndarm/Blase, Erwärmer/Gallenbalse, Dickdarm/Magen, Lunge/Milz-Pankreas, Kreislauf-Sexualität/Leber, Herz/Niere.

Die Erläuterung der Meridianachse würde ebenfalls den Rahmen dieses Handbuches sprengen. Dies wurde ausführlich in meinem oben genannten Lehrbuch behandelt.

Behandlungsweise über das Lo Transversale Es wird der Quellpunkt (Yunn Punkt des Yang- und Yu/Yunn Punkt des Yinmeridians) des schwachen sich in Leere befindlichen Meridians und der Tonisierungspunkt desselben schwachen Meridians gegeben.

Oder es wird der Quellpunkt des schwachen Meridians und der Sedierungspunkt des sich in Fülle befindlichen gekoppelten Meridians gegeben.

Behandlungsweise über die Meridianachse In der Regel wird der Yong Punkt eines Achsenmeridians mit dem Ting Punkt seines Achsenpartners gegeben. Von dieser Regel kann abgewichen werden, wenn man von Fall zu Fall einen anderen mehr geeigneten Antike Punkt dafür wählt. Dies wird besonders der Fall sein, wenn z. B. die Entsprechungen eines anderen Antikepunktes, der vorliegenden Krankheit entsprechen.

Asthma bronchiale

Punktkombination Lu 7 Lieque, MP 6 San Ying Jiao, Lu 1 Zhong Fu, B 13 Fei Shu, N 27 Fu Shu, Ding Chuan, Dü 15 Jian Zhong Shu **kann anstelle vom Punkt N 27 (Fu Shu) gegeben werden,** LG 14 Da Zhui, (13 Nadeln) – Siehe Abb. –

Lu 7 1.5 cun proximal vom radialen Ende der volaren Handgelenksfalte. Lo Punkt des Lungenmeridians, beeinflußt direkt die Lunge. Schräg stechen.

MP 6 3 cun oberhalb der Spitze des Innenknöchels, hinter der Tibiakante. Stoffwechsel- und Immunpunkt, sowie Gruppen-Lo Punkt der Yinmeridiane des Fußes. Die Kombination mit Lu 7 ist bei Asthma bronchiale gut geeignet.

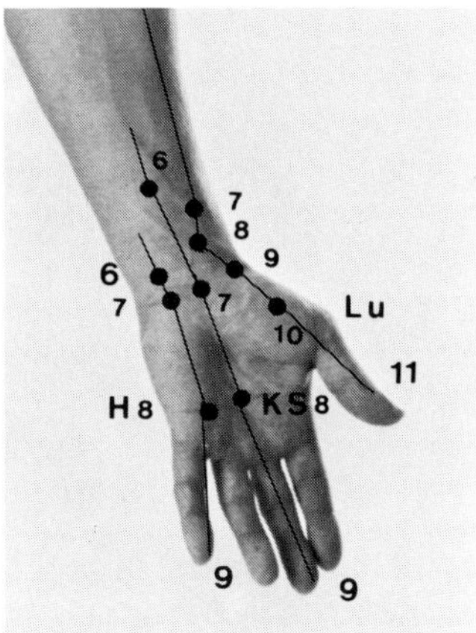

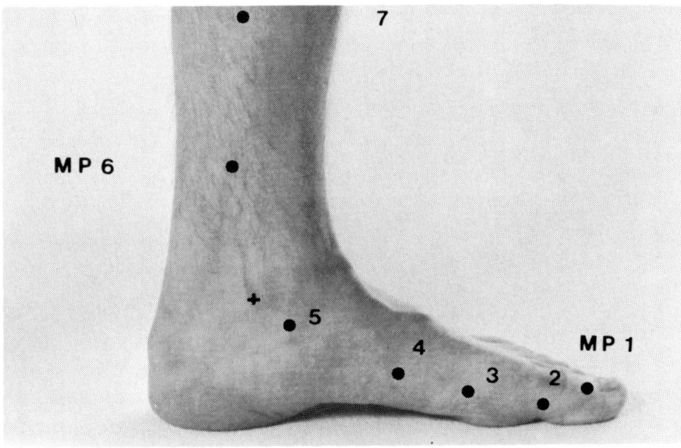

Lu 1 6 cun lateral der vorderen Mittellinie in Höhe des ersten Intercostalraumes. Mu-Punkt (Alarmpunkt) der Lunge. Wegen der Pleura schräg stechen.

B 13 1.5 cun lateral der dorsalen Mittellinie in Höhe der Spitze des 3. Brustwirbeldorns. Shu Punkt (Zustimmungspunkt) der Lunge. Wegen der Pleura schräg stechen.

N 27 knapp unterhalb der Articulatio sternoclavicularis. Spezifischer Lokalpunkt für das Asthma. Schräg nach oben und medial stechen.

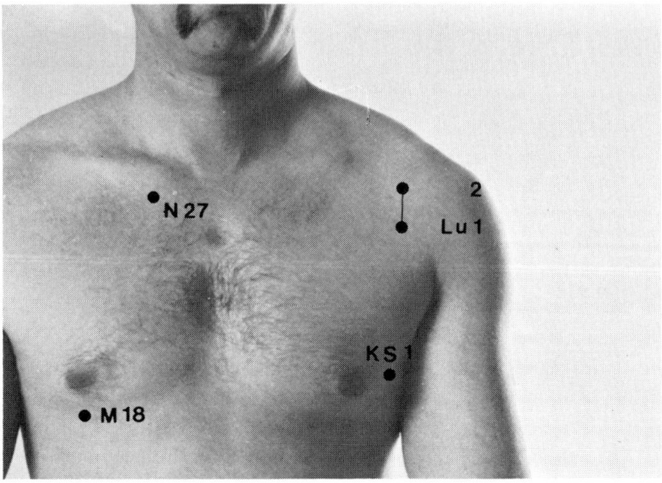

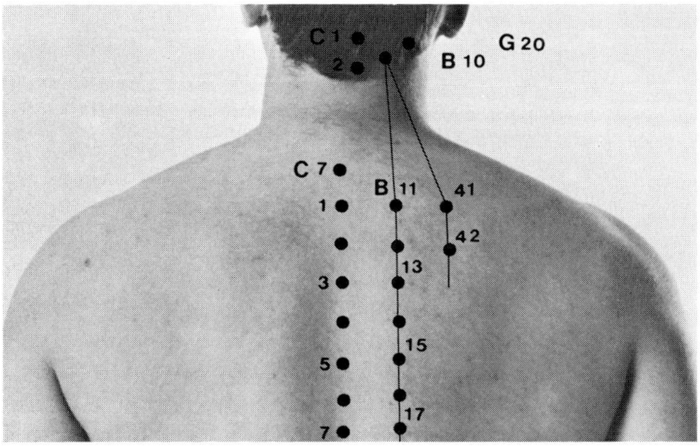

Ding Chuan 0.5 cun lateral der Spitze des 7. Halswirbeldornfortsatzes. Es handelt sich um einen gegen das Asthma sehr wirksamen Extra Punkt. Sein Name bedeutet Beruhiger des Asthmas. Dieser Punkt gehört der Punktgruppe vom japanischen Chirurgen Hua Tuo. Schräg nach oben stechen.

Dü 15 2 cun lateral von C 7. In seiner Nähe kreuzen sich die Yangmeridiane der Blase, des 3 Erwärmers, der Gallenblase und des Dünndarms. Sein Einsatz wird daher verständlich, er ist bei Asthma wirksam. Schräg nach oben und medial stechen.

LG 14 in der dorsalen Mittellinie knapp unter der Spitze vom siebten Halswirbeldornfotsatz. Er stimuliert das Immunsystem und ist bei Asthma wirksam. Schräg nach oben stechen.

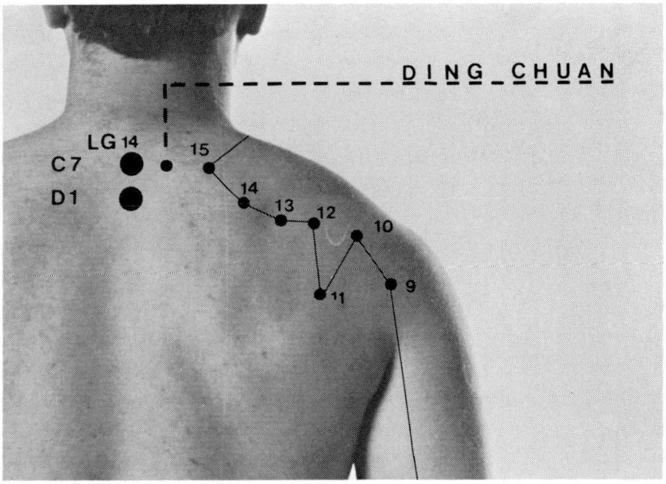

Bemerkungen Bis auf LG 14, werden o. g. Punkte symmetrisch gestochen. Lu 7, Lu 1, B 13 und Ding Chuan werden sediert. MP 6 wird tonisiert. N 27 und LG 14 werden weder tonisiert noch sediert. Wenn nicht anders angegeben, wird der Punkt (hier MP 6) senkrecht gestochen. Acht bis zehn Behandlungen, Wiederholung nach 3 Monaten bis zu einem halben Jahr.

Richtlinien zur Stimulation – Grundstimulierung bzw. Grundausgleich der Energie ist nach dem Setzen der Nadeln immer erforderlich. Sie erfolgt durch die mechanische und die schwache Gold-Silber Elektrostimulierung. Siehe hierzu unter Stimulationstechniken.

Weitere Stimulationsmethoden – Elektrostimulation, sie ist hier nicht geeignet.

– Laserstimulation: die Ernährungsfrequenz 50 Hz ist hierfür geeignet, da sich in der Lunge der Gasaustausch – Ernährung – vollzieht. Da aber bei Asthma eine psychische Komponente fast immer als Auslöser zu Grunde liegt, empfiehlt es sich, zusätzlich die Resonanzfrequenz der Psyche 6500 Hz zu geben.

Mit o. g. 2 Frequenzen werden, Lu 7, Lu 1, B 13 und MP 6, je Punkt für ca. 20 Sekunden, stimuliert.

Bronchitis

Punktkombination Lu 9 Tai Yuan, Lu 5 Chize, M 40 Feng Long, B 17 Ge Shu, Di 11 Qu Chi, B 13 Fei Shu, LG 14 Da Zhui, (13 Nadeln) – Siehe Abb. –

Lu 9 am volaren und radialen Ende der Handgelenksquerfalte. Quell- und Tonisierungspunkt der Lunge, sowie Meisterpunkt der Gefäße. Der Punkt kann senkrecht oder schräg gestochen werden, cave Arteria radialis. Tonisierungstechnik verwenden. Es wird hier vorausgesetzt, daß bei produktiver Bronchitis die Lunge und demnach ihr Meridian sich im Leerezustand befindet.

Lu 5 in der Beugefalte des Ellbogens radial der Bizepssehne. Er dämpft den Reizhusten.

M 40 1 Querfingerbreite lateral von M 38 oder 8 cun unter M 35. Der Punkt wirkt sekretolytisch, dh. er ist bei produktiver Bronchitis besonders nützlich.

B 17 1.5 cun lateral der dorsalen Mittellinie in Höhe der Spitze des 7. Brustwirbeldornfortsatzes. In dieser Höhe befindet sich die Spitze des Schulterblattes bei angezogenen Armen. Er ist der Shu Punkt des Zwerchfells dessen Atembewegung unter dem Einsatz von B 17 verstärkt wird. Er ist bei Bronchitis-Emphysem oder beim Lungenemphysem sehr nützlich. Hierzu vom selben Autor 1989 im Sommer-Verlag erschienen: Die aktuelle, traditionelle chinesische Akupunktur in der täglichen Praxis, Seite 150-151. Schräg nach oben stechen.

Di 11 am radialen Ende der Ellbogenbeugefalte. Als Immunpunkt ist er bei der Bronchitis, die auf einen Infekt beruht, besonders nützlich.

B 13 1.5 cun lateral der dorsalen Mittellinie, in Höhe der Spitze vom 3. Brustwirbeldornfortsatz. Shu Punkt der Lunge. Schräg nach oben stechen (cave Pleura).

LG 14 knapp unter der Spitze des 7. Halswirbeldornfortsatzes. Immunpunkt. Schräg nach oben stechen.

Bemerkungen Bis auf LG 14 werden o. g. Punkte symmetrisch gestochen und tonisiert (langsam die Nadel hin und her dre-

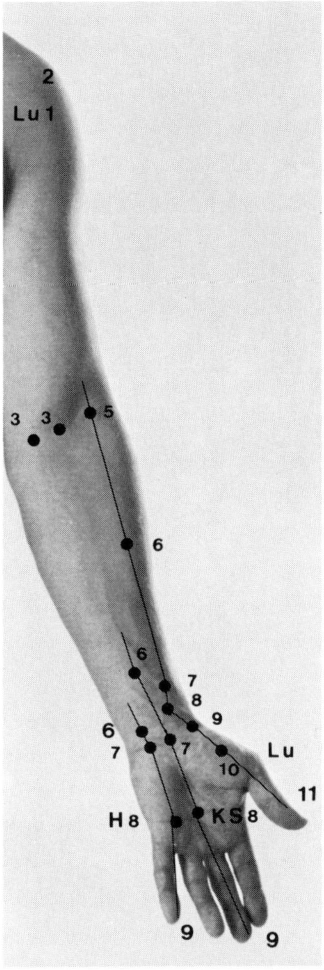
2
Lu 1
3
3
5
6
6
7
8
9
6
7
7
Lu
10
11
H 8
KS 8
9
9

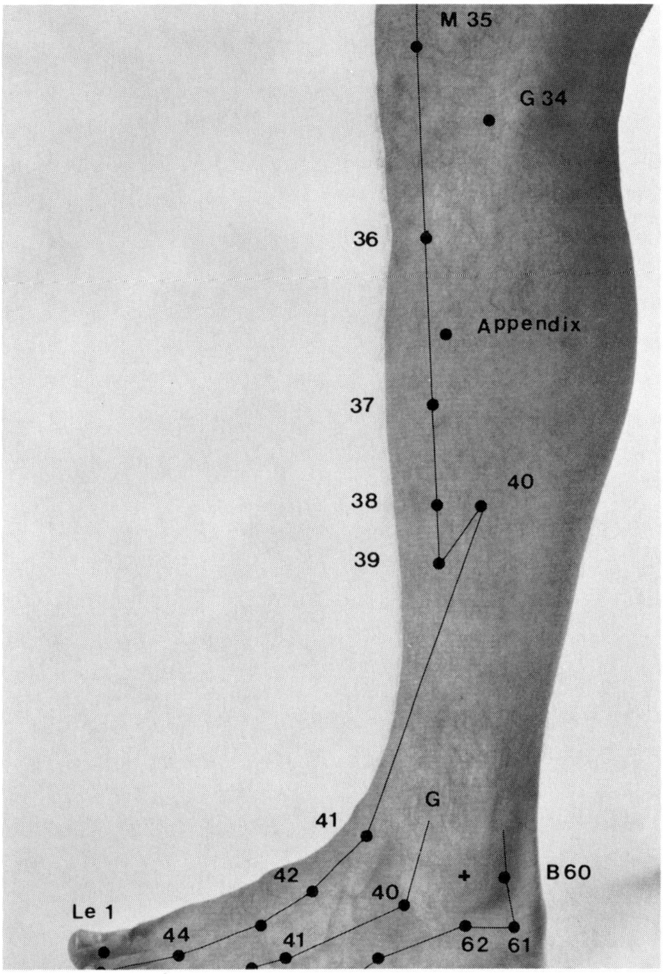
M 35
G 34
36
Appendix
37
40
38
39
G
41
B 60
42
40
Le 1
44
41
62
61

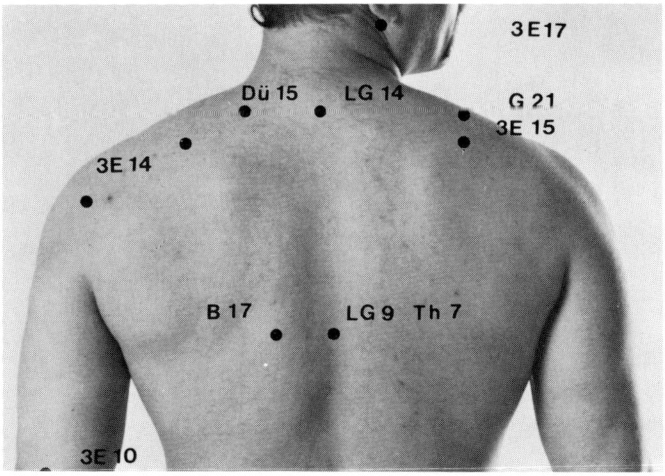
3E17
Dü 15
LG 14
G 21
3E 15
3E 14
B 17
LG 9
Th 7
3E 10

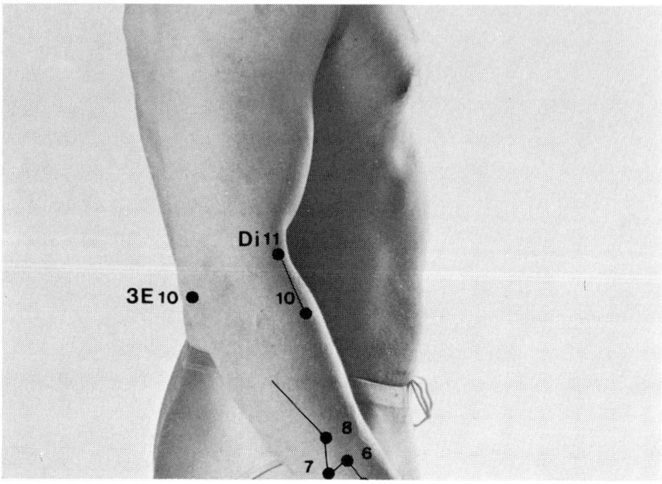
Di 11
3E 10
10
8
6
7

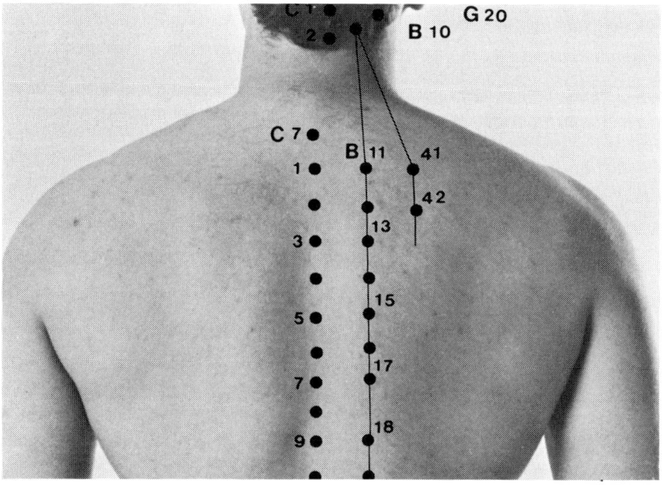
C 1
2
G 20
B 10
C 7
B 11
41
1
42
13
3
15
5
17
7
18
9

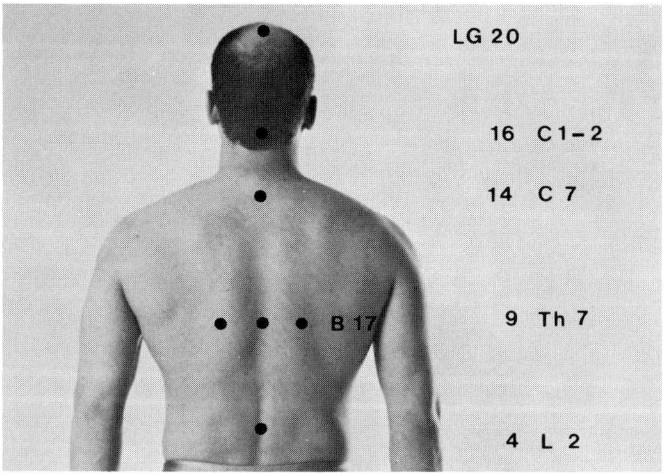
LG 20
16 C 1–2
14 C 7
B 17
9 Th 7
4 L 2

hen). Wenn nicht anders angegeben, wird der Punkt senkrecht gestochen. 8 bis 10 Behandlungen, Wiederholung 2- bis 3mal jährlich. Jährliche Wiederholungen sind bei Lungenemphysem erforderlich.

Richtlinien zur Stimulation

– Grundstimulierung bzw. Grundausgleich der Energie ist nach dem Setzen der Nadeln immer erforderlich, sie erfolgt durch die mechanische und die schwache Gold-Silber Elektrostimulierung. Siehe hierzu unter Stimulationstechniken.

Weitere Stimulationsmethoden

– Elektrostimulation, sie ist bei Bronchitis nicht geeignet.

– Laserstimulation: mit der Frequenz 50 Hz der Ernährung werden oben angegebene Punkte mit Ausnahme von LG 14 stimuliert. Dabei kann der Punkt B 17, durch Variation der Frequenz 50 Hz verstärkt tonisiert werden. Dies bedeutet, daß die 50 Hz über eine entsprechende Manipulation an der Wippe des Lasergriffels um 25 bis 35 %, auf 37.5 bis 32.5 Hz reduziert werden.

Colitis ulcerosa

Punktkombination B 25 Dachang Shu, M 25 Tian Shu, Le 13 Zhang Men, Di 4 He Gu, Di 11 Qu Chi, M 37 Shang Ju Xu, (12 Nadeln)
– Siehe Abb. –

B 25 1.5 cun bds. lateral der dorsalen Mittellinie, in Höhe der Spitze vom 4. LWD. Shu-Punkt des Kolons.

M 25 2 cun lateral vom Nabel. Alarmpunkt des Kolons.

Le 13 am freien Ende der 11. Rippe. Alarmpunkt der Milz, sowie wichtiger Stoffwechselpunkt, deshalb bei der Colitis ulcerosa indiziert. Schräg nach vorne und unten stechen.

Di 4 radial der Mitte des 2. Metakarpale. Sein Einsatz ist bei Schwäche des Dickdarms (Leere) und bei Schmerzen begründet. Beides ist der Fall bei Colitis ulcerosa.

Di 11 am lateralen Ende der Ellbogenfalte. Als Immunpunkt und Ho-Punkt des Dickdarmmeridians ist sein Einsatz bei der Colitis ulcerosa dringend indiziert.

M 37 6 cun unter M 35 bzw. dem lateralen Patellaunterrand. Der Punkt hat eine Ho-Funktion für den Dickdarm, er unterstützt die Funktion von Di 11.

Bemerkungen Wenn nicht anders angegeben, wird der Punkt senkrecht gestochen. O. a. Punkte werden symmetrisch gegeben. **Alle Punkte werden hier tonisiert.** Etwa 10 bis 12 Behandlungen, Wiederholung nach 4 Monaten bis zu einem halben Jahr.

Man kann auch zusätzlich den Punkt B 17 Ge Shu geben (1.5 cun lateral der Spitze vom BWD VII, er wird schräg gestochen). B 17 ist der Shu-Punkt des Zwerchfells und beeinflußt sehr günstig die Anämie (wird als Herr des Blutes bezeichnet). Die Patienten, die unter Colitis ulcerosa leiden, leiden i. d. R. an einem chronischen Blutverlust und sind demnach anämisch.

Bezüglich der Behandlung der **ventral** und **dorsal** gelegenen Punkte möge der Leser unter Stimulationstechniken nachschlagen.

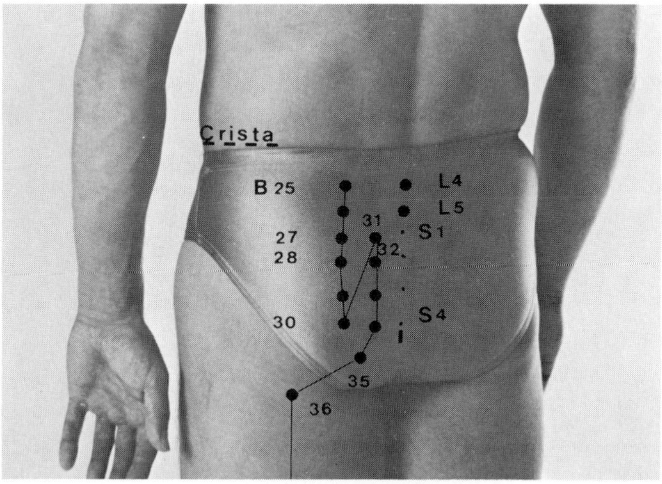
Crista
B 25
L4
L5
31
S1
27
32
28
S4
30
i
35
36

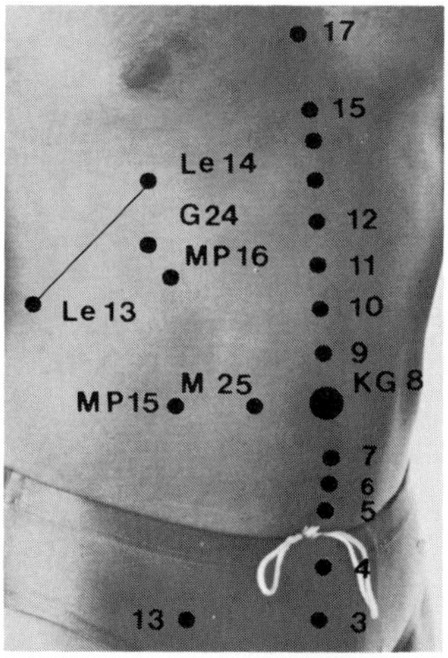
17
15
Le 14
12
G24
MP16
11
Le 13
10
9
MP15
M 25
KG 8
7
6
5
4
13
3

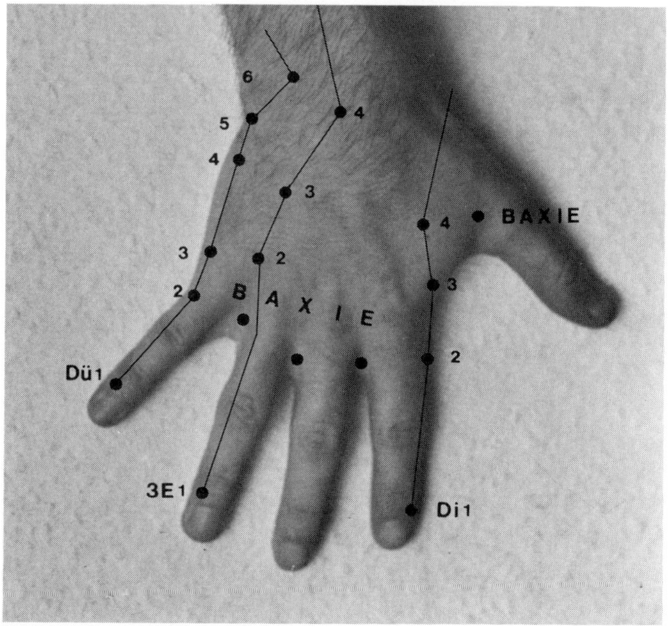
6
5
4
4
3
BAXIE
4
3
2
2
B A X I E
3
Dü1
2
3E1
Di1

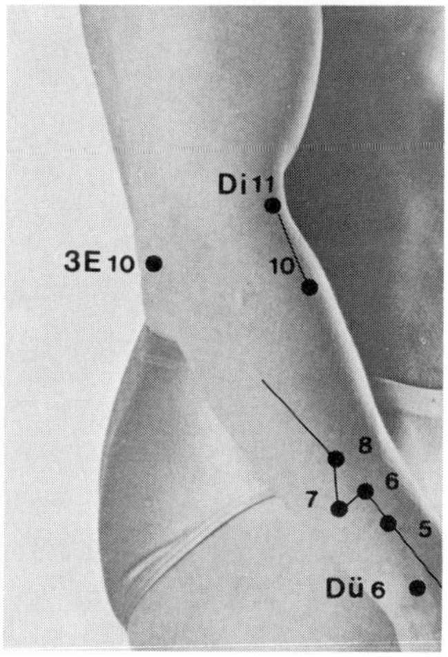
Di11
3E10
10
8
6
7
5
Dü6

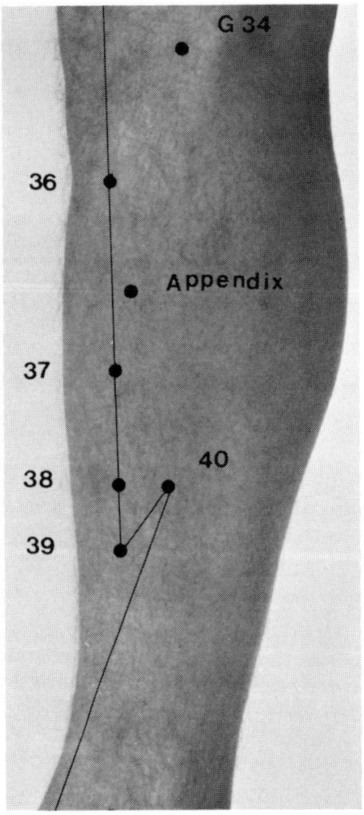

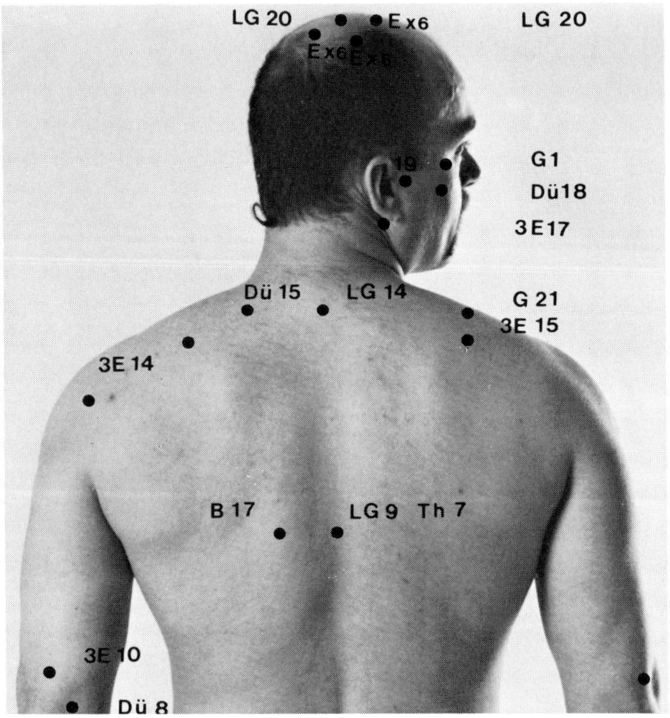

Richtlinien zur Stimulation

– Grundstimulierung bzw. Grundausgleich der Energie ist nach dem Setzen der Nadeln immer erforderlich, sie erfolgt durch die mechanische und die schwache Gold-Silber Elektrostimulierung. Siehe hierzu unter Stimulationstechniken.

Weitere Stimulationsmethoden

– Elektrostimulation: B 25, Di 4 und M 37 sind für die Elektrostimulation unter Verwendung der Sedierungs- bzw. Schmerztechnik geeignet. Siehe hierfür unter Stimulationstechniken.

– Laserstimulation: die Ernährungsfrequenz 50 Hz und die Schmerzfrequenz 8000 Hz sind für die Behandlung der Colitis ulcerosa geeignet. Die Punkte Le 13 und Di 11 sollten jedoch nur mit der Frequenz 50 Hz stimuliert werden. Bei den anderen Punkten kann zusätzlich die o. g. Schmerzfrequenz gegeben werden.

Es empfiehlt sich, die Laserstimulation in der Behandlung einzusetzen. Die Elektrostimulation ist vorwiegend bei Schmerzen indiziert, die Schmerzfrequenz 8000 Hz erfüllt diese Aufgabe.

Depression (exogene)

Punktkombination H 7 Shen Men, H 3 Shao Hai, N 7 Fu Liu, KG 6 Qi Hai, Extra 1 Yin Tang, G 25 Jing Men (10 Nadeln)
– Siehe Abb. –

H 7 am ulnaren und volaren Ende der Handgelenksquerfalte. Quell- und Sedierungspunkt des Herzmeridians, er wirkt günstig bei der Depression. Der Punkt ist für diese Indikation unter dem Namen Shen Men, am Körper wie auch am Ohr bekannt. Er kann senkrecht gestochen werden mit Vorsicht, in der Nähe liegt die Arteria ulnaris.

H 3 am ulnaren und volaren Ende der Ellbogengelenksquerfalte. Sein Name bedeutet etwa die Lebensfreude, er wirkt antidepressiv.

N 7 2 cun oberhalb der medialen Knöchelspitze, in Höhe und hinter N 8, vor dem Achillessehnenrand. Tonisierungspunkt des Nierenmeridians, er stimuliert die Yangniere (Nebenniere), dadurch wird ein antidepressiver Effekt erreicht. Der Kombination H 7, H 3 und N 7 liegt die Energieachse Shao Yin zugrunde. Siehe hierzu Seite 33 meines 1989 im Sommer-Verlag erschienenen Buches: Die aktuelle, traditionelle chinesische Akupunktur in der täglichen Praxis.

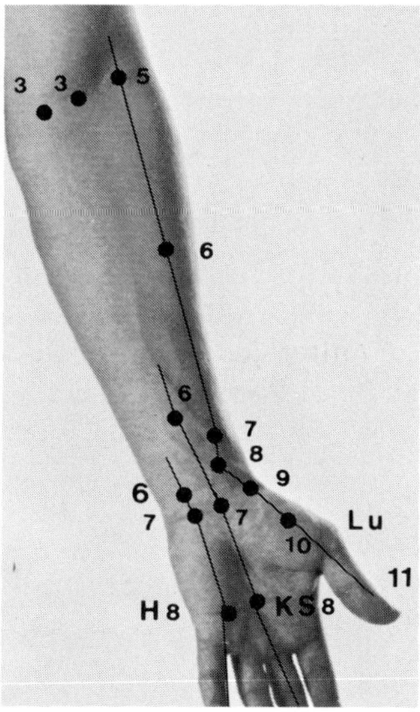

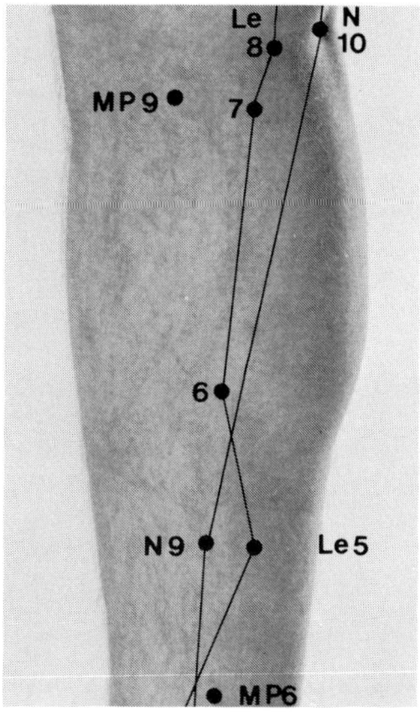

KG 6 1.5 cun unterhalb des Nabels, dort wo sich KG 8 befindet. Sein Name bedeutet etwa die Lebensenergie, er wirkt sehr günstig bei der Depression.

Yin Tang in der Mitte zwischen den medialen Enden der Augenbrauen. Ein psychischer Punkt, der der Depression entgegenwirkt.

G 25 am freien Ende der 12. Rippe. Als Alarmpunkt der Niere wirkt er u. a. gegen die Depression. Der Punkt ist schräg nach vorne und unten zu stechen.

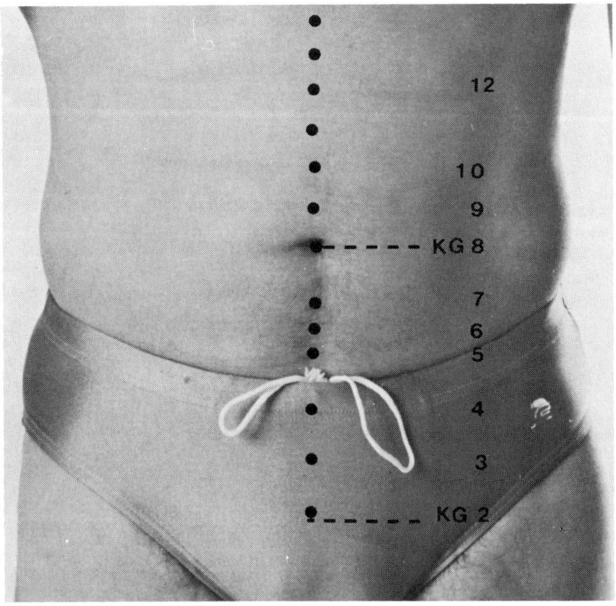

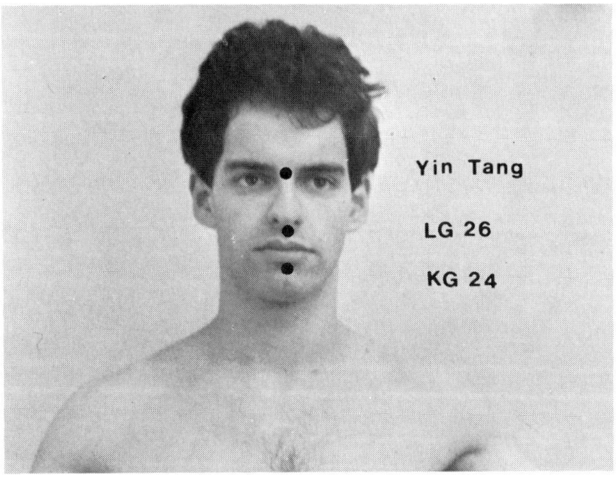

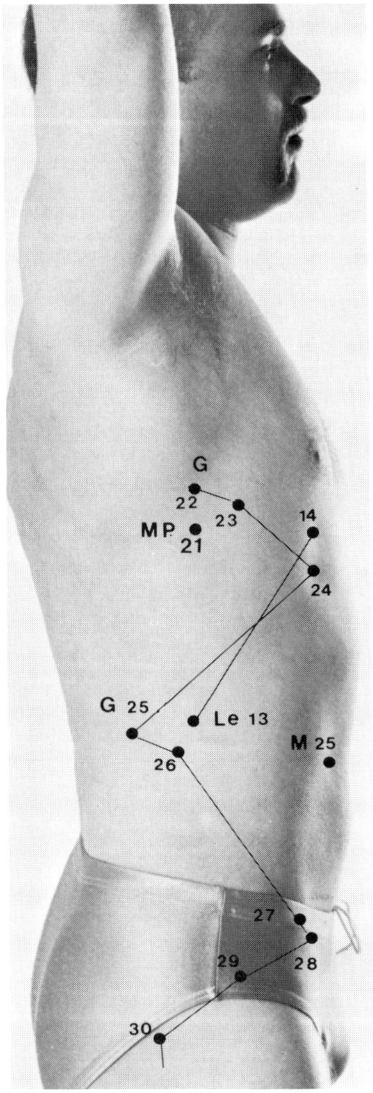

Bemerkungen Wenn nicht anders angegeben, wird der Punkt senkrecht gestochen. Bis auf KG 6 und Yin Tang sind o.g. Punkte symmetrisch zu stechen. H 7, N 7, H 3, G 25 tonisieren. Yin Tang und KG 6 werden nur mit der Grundstimulation behandelt, d.h. mechanisch tonisiert und mit der Sonde des Goldausgangs (Plus-Pol) vom G-S-Gerät, die Nadel je während 6 Sekunden, berührt. In der Regel 8 Behandlungen, Wiederholung nach ca. 3 Monaten.

Richtlinien zur Stimulation – Grundstimulierung bzw. Grundausgleich der Energie ist nach dem Setzen der Nadeln immer erforderlich, sie erfolgt durch die mechanische und die schwache Gold-Silber Elektrostimulierung. Siehe hierzu unter Stimulationstechniken.

Weitere Stimulationsmethoden – Elektrostimulation: sie ist bei der Depression nicht geeignet.

– Laserstimulation: mit der spezifischen Frequenz der Psyche 6500 Hz die Punkte H 3, H 7, N 7 und G 25 für je ca. 20 Sekunden stimulieren.

Durchblutungsstörungen (funktionelle, periphere)

Punktkombination Lu 9 Tai Yuan, MP 6 San Yin Jiao, 4 Baxie Punkte bei DBS der oberen Extremität, oder 4 Bafeng Punkte für die untere Extremität, M 36 Zu San Lie, B 40 Wei Zhong, (12 Nadeln) – Siehe Abb. –

Lu 9 am radialen Ende der Handgelenksquerfalte, Meisterpunkt der Gefäße.

MP 6 3 cun über der Spitze des Innenknöchels hinter dem Tibiarand. Gruppen Lo Punkt für die Yinmeridiane des Fußes, beeinflußt das Bindegewebe, er wirkt somit günstig auf die Durchblutung.

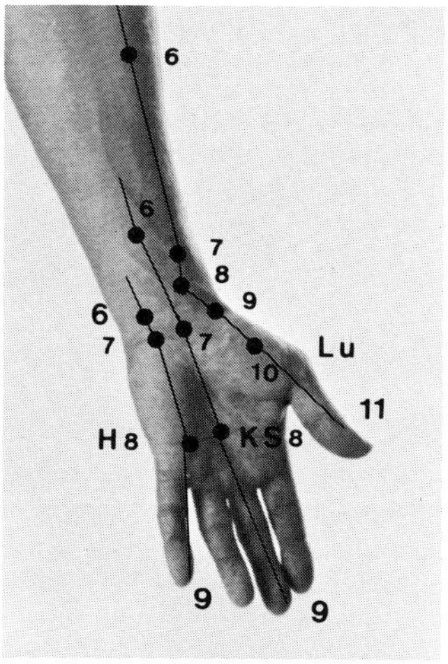

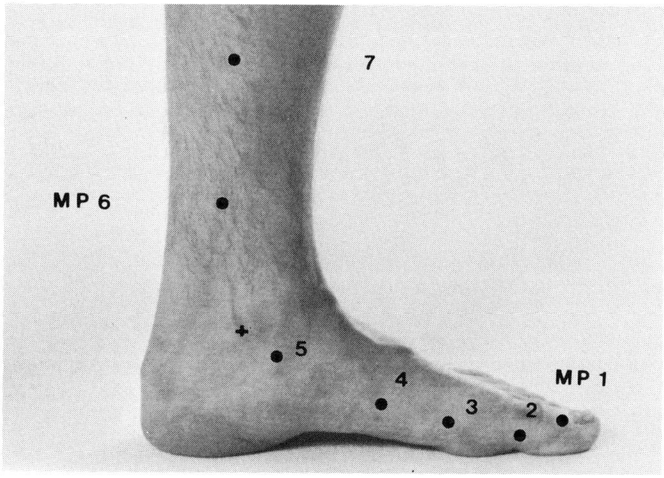

4 Baxie Punkte sie liegen jeweils in den Interdigitalfalten zwischen den Metakarpalknochen. Sie haben auf Grund ihrer Lokalisation eine durchblutungsfördernde Wirkung, z. B. beim Morbus Raynaud.

4 Bafeng Punkte sie liegen wie die Baxie, in den Interdigitalfalten, zwischen den Zehen. Sie beeinflußen die periphere Durchblutung.

M 36 3 cun unter M 35, eine Fingerbreite lateral der Tibia, ein allgemein tonisierender und zugleich spasmolytischer Punkt.

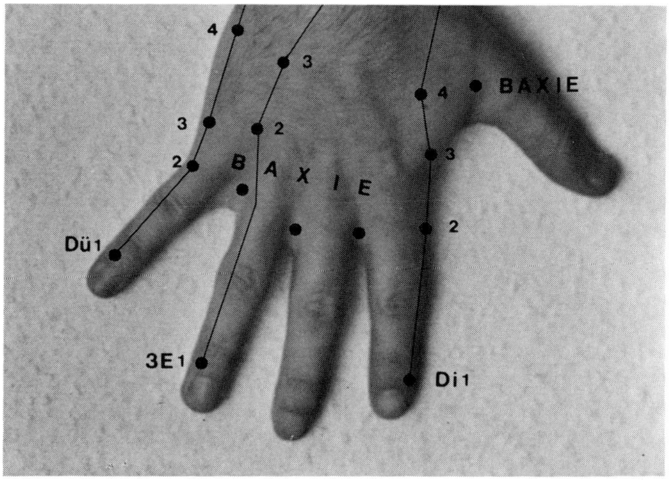

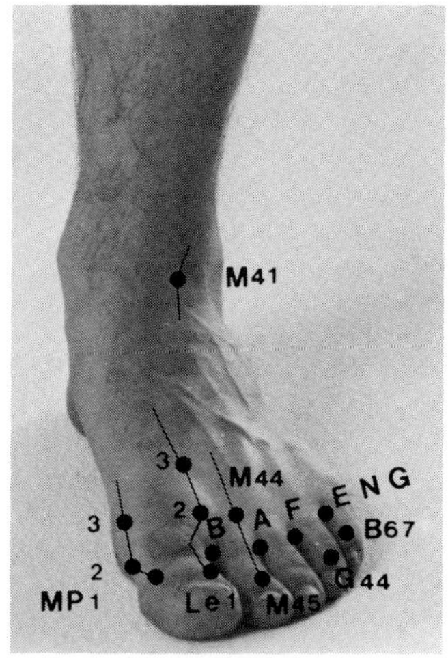

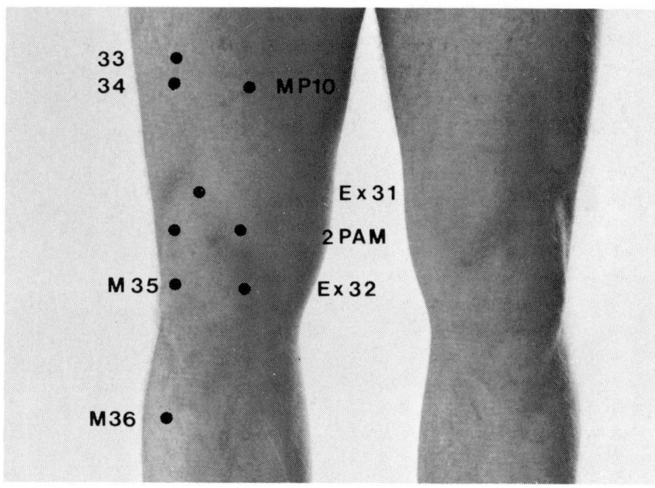

B 40 in der Mitte der Kniegelenksquerfalte, durchblutungsfördernder und stoffwechselanregender Punkt.

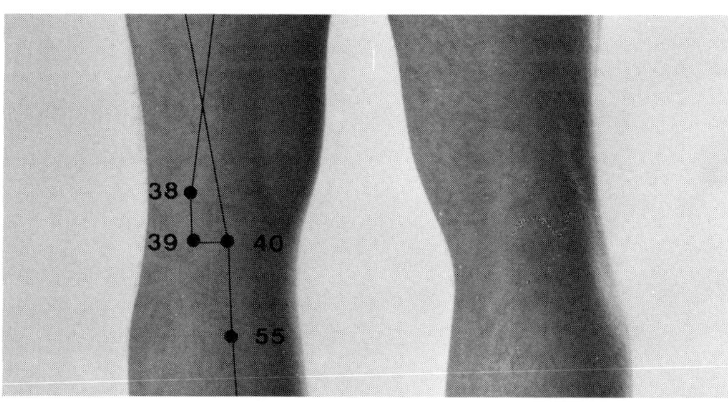

Bemerkungen O. a. Punkte werden senkrecht gestochen. Die Baxie- und Bafeng-Punkte werden einseitig auf der kranken Seite, die anderen Punkte beidseitig bzw. symmetrisch gegeben. Die Punkte werden tonisierend stimuliert. Die Stimulierung der genadelten Punkte mit dem Infrarot Laser ist dringend zu empfehlen, weil der Infrarot Laser sowohl die ATP-Freisetzung als auch die Vaskularisierung deutlich steigert. 8 bis 10 Behandlungen, Wiederholung nach etwa 3 Monaten.

Richtlinien zur Stimulation – Grundstimulierung bzw. Grundausgleich der Energie ist nach dem Setzen der Nadeln immer erforderlich, sie erfolgt durch die mechanische und die schwache Gold-Silber Elektrostimulierung. Siehe hierzu unter Stimulationstechniken.

Weitere Stimulationsmethoden – Elektrostimulation: sie kann bei Durchblutungsstörungen bedingt verwendet werden. Die Laserstimulation ist jedoch der Elektrostimulation deutlich überlegen, siehe oben unter Bemerkungen und unter Stimulationstechniken, sowie auch unter Laser.

– Laserstimulation: Alle oben angegebenen Punkte mit der Ernährungsfrequenz 50 Hz für je 15 bis 20 Sekunden stimulieren.

Durchfall (chronisch nicht infektiös)

Punktkombination B 25 Dachang Shu, B 27 Xiao Chang Shu, M 25 Tian Shu, KG 4 Guan Yuan, M 37 Shang Ju Xu, M 39 Xia Ju Xu, Dü 3 Hou Xi, (13 Nadeln) – Siehe Abb. –

B 25 1.5 cun lateral der dorsalen Mittellinie in Höhe der Spitze vom 4. Lendenwirbeldornfortsatz, Shu Punkt des Dickdarms, er wirkt gut bei chronischen Durchfällen.

B 27 1.5 cun lateral der dorsalen Mittellinie in Höhe des ersten Foramen sacrale, Shu Punkt des Dünndarms.

M 25 2 cun lateral vom Nabel, Alarmpunkt des Dickdarms, er wirkt spasmolytisch.

KG 4 3 cun unterhalb vom Nabel in der ventralen Mittellinie, Alarmpunkt des Dünndarms.

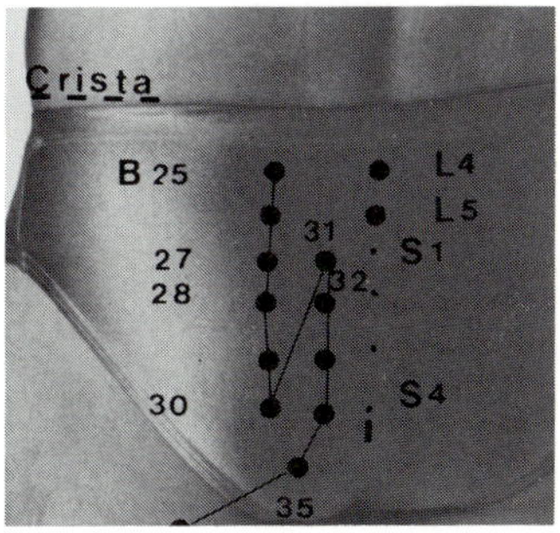

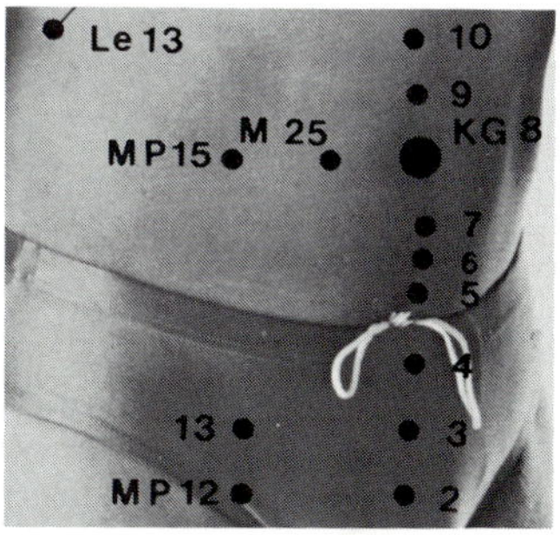

M 37 6 cun unterhalb von M 35, 1 Fingerbreite lateral der Tibiakante. Der Punkt hat eine Ho Funktion für den Dickdarm, sehr gut bei Kolitis wirksam.

M 39 1 cun unter M 38 (Tiao Kou), letzterer liegt in der Mitte der Verbindungslinie M 35-41, oder 8 cun unterhalb vom Knie. Der Punkt hat eine Ho Funktion für den Dünndarm und wirkt somit sehr gut bei chronischem Durchfall sowie bei Enteritis.

Dü 3 knapp proximal des 5. Fingergrundgelenks, am ulnaren Handrand. Tonisierungspunkt des Meridians, er wirkt spasmolytisch.

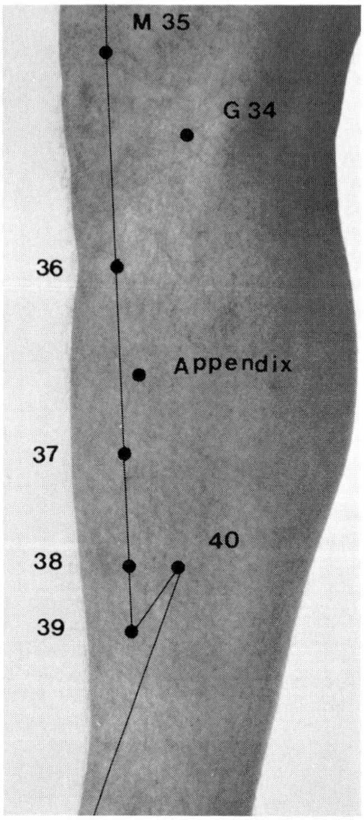

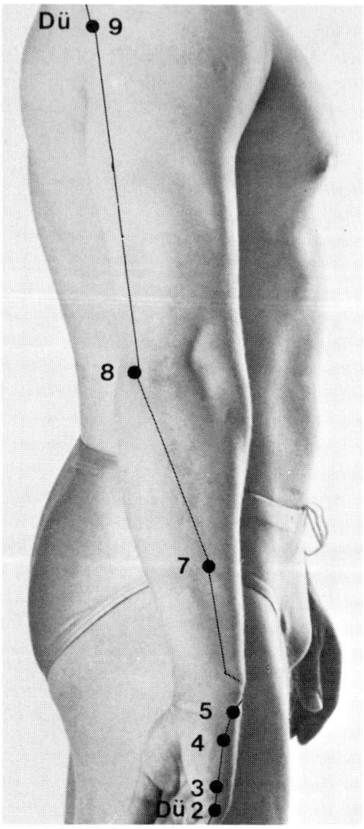

Bemerkungen

O. a. Punkte werden senkrecht **sedierend** gestochen und bis auf KG 4 symmetrisch gegeben. ca. 12 Behandlungen, Wiederholung mit 6 Behandlungen nach 4 bis 6 Monaten.

Es empfiehlt sich in derselben Sitzung die Punkte, die am Rücken und ventral liegen, wie im Abschnitt Stimulationstechniken erläutert wurde, getrennt zu stechen. Siehe dort.

Richtlinien zur Stimulation

– Grundstimulierung bzw. Grundausgleich der Energie ist nach dem Setzen der Nadeln immer erforderlich, sie erfolgt durch die mechanische und die schwache Gold-Silber Elektrostimulierung. Siehe hierzu unter Stimulationstechniken.

Weitere Stimulationsmethoden

– Elektrostimulation: bei Duchfall nicht geeignet.

– Laserstimulation: mit der Frequenz 50 Hz der Ernährung die Punkte B 27, B 25, M 25 und KG 4 für je 20 Sekunden stimulieren. Siehe unter Laser. Für die Punkte M 25 und KG 4 die Leistung relativ niedrig wählen, z. B. 10 bis 20 mW.

Dysmenorrhö bzw. schmerzhafte Regelblutung

Punktkombination KG 3 Zhong Ji, KG 7 Yin Jiao, MP 2 Da Du, MP 10 Xue Hai, B 31 Shang Liao, B 32 Ci Liao, Lu 9 Tai Yuan, (12 Nadeln) – Siehe Abb. –

KG 3 1 cun über dem Oberrand der Symphyse in der Medianlinie, bei urogenitalen Erkrankungen gut wirksam, Mu Punkt der Blase.

KG 7 1 cun unter dem Nabel (KG 8) in der ventralen Mittellinie. Alarm- bzw. Mu-Punkt des 3 Erwärmers für das Urogenitale.

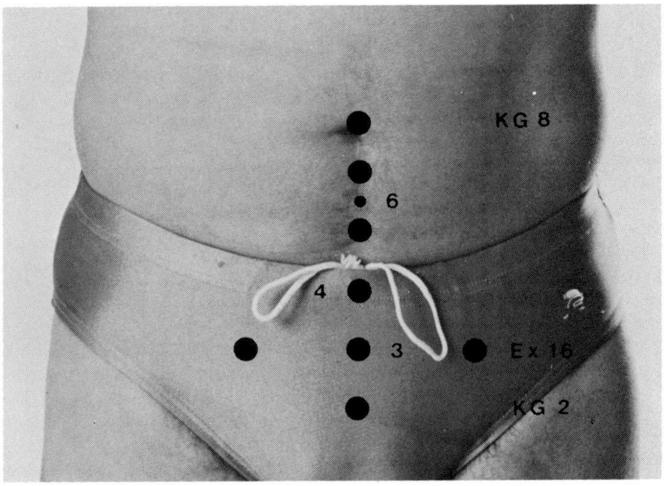

MP 2 knapp distal des Großzehengrundgelenks am medialen Fußrand, er wirkt bei abdominellen Spasmen im Beckenbereich.

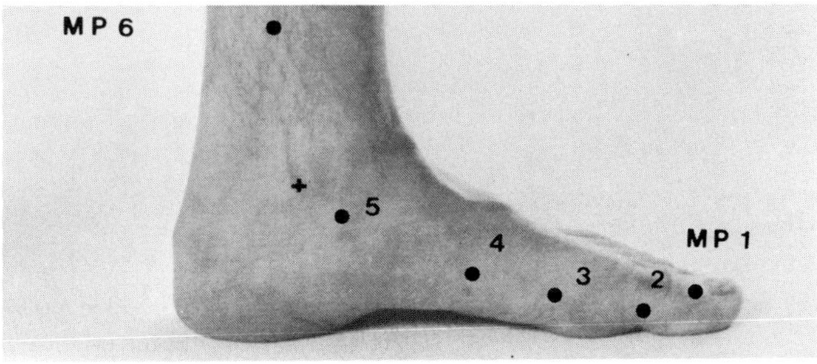

MP 10 2 cun über dem medialen Patellaoberrand, er hat ähnliche Wirkung wie MP 2. Der Punkt ist sonst als ein antiallergischer Punkt bekannt.

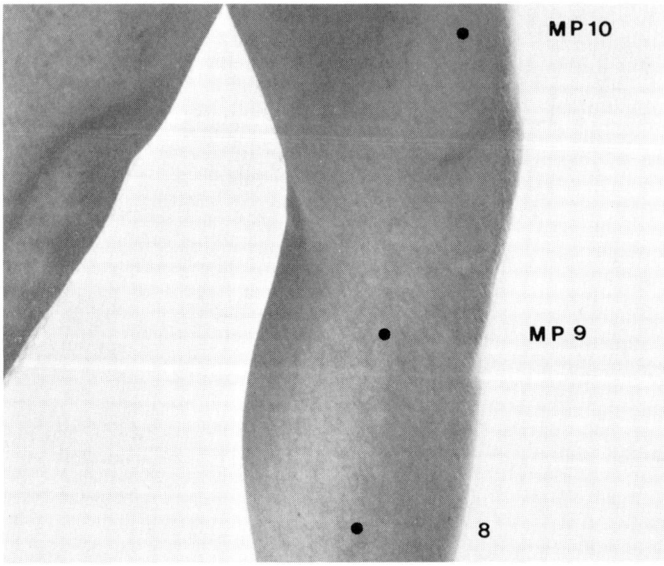

B 31 im Foramen sacrale 1, in Höhe und medial von B 27. Sakralgien bei urogenitalen Erkrankungen und bei klimakterischen Beschwerden, er ist der Meisterpunkt des Klimakteriums.

B 32 im Foramen sacrale 2, in Höhe und medial von B 28. Bei Sakralgien, insbesondere wenn diese auf urogenitale Erkrankungen zurückzuführen sind.

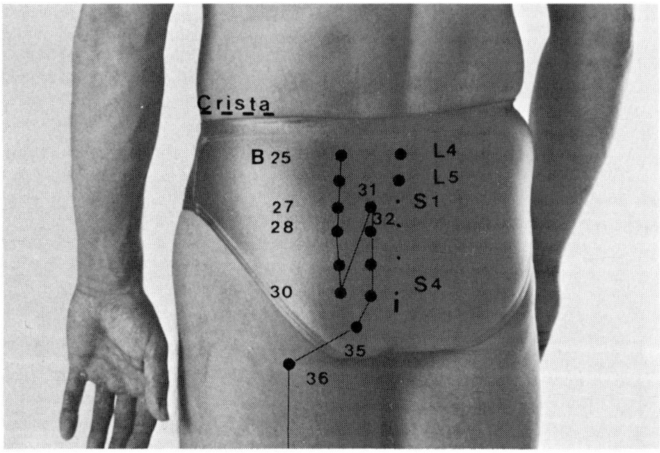

Lu 9 am radialen Ende der volaren Handgelenksquerfalte, Meisterpunkt der Gefäße, verbessert die Durchblutung und fördert somit den Heilungsprozess.

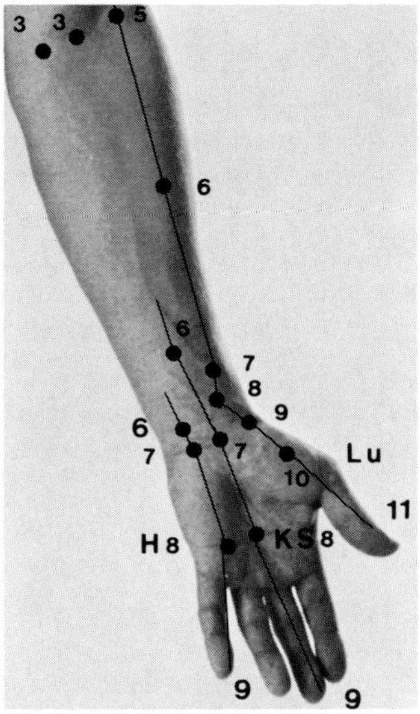

Bemerkungen O. a. Punkte werden senkrecht gestochen und bis auf KG 3 und KG 7 symmetrisch gegeben. Ferner werden die Punkte sedierend gestochen. Acht Behandlungen, wenn eine Wiederholung indiziert ist, sollte die Ursache der Schmerzen abgeklärt werden.

Richtlinien zur Stimulation – Grundstimulierung bzw. Grundausgleich der Energie ist nach dem Setzen der Nadeln immer erforderlich, sie erfolgt durch die mechanische und die schwache Gold-Silber Elektrostimulierung. Siehe hierzu unter Stimulationstechniken.

Weitere Stimulationsmethoden – Elektrostimulation: sie ist hier gut geeignet. Hohe Frequenzen, niedrige Impulsbreite und Leistung. Siehe hierzu unter Stimulationstechniken. Stimuliert werden die Punkte B 31, B 32, beide zusammen jeweils einseitig. Man kann ebenfalls simultan, die Punkte MP 10 und MP 2 jeweils einseitig stimulieren. Jedes der 2 angegebenen Punktpaare wird während 5 bis 8 Minuten stimuliert.

– Laserstimulation: Die Schmerzfrequenz 8000 Hz bringt hier sehr gute Ergebnisse. Man muß sich für eine der beiden Stimulationsmethoden entscheiden. Dieselben Punkte wie bei der Elektrostimulation, werden mit dem Infrarot Laserstrahl für je 20 Sekunden stimuliert.

Ejaculatio präcox, Schwäche der Potenz, Frigidität der Frau

Punktkombination KG 2 Qu Gu, KG 3 Zhong Ji, KG 4 Guan Yuan, KG 7 Yin Jiao, KG 6 Qi Hai, B 23 Shen Shu, LG 4 Ming Men, B 31 Shang Liao, B 32 Ci Liao, (12 Nadeln)
– Siehe Abb. –

KG 2 am Oberrand der Symphyse in der ventralen Mittellinie. Der Punkt ist hier auf Grund seiner Lokalisation indiziert und auch wirksam. – Wirkung der **kleinen Lo's:** vom selben Autor, „Die aktuelle, traditionelle chinesische Akupunktur in der täglichen Praxis", erschienen 1989 im Sommer-Verlag.

KG 3 1 cun über dem Symphysenoberrand in der Medianlinie, Mu Punkt der Blase, wirksam bei den o. a. Erkrankungen.

KG 4 2 cun über dem Symphysenoberrand oder 3 cun unter dem Nabel in der Medianlinie. Bei Impotenz, Ejaculatio präcox, klimakterischen Beschwerden wirksam.

KG 7 1 cun unter dem Nabel in der Mittellinie, Mu Punkt des unteren Erwärmers für das Urogenitale.

KG 6 1.5 cun unter dem Nabel in der Mittellinie, stärkt die Energie im Organismus. Nach traditionellen Vorstellungen handelt es sich um den Punkt der „Lebensenergie".

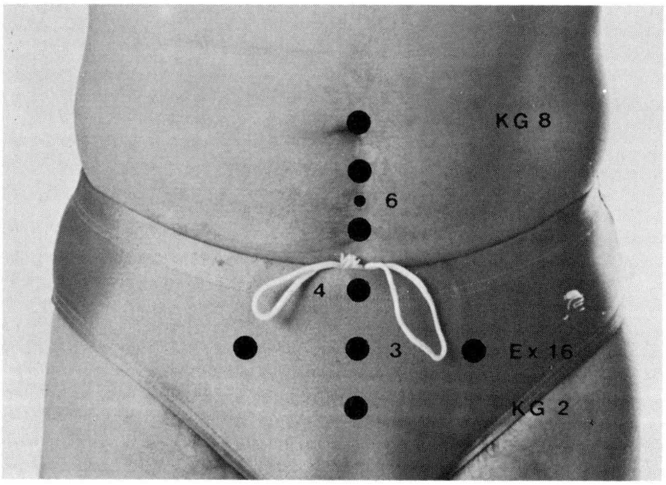

B 23 1.5 cun lateral der Spitze vom 2. Lendenwirbeldornfortsatz, stärkt das Genitale über die Yangniere, Mu Punkt der Niere.

LG 4 in der dorsalen Mittellinie zwischen L 2 und L 3. Wirksam bei Potenzstörungen, bei Frigidität der Frau, sowie bei der Ejaculatio präcox. Schräg nach oben stechen.

B 31 im Foramen sacrale 1, in Höhe und medial von B 27. Sakralgien bei urogenitalen Erkrankungen und bei klimakterischen Beschwerden. B 31 ist der Meisterpunkt des Klimakteriums. Der Punkt hat sich auch bei den o. a. Indikationen gut bewährt

B 32 im Foramen sacrale 2, in Höhe und medial von B 28. Bei Sakralgien, insbesondere wenn diese auf urogenitale Erkrankungen zurückzuführen sind. Er ist ebenfalls – wie B 31 – bei den o. a. Indikationen gut wirksam.

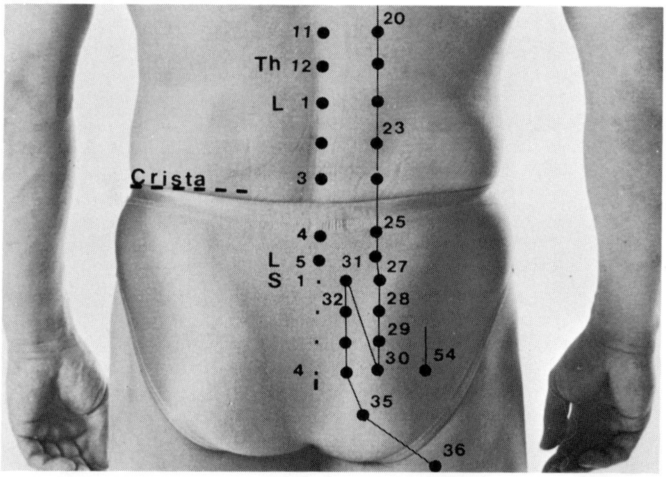

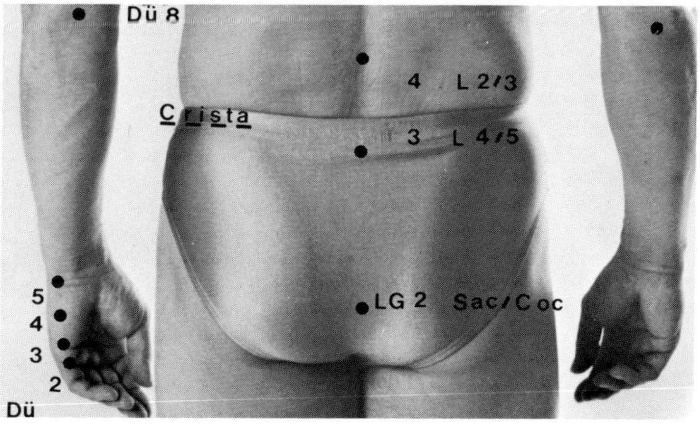

Bei den o. a. Indikationen habe ich selten Fernpunkte, wie KS 6, Le 8 oder MP 6 eingesetzt und bin bei der o. g. Punktkombination sehr gut gefahren. Siehe hierzu unter **Bemerkungen.**

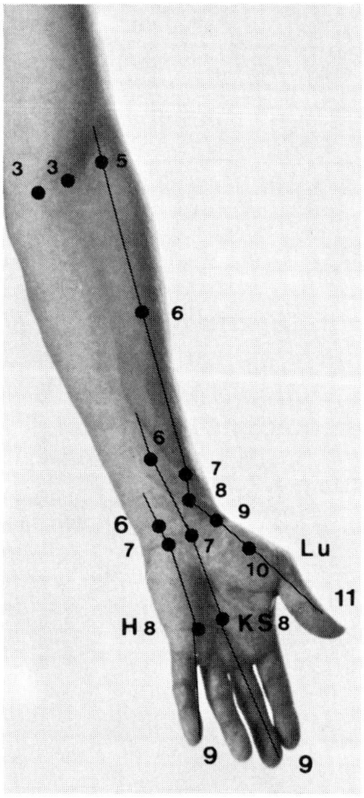

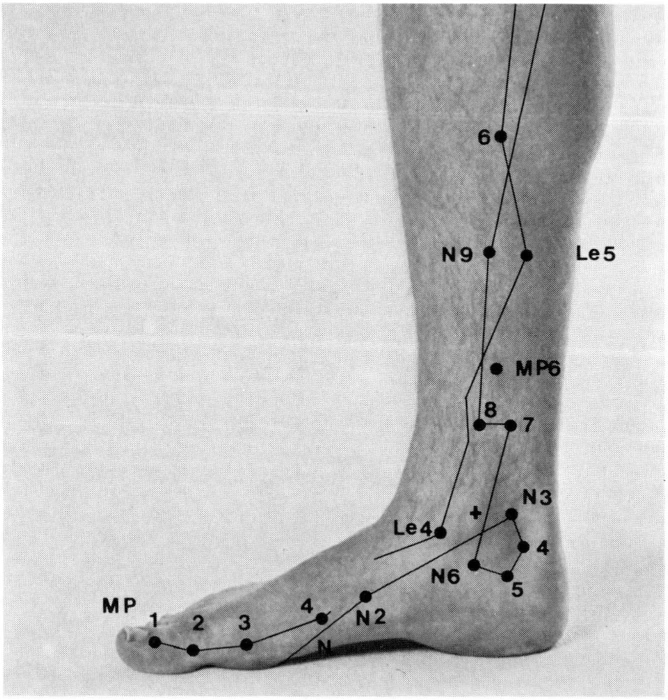

Bemerkungen Wenn nicht anders angegeben, wird der Punkt senkrecht gestochen. Bei der Ejaculatio, Impotenz oder Frigidität wird in der Regel tonisiert, insbesondere wenn es sich um ältere Patienten handelt. Bei Jugendlichen, kann vorwiegend die Sedierung in Frage kommen, wenn eine ausgeprägte psychovegetative Störung mit Nervosität zugrunde dieses Leidens liegt.

Grundstimuliert im Sinne der Tonisierung oder Sedierung werden KG 2, KG 7, B 23, B 31 und B 32 (mechanisch + G-S-Methode, siehe unter Stimulationstechniken).

Etwa 12 Behandlungen, Wiederholung nach zwei bis drei Monaten. In der Regel tritt nach der ersten Behandlungsserie eine wesentliche Besserung des Befundes ein, der Patient zeigt dabei eine spürbare Zufriedenheit, dabei drängt er auf eine sehr baldige Wiederholung der Behandlung. Es empfiehlt sich jedoch, trotz Drängen des Patienten, sich nicht beirren zu lassen und eine erneute Behandlung frühestens nach zwei Monaten durchzuführen.

Richtlinien zur Stimulation

– Grundstimulierung bzw. Grundausgleich der Energie ist nach dem Setzen der Nadeln immer erforderlich, sie erfolgt durch die mechanische und die schwache Gold-Silber Elektrostimulierung. Siehe hierzu unter Stimulationstechniken.

Weitere Stimulationsmethoden

– Elektrostimulation: nicht geeignet

– Laserstimulation: sie ist sehr gut geeignet, da der Laser wie bereits im Kapitel Laser erläutert wurde, die ATP Freisetzung im Gewebe bzw. Organismus um das 150fache zu steigern vermag.

Mit dem Laser werden die Punkte KG 2, KG 3, KG 4, und KG 7, B 31 und B 32 stimuliert.

Bei älteren Patienten wird die Frequenz 2800 Hz für das periphere Nervensystem und die Frequenz der Psyche 6500 Hz nacheinander gegeben.

Bei Jugendlichen bzw. Erwachsenen wird nur die Frequenz 6500 Hz der Psyche gegeben, es sei denn, es liegt eine organisch bedingte Erkrankung vor, dann sollte man zusätzlich auch die Frequenz 2800 Hz geben.

Ekzeme der Gesichtshaut

Punktkombination Di 4 He Gu, Di 11 Qu Chi, MP 6 San Yin Jiao, LG 14 Da Zhui, (7 Nadeln + evtl. Nadeln in Punkten, die in der Nähe der befallenen Hautareale liegen) – Siehe Abb. –

Di 4 am Handrücken, knapp radial der Mitte des 2. Metakarpale. Er ist ein Stoffwechsel-und Analgesiepunkt. Der Punkt wirkt besonders bei Ekzemen der Gesichtshaut, er ist der Quellpunkt des Dickdarmmeridians, wird jedoch hier wegen seinem besonderen Einfluß auf die Gesichtshaut verwendet.

Di 11 am radialen Ende der Ellbogenfalte. Ho-Punkt des Dickdarmmeridians. Die Haut entspricht dem Funktionskreis Lu/Di. Der Punkt wirkt auch, wie Lu 5, bei Pruritus universalis.

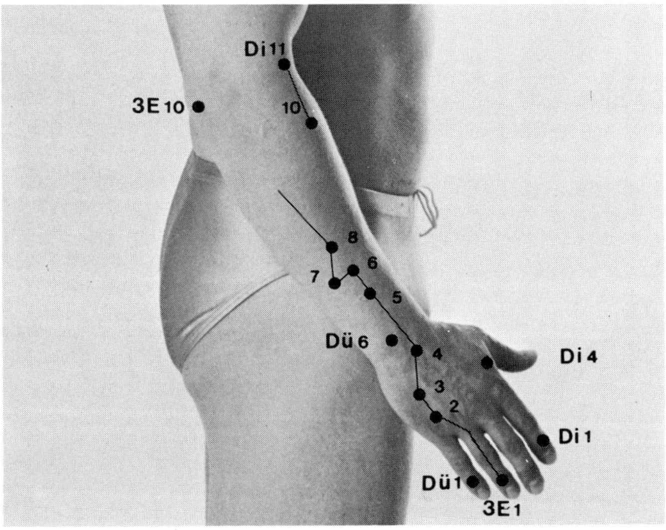

MP 6 3 cun oberhalb der Spitze vom Innenknöchel, knapp medial der Tibiakante. Stoffwechsel- und Reunions- bzw. Gruppen-Lo-Punkt der 3 Yinmeridiane des Fußes. Ferner Meisterpunkt für das Bindegewebe.

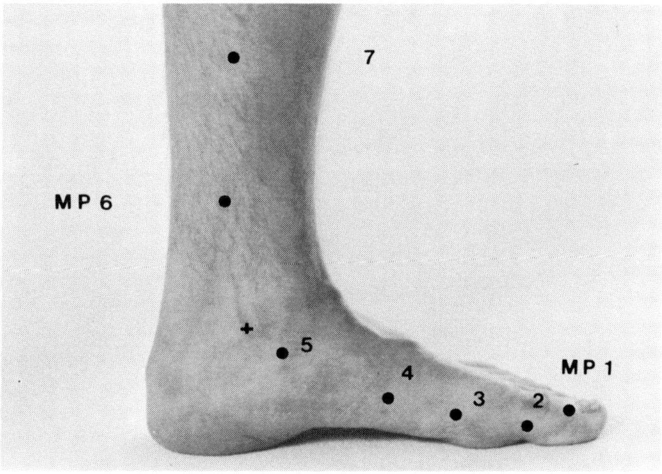

LG 14 knapp unter der Spitze des 7. HWD-Fortsatzes. Ein wichtiger Immun- und Stoffwechselpunkt, wirksam bei Ekzemen der Haut. Schräg nach oben stechen.

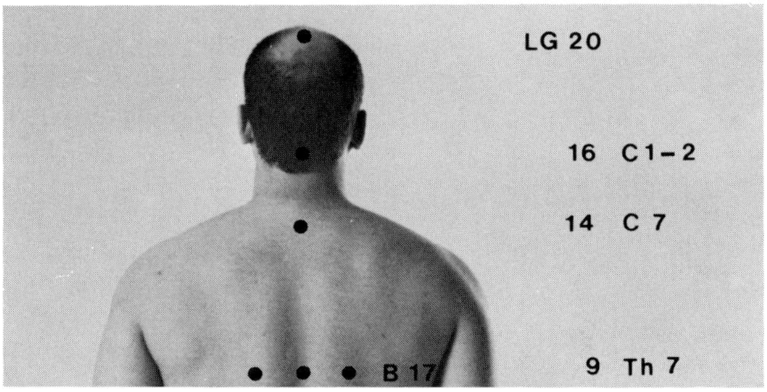

Oben angegebene Punkte sind als Fernpunkte für die Behandlung erforderlich, weil sie die Energie und das Entsprechungssystem (Haut, Bindegewebe) beeinflussen.

Wichtig ist auch, daß man in der Nähe der von den Effloreszenzen befallenen Areale entsprechende Lokalpunkte gibt, oder, und dies ist erfahrungsgemäß sehr vorteilhaft, die Ekzemareale selbst mit dem Laser flächenhaft bestrahlt. Siehe hierfür unten.

Bemerkungen Wenn nicht anders angegeben, wird der Punkt senkrecht gestochen. 8 bis 10 Behandlungen, Alle Punkte tonisieren. Wiederholung nach ca. 3 Monaten. Symmetrisch gelegene Punkte werden symmetrisch gegeben.

Punkte die gegeben werden können, wenn sie sich in der Nähe der Ekzemareale befinden: Dü 18 Quan Liao, in einem Grübchen unterhalb des Jochbeins in einer Linie mit dem lateralen Augenwinkel, Dü 19 Ting Gong, in einer Vertiefung knapp vor dem Mittelpunkt des Tragus, Di 20 Ying Xiang, in der Nasolabialfalte, M 3 Juliao, lateral der Nasolabialfalte auf der Linie von M 1.

Richtlinien zur Stimulation

– Grundstimulierung bzw. Grundausgleich der Energie ist nach dem Setzen der Nadeln immer erforderlich, sie erfolgt durch die mechanische und die schwache Gold-Silber Elektrostimulierung. Siehe hierzu unter Stimulationstechniken.

Weitere Stimulationsmethoden

–Elektrostimulation: hier kontraindiziert

– Laserstimulation: sie ist sehr gut geeignet. Mit der Ernährungsfrequenz 50 Hz werden die Fernpunkte bis auf LG 14, der nur grundstimuliert wird – siehe oben – stimuliert. Die Lokalpunkte, wenn sie gegeben werden, werden ebenfalls auf dieselbe Weise wie die Fernpunkte stimuliert. Hierfür die Spitze des Lasergriffels neben der im Punkt gesteckten Nadel auf die Haut setzen. Die Stimulationszeit beträgt wie immer 20 bis 30 Sekunden je Punkt.

Hier können, durch **Verminderung** der Frequenz auf 25 bis 35 %, MP 6 und Di 11 bei der Stimulation stärker tonisiert werden. Siehe hierzu unter Laser.

Die befallenen Gesichtsareale werden bei Nichtnadelung der Lokalpunkte flächenhaft jeweils für einige Minuten bestrahlt und zwar auch mit der Frequenz 50 Hz. Bei der flächenhaften Bestrahlung muß die Leistung vermindert werden, z. B. 5 bis maximal 10 mW. **Eine Laserschutzbrille für das Auge ist, wie immer, erforderlich.**

Flächenhafte Bestrahlung mit geringem Abstand (in mm) fährt man mit dem senkrecht gehaltenen Lasergriffel langsam hin und her, jeweils in Längs- und Querrichtung über das befallene Hautareal.

Ekzeme anderer Körperregionen

Es können hier grundsätzlich die im Abschnitt Ekzeme der Gesichtshaut angegebenen Punkte gegeben werden. Wenn aber die Hauteffloreszenzen mehr oder weniger am ganzen Körper verteilt sind, empfehle ich, den Punkt Di 4 He Gu durch Lu 7 Lieque **zu ersetzen**, sowie außerdem Lu 5 Chize, MP 10 Xuehai und Le 13 Zang Men zu geben. (Siehe auch die Abbildungen bei Ekzeme der Gesichtshaut)

Es sind hier insgesamt 11 bis 13 Nadeln, deshalb die Lokalpunkte wie bei der Behandlung der Gesichtshaut flächenhaft bestrahlen, siehe dort. Will man doch die dem Hautausschlag nahe gelegenen Lokalpunkte geben, so empfiehlt sich, in den ersten Sitzungen die Punktzahl insgesamt zu reduzieren.

Lu 7 1.5 cun über der volaren radialen Handgelenksquerfalte. Er ist der Lo Punkt der Lunge und hat demnach einen direkten Einfluß auf dieses Organ. Die Haut entspricht dem Funktionskreis Lunge-Dickdarm. Schräg stechen.

Lu 5 in der Beugefalte des Ellbogengelenks radial der Bizepssehne. Bei juckenden Ekzemen sollte der Punkt nicht fehlen.

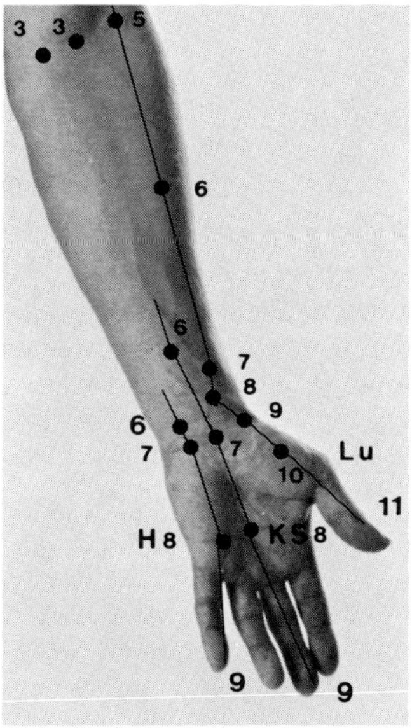

MP 10 2 cun oberhalb des medialen Patellaoberrandes. Ein anti-allergischer Punkt.

Le 13 am freien Ende der 11. Rippe. Alarmpunkt des Einheitsorgans Milz-Pankreas, sowie wichtiger Stoffwechselpunkt. Gut bei Hautekzem wirksam. Schräg nach unten und vorne stechen.

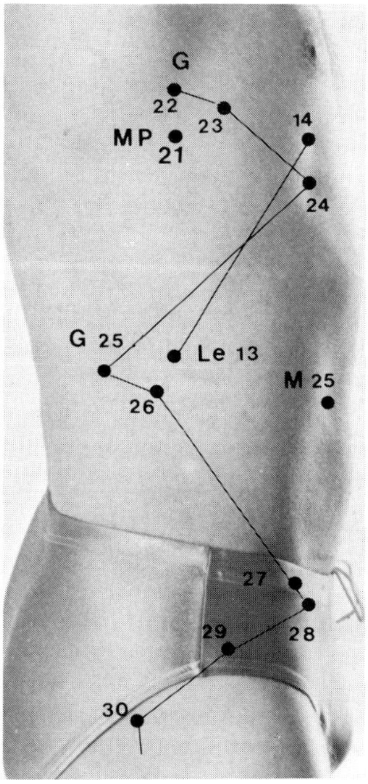

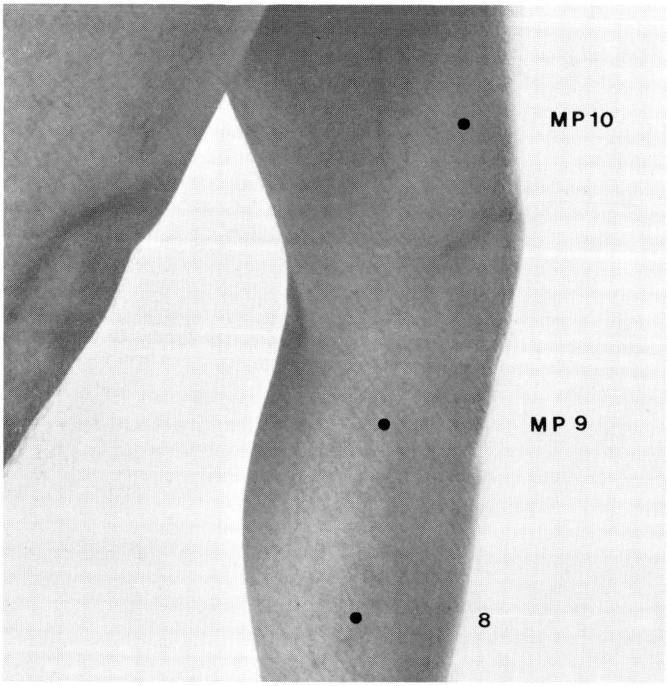

Bemerkungen Wenn nicht anders angegeben, wird der Punkt senkrecht gestochen. Symmetrisch gelegene Punkte werden symmetrisch gestochen. 10 Behandlungen sind zu empfehlen, Wiederholung nach etwa 3 Monaten. Bei Juckreiz Lu 5 und MP 10 sedieren, die anderen Punkte tonisieren.

Bezüglich der weiteren Stimulationsmethoden wie bei Ekzeme der Gesichtshaut verfahren.

Enuresis

Die Krankheit hat bei Kindern vorwiegend psychische Ursachen. Diese Erkrankung kann bis in das erwachsene Alter weiterbestehen.

Diabetes mellitus, Lähmungen, Blasensenkung, Nierenerkrankungen und andere Krankheiten können als Ursache dieser Erkrankung bei Älteren verantwortlich sein.

Es empfiehlt sich immer, die zu Grunde liegende Ursache zu klären.

Punktkombination KG 3 Zhong Ji, B 28 Pang Guang Shu, B 32 Ci Liao, B 23 Shen Shu, KG 4 Guan Yuan, B 40 Wei Zhong, MP 6 San Yin Jiao, LG 20 Bai Hui, (13 Nadeln) – Siehe Abb. –

KG 3 1 cun über KG 2, in der ventralen Mittellinie. Alarmpunkt der Blase.

B 28 in Höhe des Foramen sacrale 2, 1.5 cun lateral der dorsalen Mittellinie. Shu-Punkt der Blase.

B 32 im Foramen sacrale 2, in Höhe und medial von B 28. Bei Sakralgien, insbesondere wenn diese auf urogenitale Erkrankungen zurückzuführen sind. Der Punkt wird in China mit gutem Erfolg bei der Enuresis eingesetzt.

B 23 1.5 cun lateral der Spitze von LWD 2. Shu-Punkt der Niere.

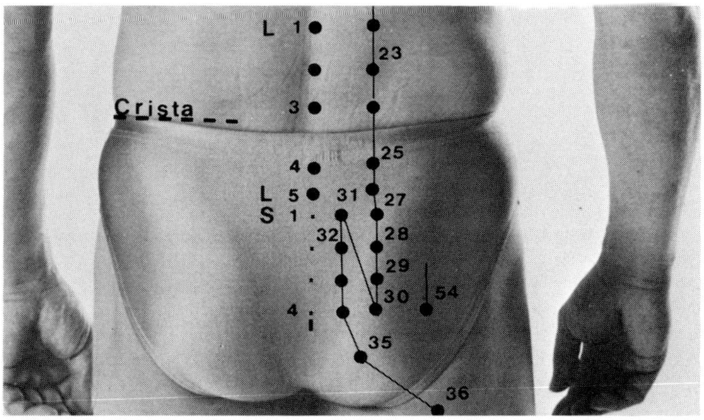

KG 4 2 cun über KG 2 in der ventralen Mittellinie. Der Punkt ist bei allgemeiner Schwäche immer indiziert. Er ist der Alarmpunkt des Dünndarms. Er wird hier zur Unterstützung von B 32 und B 28 eingesetzt.

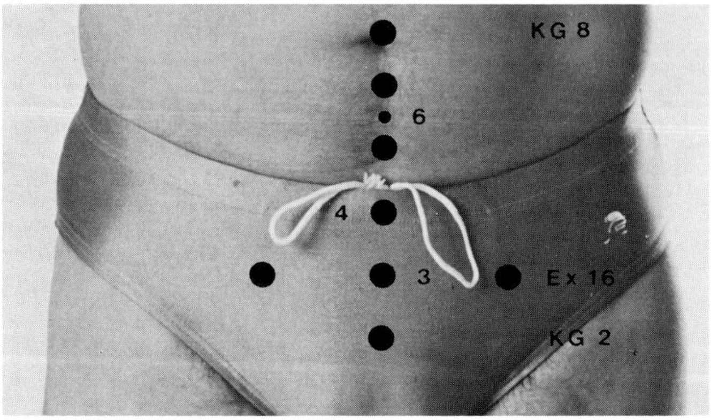

B 40 Mitte der Kniegelenksquerfalte, ein sehr wichtiger Stoffwechselpunkt, vor allem indiziert bei der Enuresis älterer Patienten.

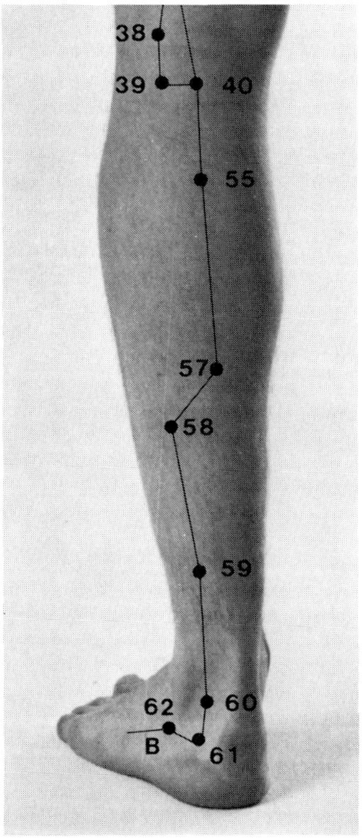

MP 6 3 cun oberhalb der Spitze des Innenknöchels, hinter der Tibiakante. Stoffwechsel- und Immunpunkt, sowie Gruppen-Lo Punkt der Yinmeridiane des Fußes. Er wirkt bei allen Erkrankungen des Kleinbeckens.

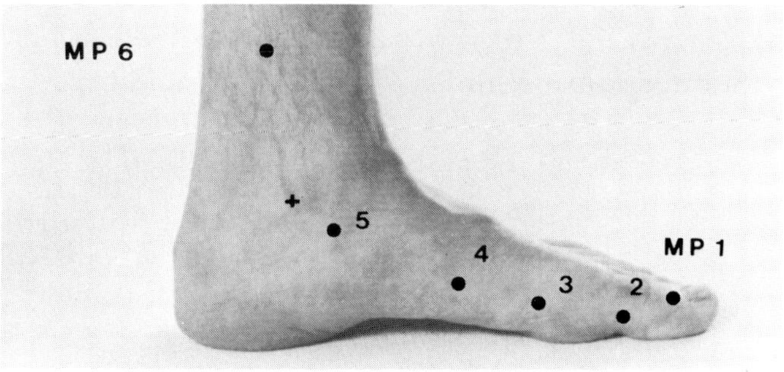

LG 20 In der Mittellinie des Schädeldachs dort, wo sich die von den Ohrspitzen gezogenen Linien treffen, wenn die Ohrmuscheln nach vorne geklappt werden. Der Punkt beeinflußt das Zentralnervensystem und wird deshalb oft in einer Punktkombination gegeben. Er wirkt allgemein beruhigend und ist deshalb bei der Enuresis hilfreich. Den Punkt schräg nach vorne oder hinten stechen.

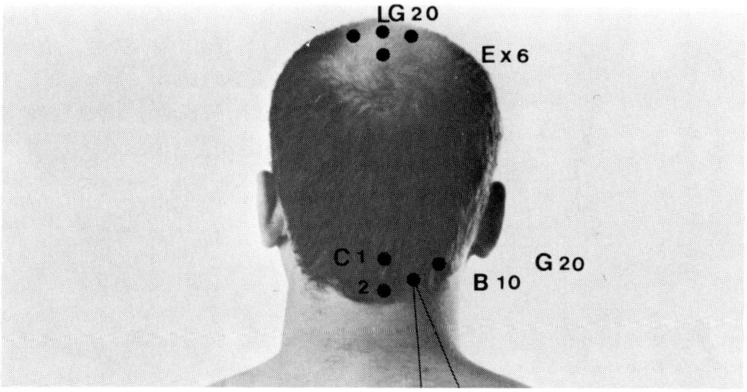

Bemerkungen Wenn nicht anders angegeben, wird der Punkt senkrecht gestochen. Symmetrisch gelegene Punkte werden symmetrisch gegeben. Bei LG 20 wird hier nur die Grundsedierung, dh. die mechanische und die schwache Elektrostimulierung durchgeführt – siehe hierfür unten und unter Stimulationstechniken –. Alle anderen Punkte werden tonisiert. 8 bis 10 Behandlungen, Wiederholung nach etwa 4 Monaten.

Richtlinien zur Stimulation

– Grundstimulierung bzw. Grundausgleich der Energie ist nach dem Setzen der Nadeln immer erforderlich, sie erfolgt durch die mechanische und die schwache Gold-Silber Elektrostimulierung. Siehe hierzu unter Stimulationstechniken.

Weitere Stimulationsmethoden

– Elektrostimulation: Bei Kindern nicht geeignet. Bei Erwachsenen und bei Älteren werden die Punkte B 32, B 28, B 40 und MP 6 mit niedrigen Frequenzen, die unter 10 Hz liegen (also tonisierend), stimuliert. Es werden z. B. für ca. 3 bis 5 Minuten B 32 und B 28 jeweils zusammen und einseitig (links dann rechts oder umgekehrt), sowie B 40 und MP 6, ebenfalls zusammen und jeweils einseitig stimuliert.

– Laserstimulation: sie ist hier bei Kindern optimal indiziert.
Beide Frequenzen, die der Ernährung 50 Hz und die der Psyche 6500 Hz, sollten für die Stimulierung verwendet werden. Hierfür eignen sich die o. a. Punkte am Rücken und der MP 6 hervorragend.

Man sollte bei Kindern nur die Punkte am Rücken kombiniert behandeln (Nadeln + Laser). Die anderen Punkte können dann vorteilhaft nur mit dem Laser, ebenfalls mit den o. g. zwei Frequenzen stimuliert werden.

Die Laserstimulation ist natürlich auch bei Erwachsenen und älteren Patienten sehr gut geeignet, hierfür werden ebenfalls die o. g. Frequenzen verwendet.

Erbrechen

Punktkombination KS 6 Nei Guan, Le 3 Tai Chong, M 36 Zu San Li, KG 12 Zhong Wan, KG 21 Xuan Ji, LG 20 Bai Hui, (9 Nadeln) – Siehe Abb. –

KS 6 2 cun oberhalb der Mitte der Handgelenksquerfalte, wirksam bei allen funktionellen Störungen im Bereich des Oberbauches.

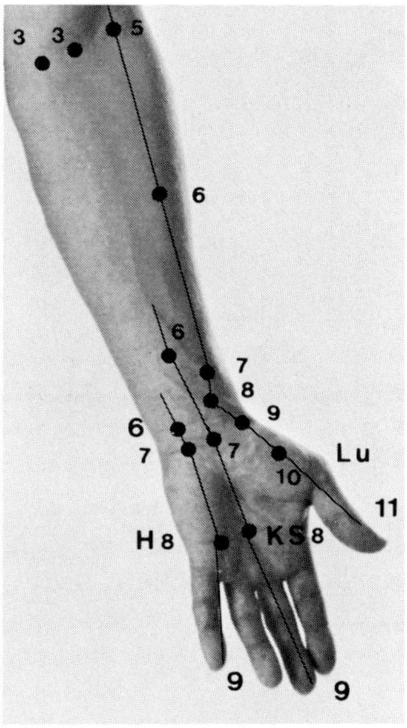

Le 3 im Berührungswinkel vom 1. u. 2. Os metatarsale, er wirkt spasmolytisch und ist bei Erbrechen besonders indiziert.

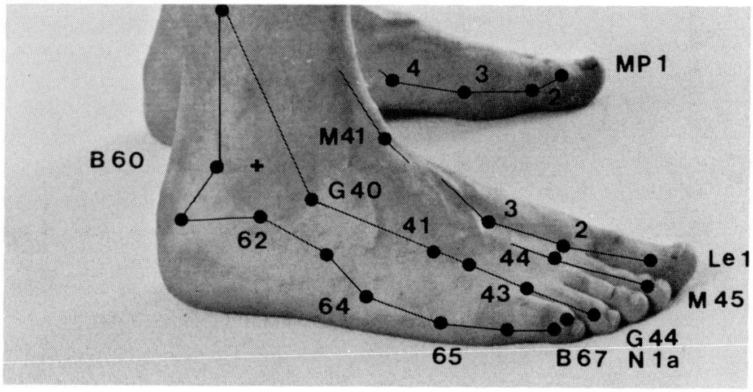

M 36 3 cun unter M 35 (Doubi), 1 Querfingerbreite lateral der Tibiakante. M 35 liegt in der lateralen Vertiefung der Patella in Höhe ihres Unterrandes. M 36 ist ein spasmolytischer und psychisch stabilisierender Punkt.

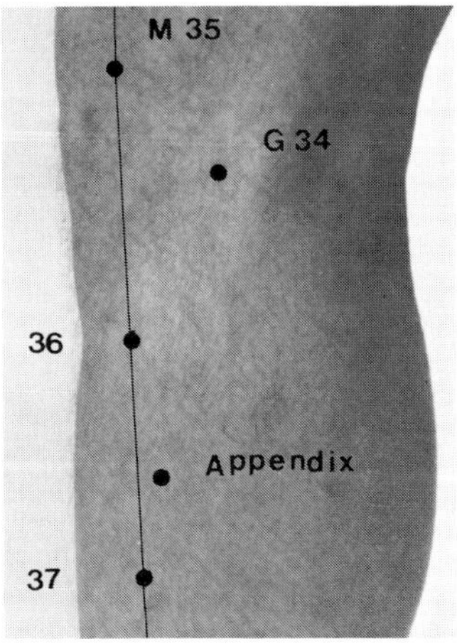

KG 12 4 cun über dem Nabel (KG 8 Shen Que), Alarmpunkt des Magens und mittleren Erwärmers.

KG 21 Mitte des Manubrium sternii, in Höhe vom Ansatz der ersten Rippe. Er ist bei Erbrechen, Schluckbeschwerden, Reizhusten und bei Verschleimung indiziert. Schräg nach oben stechen.

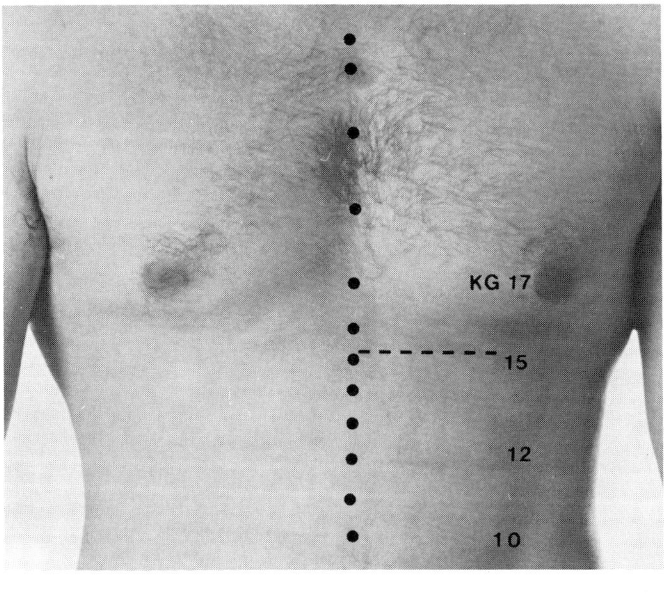

LG 20 In der Mittellinie des Schädeldachs, dort wo sich die von den Ohrspitzen gezogenen Linien treffen, wenn die Ohrmuscheln nach vorne geklappt werden. Der Punkt beeinflußt das ZNS und wird deshalb oft in einer Punktkombination gegeben. Er wirkt allgemein beruhigend und ist deshalb bei Erbrechen indiziert. Den Punkt nach vorne oder hinten schräg stechen.

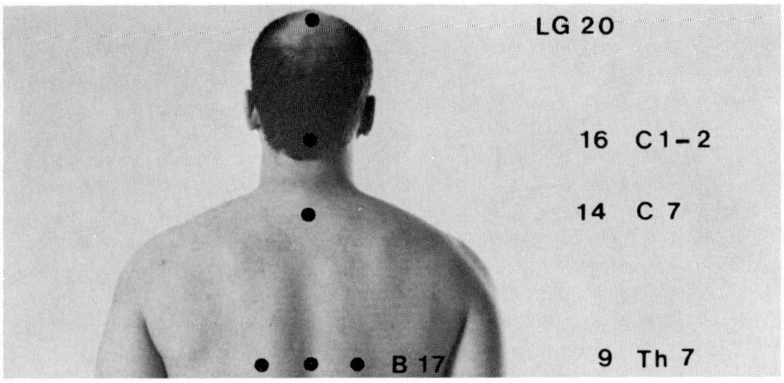

Bemerkungen Wenn nicht anders angegeben, wird der Punkt senkrecht gestochen. KS 6, Le 3 und M 36 werden symmetrisch gestochen. 3 bis maximal 6 Behandlungen reichen i. d. R. aus, wenn nicht, sollte man das Symptom Erbrechen abklären.
KS 6 und Le 3 tonisieren, M 36, KG 12 und KG 21 sedieren.

Richtlinien zur Stimulation – Grundstimulierung bzw. Grundausgleich der Energie ist nach dem Setzen der Nadeln immer erforderlich, sie erfolgt durch die mechanische und die schwache Gold-Silber Elektrostimulierung. Siehe hierzu unter Stimulationstechniken.

Weitere Stimulationsmethoden –Elektrostimulation: hier nicht geeignet.

– Laserstimulation: Da auch bei organisch bedingtem Erbrechen eine psychische Überlagerung fast immer beigesellt ist, empfiehlt es sich, die Frequenz 6500 Hz der Psyche neben der Frequenz 50 Hz der Ernährung zu geben.

Mit beiden Frequenzen werden die Punkte KG 12, M 36, Le 3 und KS 6 für jeweils 20 bis 30 Sekunden stimuliert. Hierfür wird zur Stimulation von KG 12 die Leistung 5 oder 10 mW, für die anderen zu stimulierenden Punkte (oben bei Bemerkungen angegeben) 20 mW verwendet.

Ernährung, Diätratschläge

Die Akupunktur kann an Hand der bisher erzielten Ergebnisse das Hungergefühl und den Appetit bremsen oder auch hemmen, sie schafft somit die Voraussetzung zum Abnehmen.
Die Akupunkturwirkung sollte unbedingt durch eine entsprechende Ernährung unterstützt werden.

Übergewichtige haben, statistisch gesehen, eine kürzere Lebenserwartung, insbesondere diejenigen, die außerdem unter Streß stehen, stark rauchen und übermäßig Alkohol trinken.

Die Nahrung ist wichtig, sie ist zur Aufrechterhaltung des Stoffwechsels und somit des Lebens erforderlich.

Folgerichtig ist, daß der Normalgewichtige sein Gewicht **erhalten,** der Übergewichtige sein Gewicht **reduzieren** sollte.

Für beide, Normal- wie Übergewichtige, ist eine ausgewogen gestaltete Ernährung für die Erhaltung der Gesundheit außerordentlich wichtig. Dies bedeutet, daß die Ernährung sämtliche Stoffe die der Körper braucht, enthalten muß.

Was sind diese Stoffe ?

1. Kohlenhydrate
2. Proteine (Eiweiß)
3. Lipide (Fette)
4. Mineralstoffe
5. Vitamine
6. Ballaststoffe
7. Östrogene

Wie oben bereits gesagt, sind die angegebenen Bestandteile der Ernährung für die Erhaltung der Gesundheit, sowohl beim Über-wie auch Normalgewichtigen erforderlich. Der Übergewichtige muß allerdings darauf achten, daß er entsprechend weniger Kilocalorien (Kcl) bzw. Kilojoules (Kj) verzehrt.

Konkret gesagt, wer abnehmen will sollte unbedingt eine Faustregel beachten, er darf nicht mehr als 800 bis maximal 1100 Kcl pro 24 Stunden zu sich nehmen, das sind 3.360 bis 4.606 Kj.

Zur Erhaltung des Normalgewichts dürfen nicht über 2.210 Kcal bzw. 9.240 Kj verzehrt werden.

Dies bedeutet, daß derjenige der ernsthaft abnehmen will, es schwer haben wird, diese große Einschränkung einzuhalten.

Hilfsmaßnahmen bei der Einschränkung des Kalorienverzehrs bestehen darin, langsam zu essen und das Essen zu genießen auch dann, wenn man sich am Arbeitsplatz befindet und dort die Pause zeitlich knapp ist.

Langsam essen bedeutet unbedingt, daß das Essen gekaut werden sollte, da die Verdauung im Mund beginnt. Die mechanische Zerkleinerung der Nahrung durch die Zähne ist neben dem Auge der Hauptmotor für die erforderliche Speichelbildung und Freisetzung der Verdauungsenzyme.

Während die Nahrungsstoffe im Speichel vermischt werden, werden diese von den Fermenten im Mund und Magendarmbereich aufnahmefähig gemacht. Dies bedeutet, daß die Nahrungsstoffe von den Fermenten zu kleineren aufnahmefähigen Molekülen gespalten werden.

Der Gallensaft und die Fermente der Bauchspeicheldrüse, sowie andere Dünndarmfermente spielen eine große Rolle bei der Verdauung der Nahrungsstoffe. Die Fette werden z. B. durch den Gallensaft emulgiert und von einem bestimmten Ferment der Bauchspeichel drüse, der Lipase, in einen aufnahmefähigen Zustand verwandelt.

Die Bauchspeicheldrüse setzt Enzyme in den Darm frei die die 3 Hauptstoffe der Nahrung spalten, nämlich die Kohlenhydrate, die Proteine (Eiweiße) und die Fette.

Aus obigen Darstellungen geht hervor, daß der Verdauungsablauf seine Zeit braucht und deshalb nicht durch schnelles Essen verkürzt bzw. gestört werden darf.

Ein normaler Verdauungsablauf fördert die Gesundheit und beschleunigt zugleich das **Auftreten des Sättigungsgefühls.**

Ich habe oben angeführt, daß Übergewichtige nur abnehmen können, wenn sie entsprechend weniger Kalorien verzehren.

Der Kalorienbedarf für den Grundumsatz (im Ruhezustand) des Normalgewichtigen läßt sich durch eine Faustregel errechnen:

Körpergewicht mal 4 (Kj) mal 24 (Std.)

Das heißt, daß ein 70 Kg schwerer Mensch, der keine Arbeit oder Sporttätigkeit ausübt, einen Kalorienbedarf von 6720 Kilojoules (Kj) bzw. 1605 Kcl. pro 24 Stunden hat. Durchschnittlich braucht der Normalarbeitende oder **sportlich Tätige – kein Leistungssport – ca. 9240 Kj bzw. 2210 Kcl./24 Std.**

Der Übergewichtige darf um abnehmen zu können, je nach Tätigkeit, nicht mehr als 800 bis 1100 Kcl. (3.350 bis 4610 Kj) verzehren.
Der Spielraum für Mehrkalorienverzehr bei entsprechend mehr Tätigkeit ist für Übergewichtige sehr eng, er kann seinen täglichen Kalorienverzehr höchstens bis zu 1500 Kcl. steigern.

Der Körper benötigt um gedeihen und gesund bleiben zu können wie bereits oben angedeutet, eine **ausgewogene Ernährung.** Diese muß aus den 3 Kalorienträgern – Kohlenhydrate, Eiweiße und Fette – und den restlichen oben erwähnten Nahrungsbestandteilen zusammengesetzt sein.

Außerdem braucht der Körper ausreichend Flüssigkeit, da die in der festen Nahrung befindliche Flüssigkeit nicht ausreicht, den Körperbedarf zu decken. Es muß also zusätzlich Flüssigkeit dem Körper zugeführt werden.

Die oben genannten 7 Bestandteile der Nahrung werden jetzt im einzelnen besprochen:

1. Kohlenhydrate (KH):

Sie bestehen aus Kohlenstoff und Wasser. Sie sind die Hauptträger der Energie, da sie direkt im Stoffwechselzyklus zur Verbrennung und somit zur Ernährung der Zelle verbraucht werden. Nur Zucker wird ganz abgebaut. Übrig bleiben Stoffe die abgeatmet (Kohlendioxyd) oder ausgeschieden werden.

Der Abbau von 1 g Kohlenhydrate (KH) macht 4,1 Kcl. bzw. 17,2 Kj frei.

Die Kohlenhydrate machen die größte Menge unserer Nahrung aus. Interessant ist, daß die Nervenzelle und das Gehirn nur über die Verbrennung der Kohlenhydrate ihre Energie gewinnen können.

Sie werden in:

einfache (Traubenzucker, Fruchtzucker) und zusammengesetzte (Stärke oder Glykogen) Kohlenhydrate eingeteilt.

Die einfachen KH werden zur Verbrennung bzw. Energiegewinnung sofort verwendet. Die zusammengesetzten KH werden, entweder gespalten bzw. in einfache KH zur sofortigen Verwendung im Stoffwechsel verwandelt, oder in der Leber und in den Muskeln gespeichert. Erst bei Mehrbedarf an Energie – z. B. bei mehr körperlicher Leistung – werden sie gespalten bzw. verbrennungsfähig gemacht.

Überschüssige einfache Kohlenhydrate werden in Zusammengesetzte verwandelt und wiederum in der Leber und Muskulatur gespeichert.

Die Speicherungsfähigkeit der Leber und Muskeln beträgt maximal ca. 200 g an Glykogen bzw. zusammengesetzten Kohlenhydraten. Werden also mehr KH verzehrt als sofort verbrannt und oder gespeichert werden können, werden sie in der Leber in Fett umgewandelt. So können Gesundheitsschäden, wie z. B. Diabetes, Fettstoffwechselstörungen, Herz- und Gefäßerkrankungen entstehen.

Das Fettgewebe nimmt schließlich in den Körperdepots deutlich zu.

Der gesamte Energiebedarf des Organismus sollte ungefähr aus 55 % Kohlenhydrate bestehen.
Das sind etwa 150 g Kohlenhydrate in 24 Stunden.

Ich empfehle dem Abnehmewilligen, diese 150 g KH aus einer ausgewogen zusammengestellten Nahrung zu verzehren, d.h. aus Getreide, Kartoffeln, Gemüse und Früchten.

2. Eiweiß:

Sie bestehen aus Aminosäuren, sie sind aus tier- und pflanzenspezifischem Eiweiß. Der Körper kann durch den Wandlungsprozess des Stoffwechsels die Aminosäuren selbst erzeugen. **Acht** davon, die essentiellen, lebensnotwendigen Aminosäuren, können jedoch vom Körper **nicht erzeugt** werden. Diese müssen also in unserer täglichen Nahrung vorhanden sein.

Die Aminosäuren sind aus Kohlen-, Wasser- und Stickstoff zusammengesetzt, wobei das Atom Stickstoff in der Aminogruppe (NH2) integriert ist.

Die Eiweiße werden im Magendarmtrakt in ihre Bausteine, die Aminosäuren zerlegt. Diese gelangen über den Darm in die Blutbahn und von dort in sogenannten Pool bzw. Stammzellen. Von dort aus werden sie bei Bedarf frei gegeben und in körpereigenes Eiweiß eingebaut.

Die Aminosäuren, die zum Aufbau von Körpereiweiß nicht verwendet werden, werden zur Energiegewinnung, wie dies bei den Kohlenhydraten der Fall ist, benutzt.

Der Abbau von 1 g Eiweiß macht ebenfalls 4,1 Kcl. bzw. 17,2 Kj frei.

Die biologische Vollwertigkeit, sie wird auch **Wertigkeit** genannt, d.h. Wert und Nutzung der Eiweiße der Nahrung, hängt vom Gehalt der o. g. **8 lebensnotwendigen, essentiellen** Aminosäuren ab. Unsere Nahrung ist jedoch diesbezüglich unterschiedlich zusammengesetzt.

Diese 8 Aminosäuren sind in der Milch und Vollei-Eiweiß in einer optimalen Zusammensetzung vorhanden, die der Zusammensetzung der Eiweiße im Körper entspricht.

Eine **ausgewogene** Ernährung sollte eine hohe biologische Wertigkeit beinhalten. Hierfür ist es sinnvoll, die Nahrungsstoffe in Mischform zu essen, wie z. B. Kartoffeln mit Rührei, Quark, Gemüseeintopf, Fisch oder Steak mit Kartoffeln oder Erbsen, je nach Körpergewicht, ohne oder mit Brot, wobei Vollkornbrot für die Darmfunktion mehr geeignet ist als Weißbrot – mehr zum Thema Darmtätigkeit wird unten behandelt.

Eiweiß ist im tierischen Eiweiß, z. B. Fleisch, Fisch, Eiern und Milch vorhanden.

Eiweiß ist aber auch in der pflanzlichen Nahrung enthalten. Im Hinblick auf die 8 essentiellen Aminosäuren ist das pflanzliche Eiweiß, im Vergleich zum tierischen Eiweiß, biologisch nicht vollwertig.

Die Theorie der mangelnden biologischen Wertigkeit der pflanzlichen Nahrungseiweiße wird heute von einigen Autoren relativiert oder gar widersprochen.

Wie auch immer, sollte der Vegetarier m. E. unbedingt zur rein pflanzlichen Nahrung auch Milch- und Eierprodukte essen. Tut er dies nicht, werden seine körpereigene Proteine bzw. Eiweiße abgebaut. Dies kann früher oder später zu ernsthaften Gesundheitsschäden führen.

Eiweiß ist u. a. in Roggen, Weizen, Mais, Reis, Hirse enthalten.

Es wird von der Deutschen Gesellschaft für Ernährung (DGE) eine tägliche Eiweißzufuhr von 0,8 g je kg Körpergewicht empfohlen. Bei einem Menschen der 70 kg wiegt, ist demnach eine Eiweißzufuhr von täglich 56 g erforderlich.

Proteine bzw. Eiweiße sind auch deshalb sehr wichtig, weil sie zum Transport von Mineralstoffen, Antikörper, Enzymen u. a. im Blut erforderlich sind. Die an Eiweiß gebundenen Stoffe werden dann am Zielort freigegeben.

3. Fette bzw. Lipide:

Fett setzt sich zusammen aus Fettsäuren und Glycerin. Diese Fettart bezeichnet man als Neutralfette.

Die Nahrungsfette unterscheiden sich nach ihrem Gehalt an gesättigten und ungesättigten Fettsäuren.

Das Cholesterin kann zu den Fetten gezählt werden, obwohl seine chemische Formel sich von der der Neutralfette unterscheidet.

Es ist heute unbestritten, daß **gesättigte Fettsäuren und das Cholesterin** für das Auftreten des Herzinfarktes und der Arteriosklerose, sowie der Fettstoffwechselstörungen in hohem Maße verantwortlich sind.

Dies bedeutet, daß Fette, die reich an gesättigten Fettsäuren und Cholesterin sind, deutlich eingeschränkt werden sollen.

Das Cholesterin ist für die Bildung von Vitamin D und Hormonen für den Körper erforderlich. Deshalb sollte der Verzehr von Cholesterin eingeschränkt, jedoch von der Nahrung nicht ausgeschlossen werden.

Erhöhtes Risiko für das Auftreten von Herz- und Kreislauferkrankungen, sowie Fettstoffwechselstörungen beginnt mit einem Cholesterinspiegel, der bereits über 200 mg % liegt. Gesundheitsschäden können aber bei einem Cholesterinspiegel, der unter 140 % liegt, ebenfalls auftreten.

Fette sind wichtige Energielieferanten:

Der Abbau von 1 g Fett macht 9,3 Kcl bzw. 39 Kj frei, demnach haben sie einen höheren Energiegehalt als die Kohlenhydrate.

Während 55 % des Gesamtenergiebedarfs von den Kohlenhydraten gedeckt werden soll, sollen ca. 30 % des Energiebedarfes von den Fetten gedeckt werden. Dies soll jedoch in erster Linie durch einen großen Anteil an ungesättigten Fettsäuren, wie z. B. Linolsäure, geschehen.

Die restlichen 15 % des Gesamtenergiebedarfes werden vom Eiweiß geliefert.

Ein Überschreiten des o. a. Fettanteiles zur Deckung des Energiebedarfs, führt unweigerlich zu den oben genannten Herz-, Kreislauf- und Fettstoffwechselerkrankungen.

Fette sind außerdem für den Aufbau der Körperfettdepots erforderlich. Diese sind deshalb wichtig, weil sie eine Schutzfunktion gegen Wärme und Stoß erfüllen.

Fette sind in der Butter, der Wurst, der Margarine, den Nüssen, Fischen, im Fischöl, in den Eiern, Milchprodukten u. a. enthalten.

Zu empfehlen sind jedoch in erster Linie die pflanzlichen und Fischöle, da diese reich an ungesättigten Fettsäuren sind.

Der tägliche **Bedarf an Fett** beträgt ca. 0,8 bis 0,9 g je kg Körpergewicht, dies macht bei 70 kg Körpergewicht 60 g pro 24 Stunden aus.

Ich muß hier betonen, daß **Linolsäure** – ungesättigte Fettsäure – für den Körper, wie die o. a. 8 essentiellen Aminosäuren, erforderlich ist.

Die **Linolsäure ist vor allem im Fisch** reichlich enthalten.

4. Mineralstoffe:

Sie sind außerordentlich wichtig für den Organismus, denn ohne Mineralien ist kein Stoffwechsel möglich. Mineralien sind also lebensnotwendig! Diese können in Form von Salzen, Elektrolyten, ferner als Spurenelemente im Körper vorhanden sein.

Ein Teil der Mineralien zirkuliert frei als Elektrolyt im Blut, ein anderer Teil ist an Eiweiß gebunden oder in Form von Salzen im Blut vorhanden. Die an Eiweiß gebundenen Stoffe werden bei Bedarf, dort wo sie gebraucht werden, freigegeben.

Die Mineralien können im Blut oder Serum in Spuren, d. h. in Mengen, die in Microgramm (millionstelgramm) gemessen werden, vorhanden sein.

Unsere Ernährung muß also Mineralien bzw. Spurenelemente in ausreichender Menge beinhalten. Der Bedarf an Mineralien hängt vom Alter, Geschlecht und besonderen Belastungen, wie z. B. Schwangerschaft, Anämie usw. ab.

Die wichtigen Mineralstoffe:

Calcium ist z. B. in der Milch, im Joghurt, Obst, Fisch, Brot, in Nüssen vorhanden. Wir brauchen das Calcium für unsere Knochen, unsere Zähne, ferner für die Blutgerinnung und Muskelarbeit.

Der tägliche Bedarf an Calcium beträgt beim Erwachsenen ca. 1200 mg. Bei Mehrbelastung (Schwangerschaft), werden weitere 500 bis 800 mg täglich erforderlich. Mangel an Calcium führt zur Entkalkung der Knochen, zu Muskelschwäche, brüchigen Nägeln und zu Herzrhythmusstörungen.

Kalium in Bananen, Getreide, Aprikosen, Grapefruit vorhanden. Der Bedarf liegt bei ca. 4 g täglich. Mangel an Kalium führt zu Herzrhythmusstörungen und Muskelschwäche. Die Konzentration des Kaliums ist in der Zelle höher als im Serum.

Eisen im Fleisch, Spinat, Brot, Hülsenfrüchte, Rote Beete, Eiern. Das Eisen ist in Form von 2 wertigem Elektrolyt an Hämoglobin gebunden, es ist für den Sauerstofftransport im Blut verantwortlich. Der Bedarf liegt bei ca. 18 mg täglich. Bei Mehrbelastung, z. B. Schwangerschaft, Wachstum, entsprechend ca. 10 mg mehr Eisen täglich erforderlich.

Mangel an Eisen führt zu Anämie, zunehmender Müdigkeit, Konzentrationsschwäche, Haarausfall, Herzinsuffizienz.

Magnesium in der pflanzlichen Nahrung wie z. B. Weizenkleie, Weizenkeimen, Zitronen, Soja, Hülsenfrüchten, Schokolade, Bierhefe, in vielen Mineralwässern. Es ist sehr wichtig für die Aktivierung von vielen Fermenten. Bei Streß und Krämpfen gut wirksam. Der Bedarf liegt bei etwa 400 mg täglich, hinzu kommen bei Mehrbelastung etwa zwischen 100 und 250 mg tgl.

Natrium im Kochsalz, Käse, Wurst, Mineralwässern. Es ist wichtig für den einwandfreien Ablauf des Stoffwechsels, es bindet Wasser und hält somit die Gwebespannung aufrecht. Mangel an Natrium bewirkt ernsthafte Störungen des Kreislaufes, die bis zum Kreislaufversagen führen können. Ferner treten Kopfschmerzen und Muskelkrämpfe auf. Der Bedarf liegt bei ca. 2,5 g täglich.

Jod in Eiern, Seefisch, Milch, jodiertem Salz. Es ist ein Bestandteil des Schilddrüsenhormons. Mangel an Jod führt zur Struma und Kropfbildung, ferner zu Wachstumsstörungen bei Säuglingen und Kindern, bei denen keine Jodzufuhr erfolgte. Der Bedarf liegt bei etwa 200 ug (Mikrogramm) tgl. Bei Schwangeren sind weitere 12 ug tgl. notwendig. Bei Schwangeren mit Kropf entsprechend mehr.

Schwangere, die an Jodmangel leiden und bei denen keine Jodzufuhr durchgeführt wird, können geistig behinderte Kinder gebären.

In Berggegenden treten wegen dort herrschendem Jodmangel Erkrankungen der Schilddrüse relativ häufig auf, deshalb sollten die dortigen Bewohner jodhaltiges Kochsalz verwenden.

Phosphor reichlich in der heutigen Nahrung vorhanden. Der Bedarf liegt bei etwa 850 mg täglich. Phosphor ist Gegenspieler vom Calcium. Ein Überangebot an Phosphor kann die Calciumaufnahme stören. Da Phosphor in Konservierungsmitteln fast immer reichlich vorhanden ist, besteht die Möglichkeit, hierzulande eher an zuviel als zuwenig Phosphor zu leiden.

Kupfer in der Nahrung auch reichlich vorhanden. Seine Rolle im Körper ist noch nicht geklärt. Möglicherweise spielt Kupfer bei bestimmten Fermenten (z. B. der Zellatmung) eine Rolle. Der Bedarf liegt bei etwa 2 mg täglich. Ein Anstieg des Kupferspiegels im Serum wird bei Tumoren, Eisenmangelanämien, Infekten, Schwangerschaft und nicht selten auch bei der Einnahme der Pille beobachtet.

Man schreibt dem Kupfer eine „antirheumatische“ Wirkung zu.

Zink und Selen haben vorwiegend eine Schutzwirkung, z. B. gegen Schwermetalle wie Blei. In der Nahrung in genügender Menge vorhanden.

5. Vitamine:

Sie sind für den Körper essentielle Stoffe, also lebensnotwendig. Sie greifen bereits in sehr geringen Mengen aktivierend in den Stoffwechsel ein, indem sie chemische Stoffwechselreaktionen katalysieren.

Die Vitamine müssen dem Körper durch die Nahrung zugeführt werden, da der Körper nicht in der Lage ist, die Vitamine selbst zu bilden.

Die **Vitamine** werden in fett- und wasserlösliche Vitamine eingeteilt:

Fettlösliche Vitamine sind Vitamin A, D, E, K – Sie können also nur unter Einwirkung von Fett resorbiert bzw. aufgenommen werden.

Wasserlösliche Vitamine sind B 1, B 2, B 6, B 12, Folsäure, Vitamin C, Pantothensäure, Biotin, Niacin.

Die Vitamine im einzelnen:

Vitamin A in Karotten, Paprika, Leber. Wichtig für die Haut, Schleimhäute. Vitamin A ist für das Sehvermögen wichtig. Tagesbedarf je nach Belastung zwischen 1 bis 2,5 mg.

Mangelsymptome: Sehstörungen, Nachtblindheit, Wachstumsstörungen.

Vitamin D in Fisch, Käse, Eiern, Butter, Margarine. Wichtig für die Knochen, da Vitamin D eine große Rolle im Calciumstoffwechsel spielt. Tagesbedarf zwischen 15 und 30 ug (Mikrogramm).

Mangelsymptome: Rachitis bei Kindern, bei Erwachsenen können Knochenverformungen durch Osteomalacie auftreten.

Vitamin E (Tokopherole) in Getreide, Fett, Öl, jedoch besonders im Weizenkeimöl. Tocochinon ist die biologisch aktive Form der Vitamin E Gruppe.

Tagesbedarf rund 15 bis 30 mg Vitamin E bzw. alpha Tokopherol.

Vitamin E hat eine Schutzwirkung im Stoffwechsel, z. B. gegen Peroxyde. Durch Wegfall des Oxydationsschutzes bei Fehlen der Tokopherole (Vitamin E), greifen die Peroxyde die Zellmembran, die Enzyme und Hormone an. Es tritt eine Schädigung der Zellmembran auf, Hormone und Enzyme werden dabei inaktiviert. Peroxyde sind Verbindungen die eine Sauerstoffkette haben, wie z. B. beim Molekül Wasserstoffsuperoxyd: H-O-O-H.

Somit hat Vit. E eine antitoxische Wirkung!

Vit. E hat vor allem eine gesicherte Schutzwirkung in bezug auf die ungesättigten Fettsäuren.

Ferner wird dem Vitamin E eine bisher noch nicht belegte Wirkung in bezug auf die Fruchtbarkeit zugeschrieben. Darüber hinaus hat Vitamin E vermutlich eine Nervenschutzwirkung.

Mangelsymptome: Neurologische Störungen, Muskelschwund gehört auch höchstwahrscheinlich zu den Mangelerscheinungen des Vit. E, toxisch bedingte Symptomatik.

Vitamin K in Leber, Tomaten, Eiern, Spinat, Kohl, Milch, Öl. Vitamin K spielt eine beachtliche Rolle bei der Blutgerinnung. Der Bedarf liegt bei etwa 2 mg täglich.

Vitamin B 1 (Thiamin) in Kartoffeln, Milch, Vollkornbrot, Hülsenfrüchten, in der Reishülle. Sie spielt eine Rolle im Nerven- und Kohlenhydratstoffwechsel. Tagesbedarf ca. 2 mg

Mangelsymptome: Neurologische Störungen, Ödeme, chronische Herzinsuffizienz.

Die BERI-BERI Krankheit beruht auf einen extremen Mangel an Vit. B 1, wie dies z. B. bei brustgestillten Kindern, deren Mütter an Vit. B 1 Mangel leiden, oder bei Erwachsenen, die sich ausschließlich mit geschältem Reis ernähren, wie z. B. in Ost und Südostasien zu beobachten ist.

In Europa trat früher diese Krankheit im Winter bei Personen auf, die sich ausschließlich mit weißem Mehl ernährten.

Vitamin B 2 (Riboflavin) in Milchprodukten, Gemüse, Innereien. Sie spielt eine wichtige Rolle im Kohlenhydrat-, Fett- und Eiweißstoffwechsel.

Vit. B 2 ist für das normale Wachstum und das Gewebe, sowie für die gesunde Haut notwendig.

Der Bedarf liegt zwischen 1,4 und 1,8 mg täglich.

Mangelsymptome: Geschwüre bzw. Veränderungen der Mundschleimhaut der Haut, sowie Wachstumsstörungen. Die Haut zeigt unter Vit B 2 Mangel haifischhautartige Veränderungen, da im Haarbalg sich Talg ansammelt. Ferner sind unter B 2 Mangel im Bereich der Nasenflügel, der Augenlider, der Ohren, rötliche, fettige und schuppige Veränderungen festzustellen.

Vitamin B 6 (Pyridoxin) in fast allen Nahrungsmitteln vorhanden. Deshalb können Mangelerscheinungen nur auftreten, z. B. bei Säuglingen, die künstliche Milch trinken in der Vit. B 6 zerstört ist, oder bei Störung der Resorption – Malabsorptionssyndrom –. Darüber hinaus durch Dauermedikation, wie dies z. B. bei der Tuberkulose der Fall ist.

Tagesbedarf für Erwachsene ca. 2 mg

Vit. B 6 ist wichtig für die Zellfunktion, für die Aminosäuren, sowie auch für die Fettsäuren.

Mangelsymptome: Bei Kindern können Krämpfe, bei Erwachsenen fettige Veränderungen der Haut, sowie Anämie auftreten.

Vitamin B 12 (Cobalamin) in Fisch, Leber, Eigelb. Vit. B 12 ist für die Blutbildung verantwortlich.

Für die Aufnahme von Vit. B 12 ist das Vorhandensein von Magensäure und einer Substanz (Extrinsic Faktor) die im Ileum gebildet wird, unerläßlich, da dort Vit B 12 aufgenommen wird und in die Blutbahn gelangt.

Dies bedeutet, daß Personen, die an Vit. B 12 Mangel bedingter Anämie erkranken, an Magensäuremangel und oder an einer gestörten Aufnahme im Endteil des Dünndarmes leiden.

Tagesbedarf: 5 ug bei einer Resorptionsfähigkeit von etwa 30 %

Mangelsymptome: chronische Anämie, zunehmende Müdigkeit, Glossitis. In diesem Stadium kann unter Vit. B 12-Zufuhr die Krankheit voll zurückgehen. Später treten neurologische Symptome auf. In diesem Stadium ist der Krankheitsverlauf nicht oder nur äußerst schwer zu beeinflußen.

Folsäure Innereien, Weizen- und Sojakeime, Weiß- und Rosenkohl, frische grüne Blattgemüse, Trockenhefe.

Wichtig für die Reifung der roten und weißen Blutkörperchen, sowie für die Bildung der DNS.

Tagesbedarf: ca. 400 ug

Mangelsymptome: Panzytopenie «ausgeprägter Mangel aller Blutzellarten». Schwangere, die an Folsäuremangel leiden, sind hierfür besonders anfällig.

Vitamin C (Ascorbinsäure) in Zitrusfrüchten, Tomaten, Kartoffeln, Paprika, Blumenkohl, Petersilie, schwarzen Johannisbeeren.

Wichtig für das Abwehrsystem, spielt außerdem eine Rolle bei der Eisenaufnahme, bei der Zellbildung der Knochen, bei der Kollagenbildung, sowie bei der Gewebsatmung und bei der Gefäßfunktion. Ferner spielt Vit. C eine Rolle bei der Wundheilung.

Mangelsymptome: Skorbut ist die volle Krankheitsentwicklung bei Vit. C Mangel: Blutungen, lockere Zähne, Zahnfleischentzündung.
Ausgeprägte Infektneigung.

Panthothensäure in Hefe, Vollkornprodukten, Innereien, Eiern.

Das Vitamin Panthothensäure ist am Eiweiß-, Fett- und Kohlenhydratstoffwechsel beteiligt.

Tagesbedarf: nicht ganz geklärt, vermutlich rund 10 mg.

Mangelsymptome treten selten auf. Kopfschmerzen, Bauch- und Muskelkrämpfe, Störungen der Empfindung und der Bewegungsregulierung.

Biotin oder Vitamin H wird von der Darmflora gebildet, die auch den gesamten Bedarf deckt.

Mangelsymptome können demnach durch Zerstörung der Darmflora entstehen. Langzeitige Einnahme von Antibiotika führt zu Mangelerscheinungen, wenn dabei keine entsprechende Behandlung zur Wiederherstellung der Darmflora durchgeführt wird.

Niacin (Nikotinsäure) in Fischen, Fleisch, Vollkornprodukten, Leber, Hülsenfrüchten, Tockenhefe.

Wichtig für den normalen Ablauf vieler chemischer Reaktionen des Stoffwechsels insbesondere des Kohlenhydratstoffwechsels.

Tagesbedarf: rund 2 mg

Mangelsymptome: Haut- und Zungenentzündung, Störungen der Magendarmfunktion, sowie neurologische Störungen.

6. Ballaststoffe

die wichtigsten Ballastsubstanzen sind Zellulose, Pektine und Lignine. Sie sind Bestandteile der pflanzlichen Zelle und stützen vor allem die Pflanzenwand.

Die Ballaststoffe gewinnen zunehmend an Wichtigkeit, da man erkannt hat, daß sie eine große Rolle bei der Darmtätigkeit spielen, indem sie diese beschleunigen.

Durch die Beschleunigung der Darmperistaltik vermindert sich der Kontakt der nicht aufnahmefähigen Nahrungsreste «Stuhl» mit der Schleimhaut des Dickdarmes.

Die Stuhlmenge wird unter einer ballastreichen Nahrung erhöht.

Es gibt Beobachtungen, die die Schlußfolgerung erlauben, daß ein Zusammenhang zwischen der Entstehung des Dickdarmkrebses und einem längeren Kontakt des Stuhls bzw. der im Stuhl vorhandenen Ausscheidungsstoffe mit der Dickdarmschleimhaut, besteht.

Ballaststoffe sind im Vollkornbrot, sowie in allen Gemüse- und Obstarten. Der tägliche Bedarf an Ballaststoffen liegt nach der Deutschen Gesellschaft für Ernährung bei ca. 30 g.

Mangelsymptome: Verstopfung, Magendarmstörungen, Dauermangel kann zu Dickdarmkrebs führen.

Möglicherweise sind Ballaststoffe in der Lage, den Cholesterinspiegel zu senken. Man sollte dabei viel trinken.

7. Östrogene:

Der Name des Hormons Östrogen stammt von Östrus, zu deutsch Brunst. Dies bedeutet, daß diese Stoffe brunsterzeugend sind. Sie werden in den Ovarien, in der Plazenta, in der Nebenniere und im Hoden gebildet.

Die Östrogene spielen auch außerhalb der Genitalorgane eine wichtige Rolle, sie aktivieren die Knochenreifung, hemmen die Talgdrüsenfunktion, darüber hinaus hemmen sie die Wasserausscheidung.

Sie finden Verwendung bei den Beschwerden der Frau, die sich in den Wechseljahren befindet. In diesem Alter leiden viele Frauen unter Östrogenmangel. Es treten dabei Kreislaufbeschwerden, Kopfschmerzen, Schwindel, Schweißausbrüche usw. auf.

Ferner treten bei Frauen, die sich im klimakterischen Alter befinden oft Knochenschmerzen auf, die auf einer Osteoporose beruhen. Nicht selten ist auch ein Östrogenmangel für das Auftreten der Osteoporose verantwortlich.

Aus oben genannten Gründen ist es sinnvoll vorzusorgen, indem Frauen wie Männer, bereits vor den Wechseljahren östrogenhaltige Lebensmittel essen.

Östrogenhaltige Lebensmittel: Tomaten, Paprika, Gurken, Kürbisse, Erdbeeren, Stachelbeeren, Brombeeren, Himbeeren, Blumenkohl, Johannisbeeren, Artischokken. Besonders östrogenreich sind die Keimöle des Mais, des Reises, sowie die Brennesselsamen. Ferner enthalten viele Nußarten das Hormon Östrogen.

Bei der Auswahl der östrogenhaltigen Lebensmittel, sollten Übergewichtige möglichst solche meiden, die kalorienreich sind.

Aus den obigen Erläuterungen kann zusammenfassend gesagt werden, daß

- eine kalorienarme Kost für das Abnehmen unerläßlich ist,
- Übergewicht auf Dauer unweigerlich zu Gesundheitsschäden führt,
- eine Akupunkturbehandlung den Appetit bremsen kann,
- eine ausgewogene Ernährung Krankheiten verhüten kann,
- eine ausgewogene Ernährung, die oben genannten sieben Bestandteile beinhalten sollte. Dies gilt insbesondere für diejenigen, die abnehmen wollen.

Außerdem sollte man für eine ausreichende, möglichst kalorienfreie Flüssigkeit sorgen.

Erschöpfungszustand I

Punktkombination KS 6 Nei Guan, M 36 Zu San Li, B 23 Shen Shu, G 25 Jing Men, Yin Tang, KG 6 Qi Hai, (10 Nadeln) – Siehe Abb.–

KS 6 2 cun über der Mitte der volaren Handgelenksquerfalte. Durch seine Anregung des Kreislaufs wirkt er der Erschöpfung entgegen. Er ist der Lo-Punkt des Kreislaufmeridians und zugleich der Schlüsselpunkt des Wundermeridians Yin Oe.

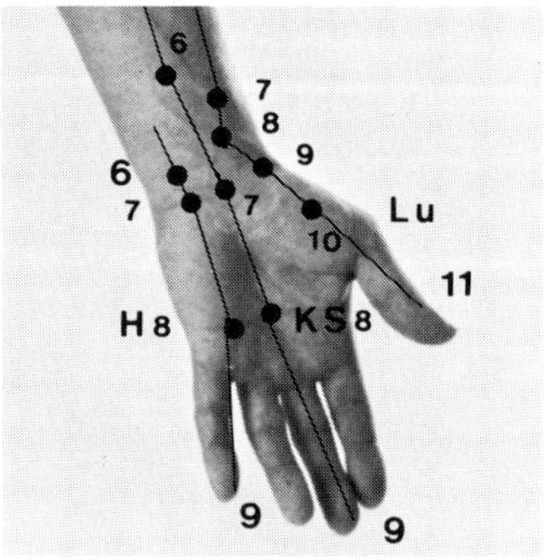

M 36 3 cun unter dem lateralen Patellaunterrand, eine Querfingerbreite lateral der Tibiakante. Ein psychisch tonisierender Punkt, wirkt sehr gut bei Erschöpfung.

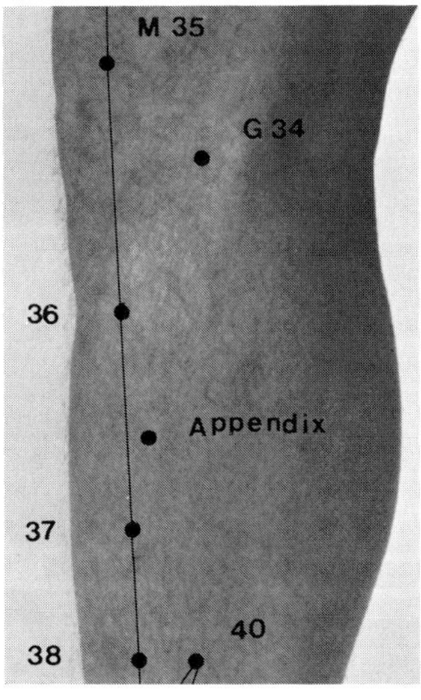

B 23 1.5 cun lateral und in Höhe der Spitze vom 2. Lendenwirbeldornfortsatz. Shu-Punkt der Niere, deshalb ist er bei der Erschöpfung wirksam, da die Niere bzw. Yangniere das Abwehr- und Hormonsystem stärkt.

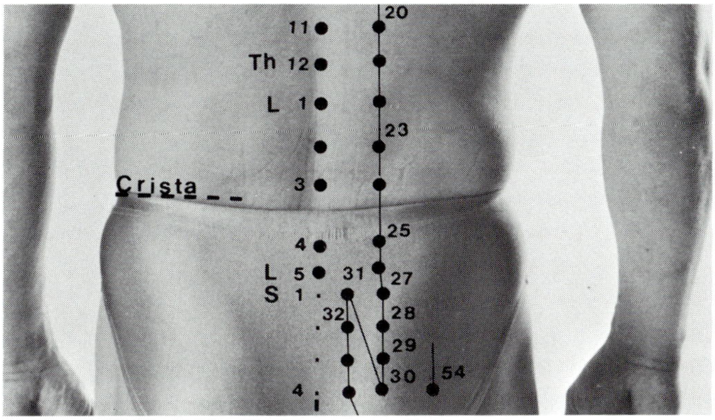

G 25 am freien Ende der 12. Rippe. Alarmpunkt der Niere. Schräg nach unten und vorne stechen.

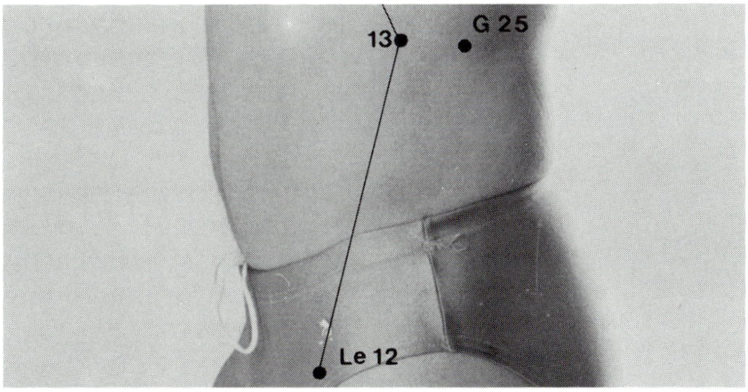

Yin Tang in der Mittellinie zwischen den medialen Enden der Augenbrauen. Psychisch tonisierender Punkt.

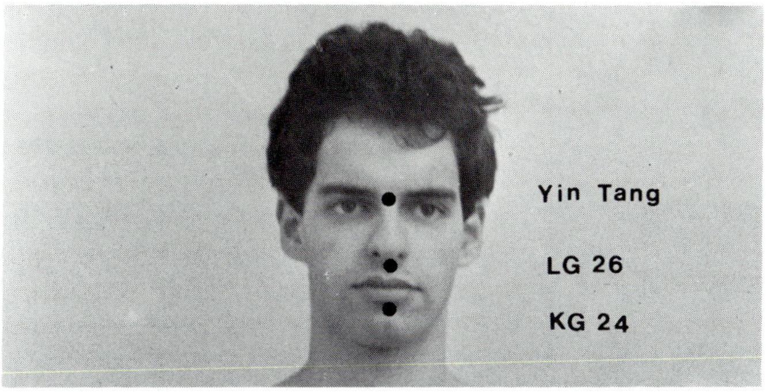

KG 6 1.5 cun unter dem Nabelzentrum (KG 8), ein außerordentlich energieanregender Punkt. Er wirkt demnach sehr gut bei Erschöpfung.

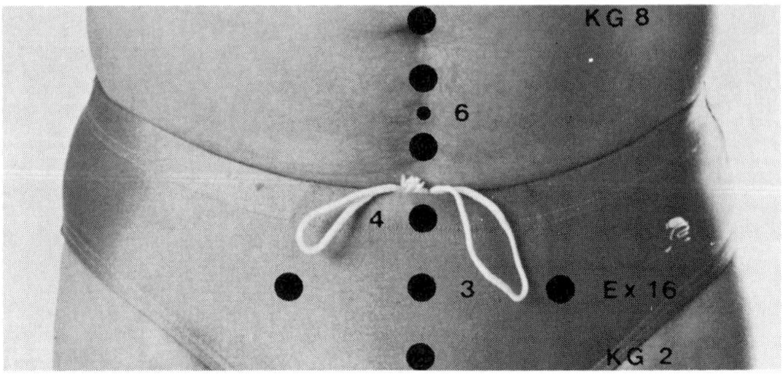

Bemerkungen Bei der Behandlung der Erschöpfung empfiehlt es sich, die Ursache zu klären. Die Erschöpfung kann als Zustand nach Infekten, jedoch auch bei Hypotonie, chronischer Entzündung usw. auftreten. Sie kann auch ein Begleitsymptom einer Depression sein.

Wenn nicht anders angegeben, wird der Punkt senkrecht gestochen. Symmetrisch gelegene Punkte werden symmetrisch gegeben. Alle oben genannten Punkte werden tonisiert. 8 bis 10 Behandlungen, Wiederholung nach etwa 4 Monaten.

Richtlinien zur Stimulation – Grundstimulierung bzw. Grundausgleich der Energie ist nach dem Setzen der Nadeln immer erforderlich, sie erfolgt durch die mechanische und die schwache Gold-Silber Elektrostimulierung. Siehe hierzu unter Stimulationstechniken.

Weitere Stimulationsmethoden – Elektrostimulation: nicht geeignet.

– Laserstimulation: sie ist besonders bei der Erschöpfung indiziert. Die Wahl der hierzu geeigneten Frequenzen hängt von der Ursache der Erschöpfung ab. Grundsätzlich ist hier die Frequenz 50 Hz der Ernährung indiziert. Man kann bei einer Depression die Frequenz 6500 Hz der Psyche mit der der Ernährung kombinieren und dabei sehr gute Ergebnisse erzielen. Die Punkte werden, wie immer, während 20 bis 30 Sekunden je Punkt stimuliert.

Bis auf Yin Tang werden die o. g. Punkte kombiniert mit dem Laser stimuliert. Bei KG 6 die Leistung 5 mW wählen.

Erschöpfungszustand II

Punktkombination B 23 Shen Shu, G 25 Jing Men, LG 14 Da Zhui, LG 4 Ming Men, Dü 3 Hou Xi, B 62 Shen Mai, (10 Nadeln) – Siehe Abb. –

B 23, G 25, wurden bereits bei der Erschöpfung I besprochen.

LG 14 unmittelbar unter dem Processus spinosus C 7. Reunionspunkt aller Yangmeridiane und zugleich Immunpunkt.
Er ist somit gut bei Erschöpfung, die auf ein abgeschwächtes Abwehrsystem, z. B bei der Rekonvaleszenz oder bei chronischen Erkrankungen, zurückzuführen ist, indiziert. Schräg nach oben stechen.

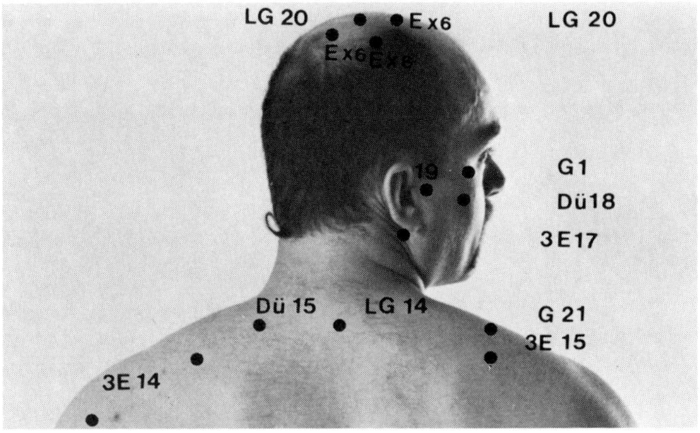

LG 4 zwischen LWD 2 und 3, er beeinflußt vorwiegend das Genitalsystem, dies rechtfertigt seinen Einsatz bei der Erschöpfung. Schräg nach oben stechen.

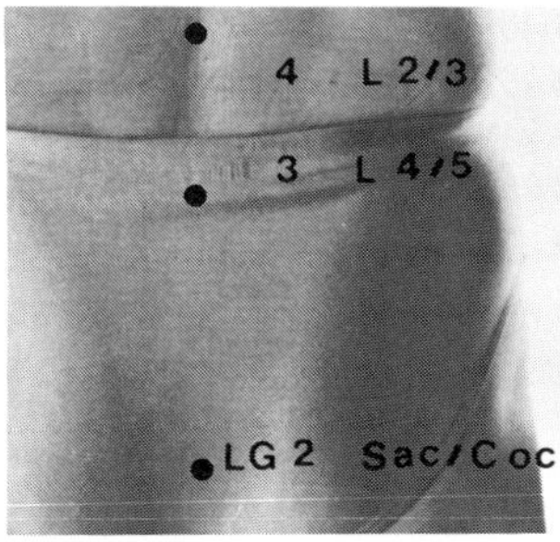

Dü 3 knapp proximal vom 5. Fingergrundgelenk, in der Faustfalte am ulnaren Handrand. Er ist der Schlüsselpunkt vom Wundermeridian Tou Mo und sollte in diesem Fall als solcher, zusammen mit dem Schlüsselpunkt des Yang Koe, B 62 eingesetzt werden. Dies bedeutet, daß beide zuerst gestochen werden müssen.

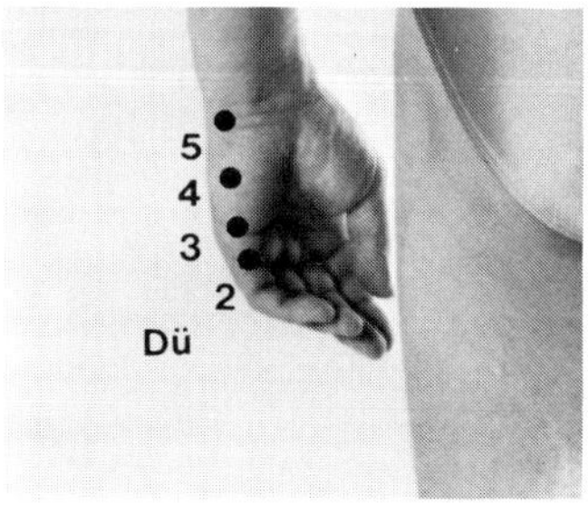

B 62 1.5 cun unter der Spitze des Außenknöchels. Die Kombination mit dem o. g. Dü 3 wirkt optimal bei Erschöpfung. Während B 62 vorwiegend bei Schlafstörungen wirksam ist, wirkt Dü 3 tonisierend.

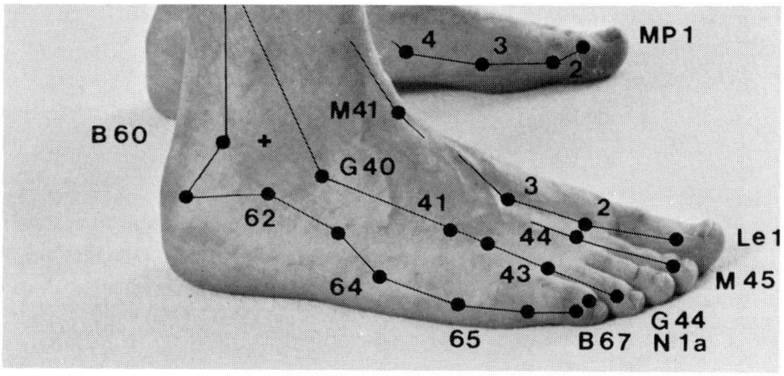

Bemerkungen Wenn nicht anders angegeben, wird der Punkt senkrecht gestochen. Symmetrisch gelegene Punkte werden symmetrisch gegeben. Alle o. a. Punkte werden tonisiert. 8 bis 10 Behandlungen, Wiederholung nach etwa 4 Monaten.

Bezüglich weiterer Stimulationsmethoden wie bei Erschöpfungszustand I, siehe dort.

Facialisparese

Punktkombination In Frage kommen viele Punkte, die ich in meinem 1989 im Sommer-Verlag erschienenen Buch – Die aktuelle, traditionelle chinesiche Akupunktur in der täglichen Praxis, angegeben habe.

Di 4 He Gu bds. geben, M 36 Zu San Li bds. geben, **oder** G 34 Yang Ling Quan bds. geben, M 3 Jiu Liao einseitig geben, M 4 Dicang einseitig geben, M 7 Xia Guan einseitig geben, Dü 18 Quan Liao einseitig geben, Extra 5 Jia Cheng Jiang einseitig geben. LG 20 Bai Hui. Behandelt wird die kranke Seite. (10 Nadeln) – Siehe Abb. –

Di 4 radial der Mitte des 2. Metakarpale, Quellpunkt des Dickdarmmeridians, er verstärkt den Tonus der Gesichtsmuskulatur und wirkt zugleich gegen Schmerzen.

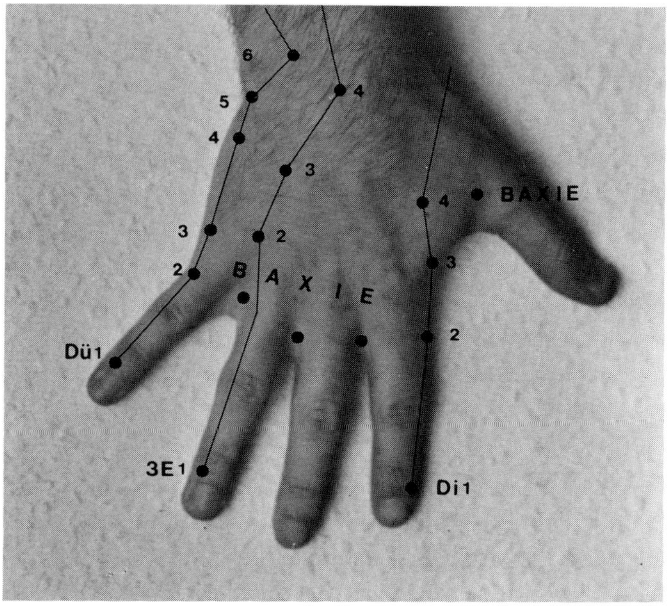

M 36 3 cun unter M 35, 1 Fingerbreite lateral der Tibiakante, ein allgemeiner psychisch tonisierender Punkt, er wirkt auch tonisierend auf die Muskulatur.

G 34 knapp vor und unter dem Fibulaköpfchen, Meisterpunkt der Muskulatur.

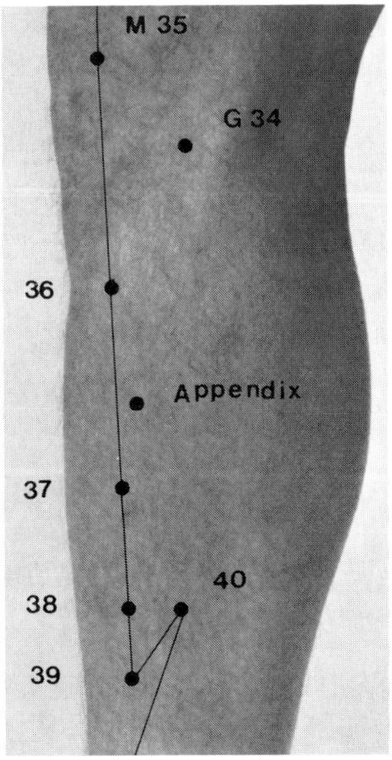

M 3 lateral der nasolabialen Falte auf derselben Linie mit M 1 und M 2. Lokalpunkt bei der Facialisparese.

M 4 0.4 cun lateral des Mundwinkels, M 4, 3 und 7 sind wichtige Punkte bei der Facialisparese und Trigeminusneuralgie.

M 7 unterhalb vom Arcus zygomaticum in einer Vertiefung, ein wichtiger Lokalpunkt bei Facialisparese, siehe M 3 und 4.

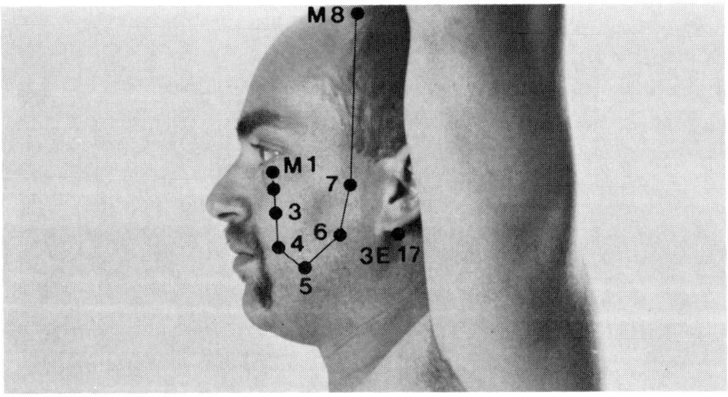

Dü 18 in einem Grübchen knapp unterhalb vom Jochbein, auf einer Linie mit dem lateralen Augenwinkel, bei Facialisparese und Trigeminusneuralgie indiziert.

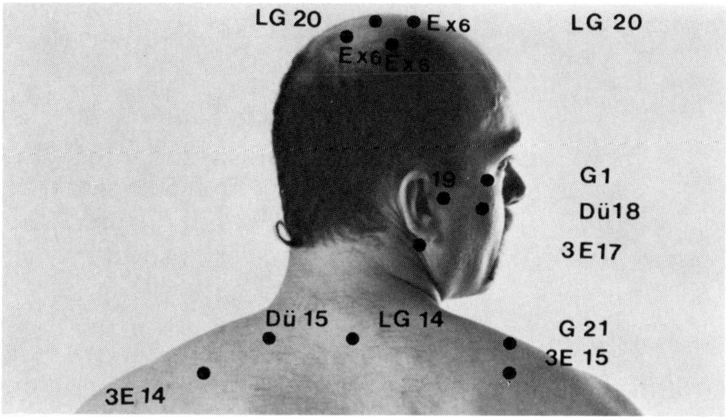

Extra 5 im Foramen mentale, ca. 1 cun lateral von KG 24, ein wichtiger Punkt bei der Facialisparese.

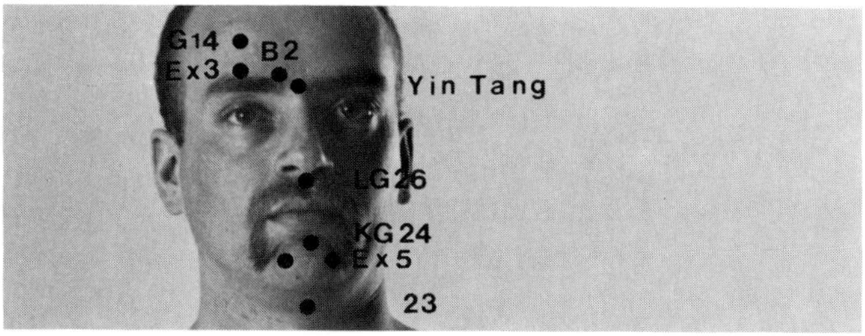

LG 20 In der Mittellinie des Schädeldachs, dort wo sich die von den Ohrspitzen gezogenen Linien treffen, wenn die Ohrmuscheln nach vorne geklappt werden. Der Punkt beeinflußt das ZNS und wird deshalb oft in einer Punktkombination gegeben. Er wirkt allgemein beruhigend. Den Punkt nach vorne oder hinten schräg stechen.

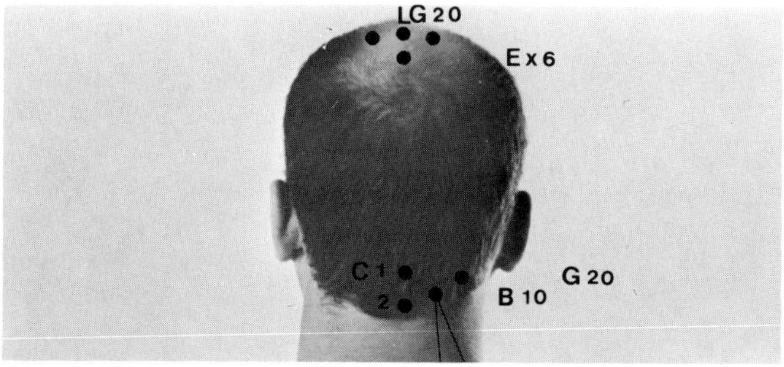

Bemerkungen Bis auf LG 20 werden o. a. Punkte senkrecht gestochen, die Behandlungen sollten, wie bei der Hemiparese, anfangs jeden 2. später jeden 3. Tag dann 1 mal wöchentlich erfolgen. Die Punkte werden grundsätzlich tonisiert, bei Schmerzen werden die Lokalpunkte sediert, die peripher gelegenen tonisiert.

Richtlinien zur Stimulation – Grundstimulierung bzw. Grundausgleich der Energie ist nach dem Setzen der Nadeln immer erforderlich, sie erfolgt durch die mechanische und die schwache Gold-Silber Elektrostimulierung. Siehe hierzu unter Stimulationstechniken.

Weitere Stimulationsmethoden – Elektrostimulation: Wie immer jeweils 2 Punkte einseitig zusammen stimulieren, mit niedrigen Frequenzen die unter 10 Hz liegen. Es werden z. B. M 7 mit Extra 5 oder M 7 mit M 4 simultan stimuliert. Siehe unter Stimulationstechniken.

– Laserstimulation: Mit der Ernährungsfrequenz 50 Hz, können bei der Facialisparese grundsätzlich, bis auf LG 20, alle Punkte stimuliert werden. Siehe unter Laser. LG 20 kann hier, wie bei **Bemerkungen** angegeben wurde, grundstimuliert werden (mit der mechanischen und der G-S-Methode, siehe unter Stimulationstechniken).

Fluor vaginalis bzw. albus

Punktkombination MP 4 Gong Sun, Lu 9 Taiyuan, MP 9 Yin Ling Quan, KG 4 Guan Yuan, KG 2 Qu Gu, N 11 Heng Gu, N 12 Da He, (12 Nadeln) – Siehe Abb. –

MP 4 am medialen Fußrand knapp proximal vom Kopf des 1. Os metatarsale, bei Fluor albus sehr wirksamer Punkt, Lo Punkt des Milzmeridians, über das Organ Milz beeinflußt er das Blut. Schlüsselpunkt des Wundermeridians Chong Mo.

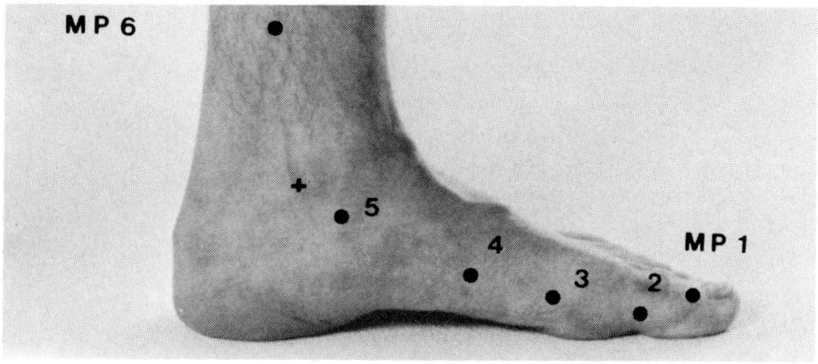

Lu 9 am radialen Ende der Handgelenksquerfalte, Meisterpunkt der Gefäße. Er verbessert die Durchblutung und wirkt somit günstig bei entzündlichen Prozessen, zumal handelt es sich bei diesem Punkt auch um den Tonisierungs- und Quellpunkt des Lungenmeridians.

Den Punkt schräg oder vorsichtig – wegen der Nähe der Arteria radialis – senkrecht stechen.

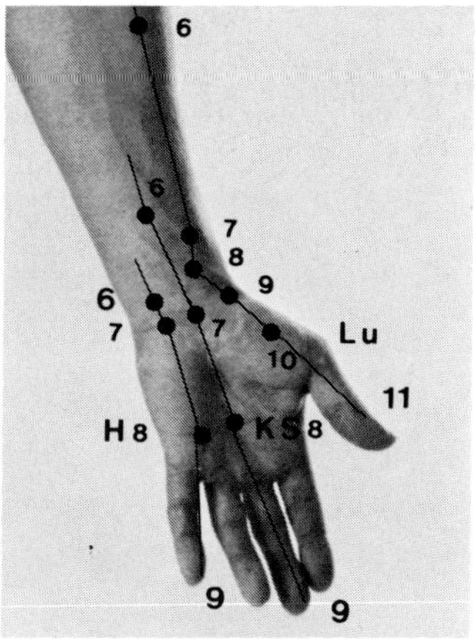

MP 9 knapp unter und hinter dem Epicondylus tibiae. Bei allen Entzündungen des Urogenitale, insbesondere hier bei Störung der Absonderung, da es sich bei diesem Punkt um einen Wasserpunkt handelt.

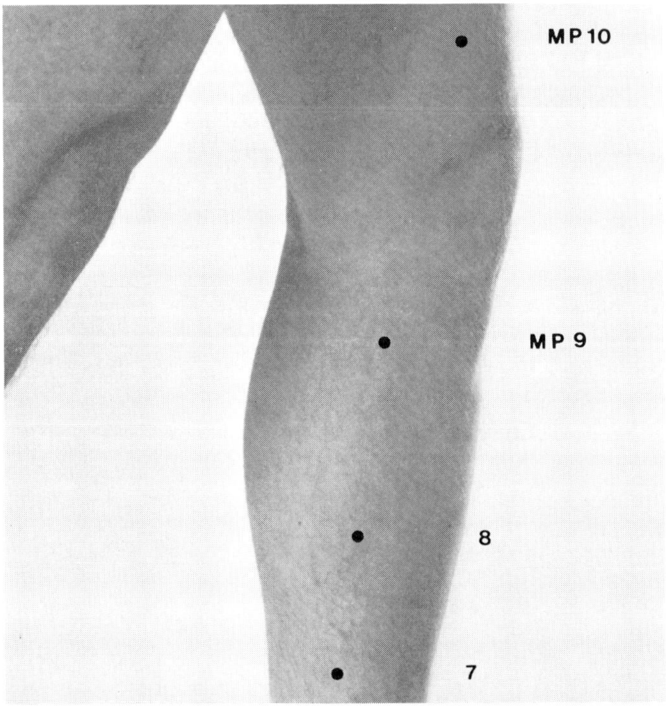

KG 4 3 cun unter dem Nabel in der ventralen Mittellinie. Neben seiner Alarmfunktion für den Dünndarm wirkt er bei Störungen der Menstruation, sowie bei allgemeiner Schwäche. Letztere ist dem Fluor vaginalis fast immer beigesellt (Candidainfekt).

KG 2 am Oberrand der Symphyse in der ventralen Mittellinie. Er beeinflußt das Urogenitale.

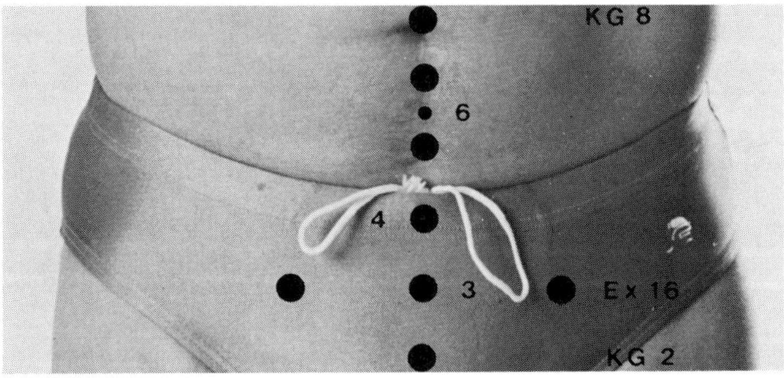

N 11 0.5 cun lateral von KG 2. Bei urogenitalen Erkrankungen. Seine Nähe zu KG 2 wirkt auf diesen potenzierend.

N 12 0.5 cun lateral von KG 3. Indikationen wie bei N 11, wobei N 12 die Wirkung von KG 3 potenziert. Die Gabe von KG 3 wird hier durch die Nadelung von KG 4, KG 2, N 11 und N 12 überflüssig.

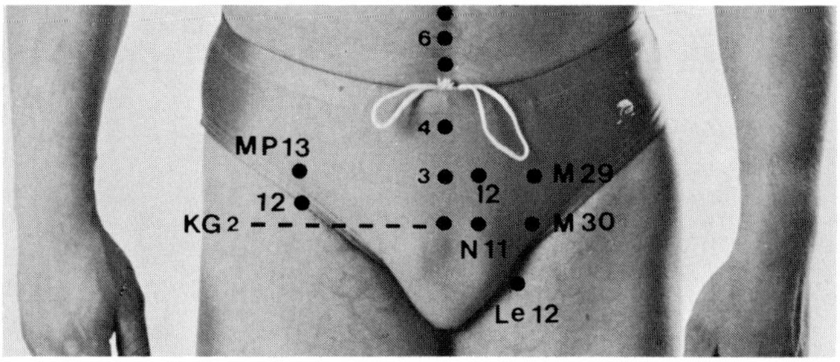

Bemerkungen O. a. Punkte werden senkrecht und bis auf KG 4 und KG 2 symmetrisch gestochen. Lu 9, MP 9 und MP 4 tonisieren, die anderen Punkte sedieren. 6 bis 8 Behandlungen, Wiederholung bei Rückfall. Der Patient kann seine Medikamente z. B. Antimycotica weiternehmen. Die Akupunkturbehandlung macht diese ohnehin wirksamer und verträglicher.

Richtlinien zur Stimulation – Grundstimulierung bzw. Grundausgleich der Energie ist nach dem Setzen der Nadeln immer erforderlich, sie erfolgt durch die mechanische und die schwache Gold-Silber Elektrostimulierung. Siehe hierzu unter Stimulationstechniken.

Weitere Stimulationsmethoden – Elektrostimulation: MP 4 und MP 9 können hier simultan stimuliert werden, wie immer jeweils beide Punkte einseitig.
Niedrige Frequenz – unter 10 Hz – zur Tonisierung wählen. Siehe unter Stimulationstechniken.

– Laserstimulation: MP 4, MP 9, Lu 9 können mit der Ernährungsfrequenz 50 Hz stimuliert werden. Die anderen im Bauchbereich befindlichen Punkte können ebenfalls mit derselben Frequenz stimuliert werden, jedoch niedrige Leistung hierfür wählen, z. B. 5 bis 10 mW steigernd. Siehe unter Laser.

Gastritis (akute bzw. hyperacide)

Punktkombination Di 2 Er Jian, M 45 Li Dui, M 21 Liang Men, KG 8 Shen Que (nur mit Laser, siehe unten), (7 Nadeln)
– Siehe Abb. –

Di 2 knapp distal vom Zeigefingergrundgelenk, am radialen Fingerrand. Sein Einsatz beruht auf die Mutter-Sohn-Regel. Nach dieser Regel ist der Dickdarm der Sohn des Magens. Bei der akuten Gastritis werden der Sohn (Dickdarm) der erkrankten Mutter (Magen) und Mutter sediert. Di 2 ist der Sedierungspunkt des Dickdarmmeridians.

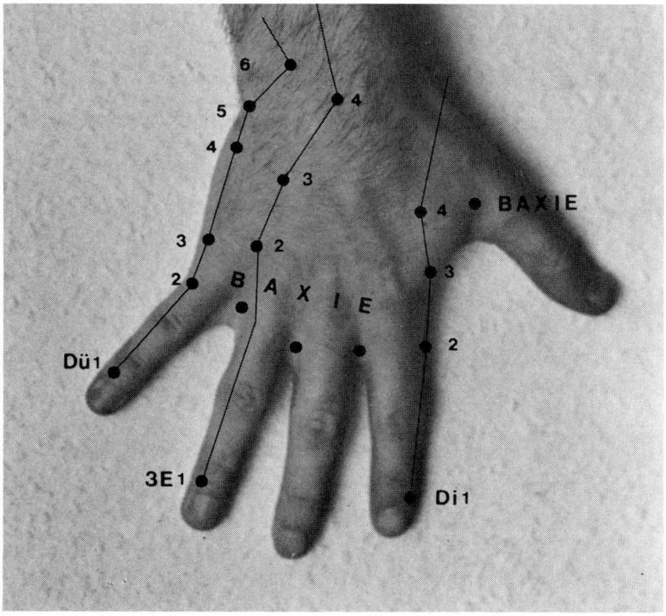

M 45 2 mm oberhalb und lateral vom Nagelwinkel der 2. Zehe. Sedierungspunkt des Magenmeridians. Sein Einsatz beruht zusammen mit Di 2 auf der Regel Mutter-Sohn.

Die Kombination Di 2 (Yongpunkt des Dickdarmmeridians) und M 45 (Tingpunkt des Magenmeridians) entspricht außerdem der Meridianachse Yang-Ming. Siehe hierfür vom selben Autor 1989 im Sommer-Verlag erschienen: Die aktuelle, traditionelle chinesische Akupunktur in der täglichen Praxis.

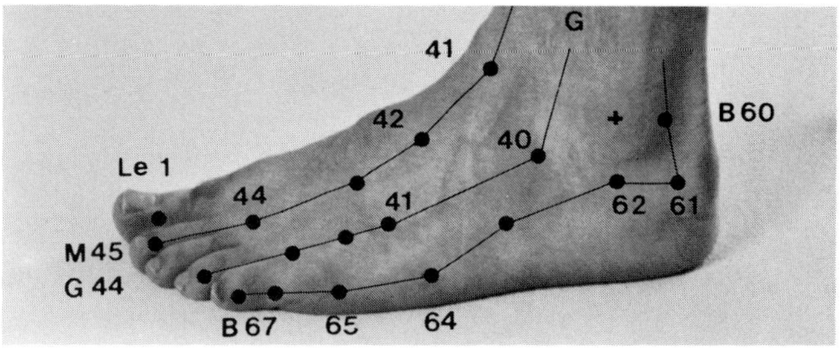

M 21 4 cun oberhalb vom Nabel und 2 cun lateral der ventralen Mittellinie, in Höhe von KG 12. M 21 ist ein wichtiger Lokalpunkt bei Magen- und vielen Oberbaucherkrankungen.

KG 8 im Mittelpunkt des Nabels, deshalb wird der Punkt nicht gestochen. Ich verwende für seine Stimulierung den Infrarot-Laser mit der Schmerzfrequenz 8000 Hertz.

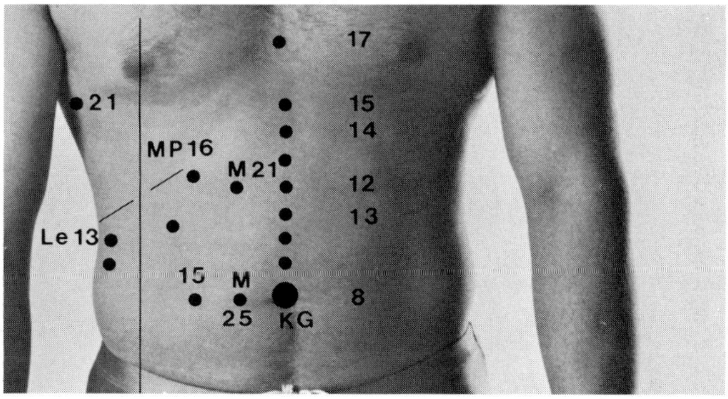

Ich habe festgestellt, daß auf diese Frequenz der RAC bzw. der Nogierreflex mit einer deutlich positiven Antwort reagiert. Wie im Kapitel Laser erläutert wurde, ist diese Frequenz die Resonanzfrequenz für Schmerzen und demnach schmerzspezifisch. Aus der Erfahrung der Praxis kann gesagt werden, daß durch die Stimulierung mit einer Resonanzfrequenz **wesentlich** bessere Ergebnisse erzielt werden können.

Man kann auch gute Ergebnisse erzielen wenn man den KG 8 mit der Frequenz 10 Hz, die im Laserpen eingebaut ist stimuliert. Ich habe dabei festgestellt, daß diese Frequenz, eine regulierende Wirkung auf das Meridiansystem ausübt.

Bemerkungen

KG 8 wird nur mit dem Laser stimuliert. Die anderen o. a. Punkte werden senkrecht sedierend gestochen und symmetrisch gegeben. Etwa 8 Behandlungen, Wiederholung bei Rezidiv.

Richtlinien zur Stimulation

– Grundstimulierung bzw. Grundausgleich der Energie ist nach dem Setzen der Nadeln immer erforderlich, sie erfolgt durch die mechanische und die schwache Gold-Silber Elektrostimulierung. Siehe hierzu unter Stimulationstechniken.

Weitere Stimulationsmethoden

– Elektrostimulation: sie ist hier nicht geeignet.

– Laserstimulation: sie erhöht zweifelsohne die Erfolgsquote der Punktnadelung, da der Laser unbestritten die Nadelwirkung potenziert, indem er den Stoffwechsel aktiviert. Siehe unter Laser.

Da der Schmerz bei der akuten Gastritis im Vordergrund steht, eignet sich, wie oben bei KG 8 und auch im Abschnitt Laser dieses Handbuches erläutert wurde, die Schmerzfrequenz 8000 Hz.

Man wählt für die Stimulierung der Punkte M 21 und KG 8 die Leistung 5 oder 10 mW. Für die anderen Punkte mit 10 mW anfangen, diese kann dann je nach Verträglichkeit bis 30 mW erhöht werden.

Gastritis (chronische)

Punktkombination KG 12 Zhong Wan, B 21 Wei Shu, M 21 Liang Men, KS 6 Nei Guan, **oder** Di 4 He Gu, M 36 Zu San Li, LG 20 Bai Hui, (10 Nadeln) – Siehe Abb. –

KG 12 4 cun oberhalb des Nabels, in der ventralen Mittellinie. Alarmpunkt des Magens. Hier wird der Mu- mit dem Shu-Punkt des Magens, wegen dem chronischen Krankheitsverlauf kombiniert. Diese Kombination beider Punkte ist hier dringend zu empfehlen.

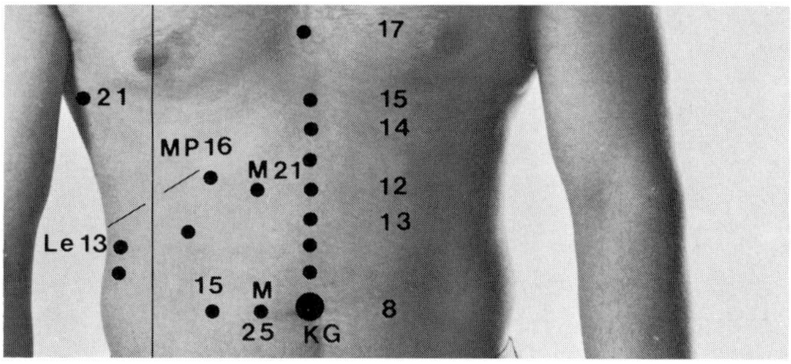

B 21 1.5 cun bds. lateral der dorsalen Mittellinie, in Höhe der Spitze vom 12. Brustwirbeldorn (BWD). Shu- bzw. Zustimmungspunkt des Magens. – Siehe oben KG 12 – Schräg nach oben stechen.

Da die anderen angegebenen Punkte in Rückenlage gegeben werden und der Punkt M 36 seitlich liegt, empfehle ich B 21 am Ende der Sitzung in Bauchlage zu geben oder diesen, als ersten Punkt zu stechen, und mit dem Laserstrahl zu kombinieren.

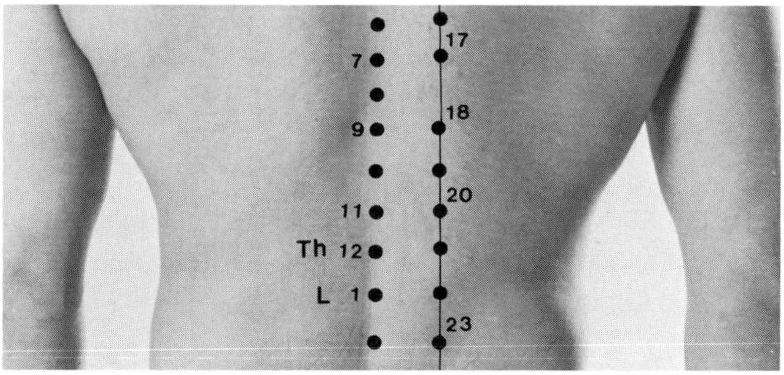

M 21 2 cun lateral von KG 12 bzw. 4 cun über dem Nabel (KG 8). Der Punkt ist als Lokalpunkt bei allen Oberbauchbeschwerden dringend indiziert, insbesondere jedoch bei Magenerkrankungen.

KS 6 2 cun oberhalb der Mitte der Handgelenksquerfalte, volar. Wichtiger Kreislaufpunkt, er ist der Lo-Punkt seines Meridians der Kreislauf-Sexualität und Schlüsselpunkt des Wundermeridians Yin-Oe. Er ist bei chronischer Gastritis und bei Erkrankungen des Oberbauches wirksam.

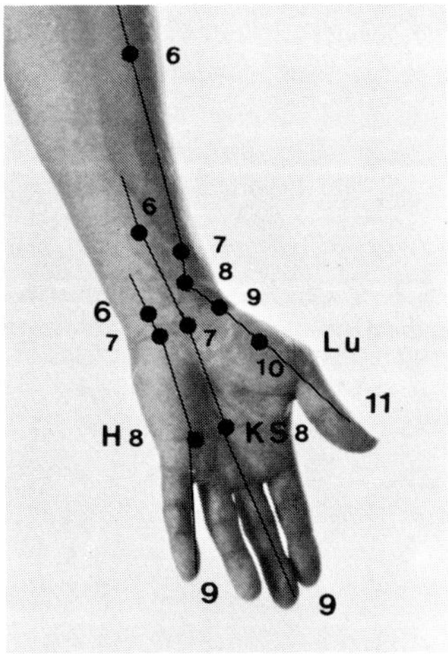

Di 4 radial der Mitte des Metakarpale II. Er wird hier als allgemeiner Schmerzpunkt bzw. als spasmolytischer Punkt verwendet. Das Lo Transversale wird hier nicht berücksichtigt.

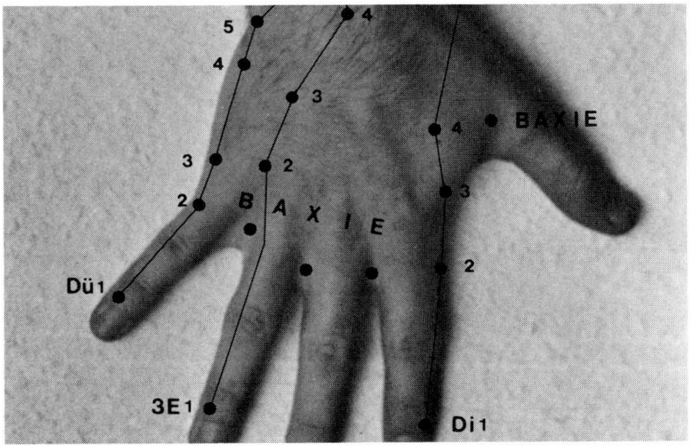

M 36 3 cun unterhalb von M 35, 1 Querfingerbreite lateral der Tibiakante. Ein wichtiger spasmolytischer und allgemein psychisch tonisierender Punkt. In seiner Funktion als Ho-Punkt des Magens, hat er einen direkten Einfluß auf das zugehörige Organ Magen.

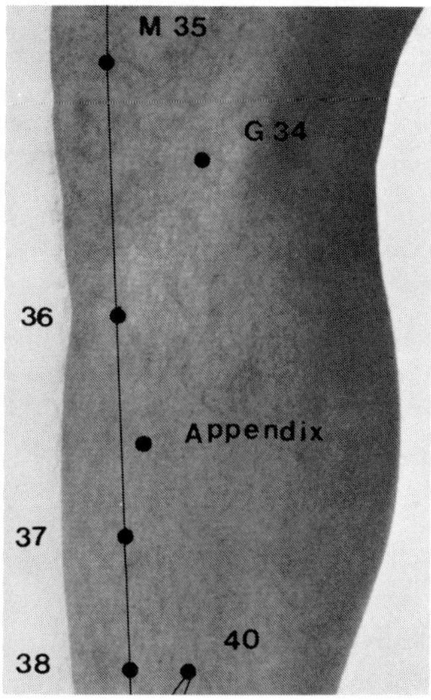

LG 20 In der Mittellinie des Schädeldachs, dort wo sich die von den Ohrspitzen gezogenen Linien treffen, wenn die Ohrmuscheln nach vorne geklappt werden. Der Punkt beeinflußt das Zentralnervensystem (ZNS) und wird deshalb oft in einer Punktkombination gegeben. Er wirkt allgemein beruhigend und ist deshalb hier auch indiziert. Den Punkt nach vorne oder hinten schräg stechen.

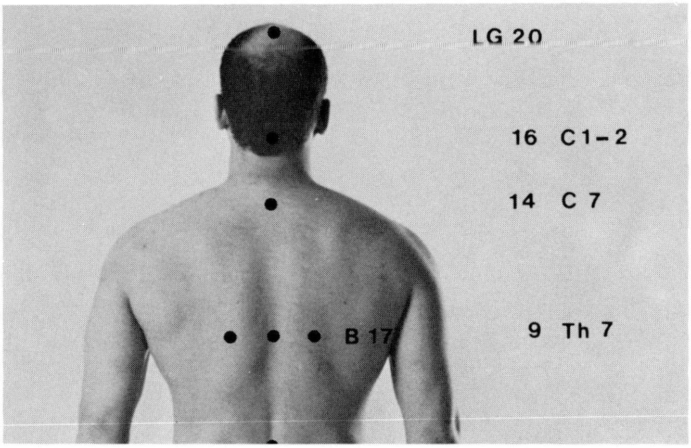

Bemerkungen

Wenn nicht anders angegeben, wird der Punkt senkrecht gestochen. Bis auf KG 12 und LG 20 werden die Punkte symmetrisch gestochen. LG 20 wird nur sedierend grundstimuliert, siehe hierfür unten und unter Stimulationstechniken. Die anderen Punkte werden tonisiert, da bei der chronischen Gastritis eine Energieschwäche zu erwarten ist. Etwa 10 Behandlungen, Wiederholung nach 4 Monaten bis zu einem halben Jahr.

Richtlinien zur Stimulation

– Grundstimulierung bzw. Grundausgleich der Energie ist nach dem Setzen der Nadeln immer erforderlich, sie erfolgt durch die mechanische und die schwache Gold-Silber Elektrostimulierung. Siehe hierzu unter Stimulationstechniken.

Weitere Stimulationsmethoden

– Elektrostimulation: hier können B 21 und M 36 zusammen stimuliert werden, wie immer jeweils einseitig links und rechts oder umgekehrt. Siehe unter Stimulationstechniken.

– Laserstimulation: bei Schmerzen die Punkte mit beiden Frequenzen, die der Ernährung 50 Hz und die der Schmerzen 8000 Hz, stimulieren. Ansonsten nur mit der 50 Hz Frequenz stimulieren.

Bis auf LG 20 werden o. a. Punkte stimuliert, wobei für den KG 12 die Leistung 5 mW bis 10 mW verwendet wird.

Glaukoma chronicum

Es beruht auf Abflußstörung der Kammerflüssigkeit, die zu erhöhtem Augendruck – deutlich über 25 mm Hg – führt. Das akute Glaukom bedarf der sofortigen augenärztlichen Behandlung, da sonst eine Erblindung des Patienten droht. In China wird auch das akute Glaukom in den Kliniken und Praxen von erfahrenen Akupunkturärzten behandelt, laut entsprechender Berichte mit sehr gutem Erfolg. **Das chronische Glaukom** spricht sehr gut auf die Akupunkturbehandlung an. Es empfiehlt sich dabei, unbedingt Augendruckmessungen durch den Augenarzt durchführen zu lassen.

Punktkombination Extra 2 Tai Yang, B 2 Zan Zhu, Extra 3 Yu Yao, G 20 Feng Chi, LG 20 Bai Hui, Di 4 He Gu, Le 3 Tai Chong, (13 Nadeln) – Siehe Abb. –

Ex 2 Kreuzungspunkt der Verlängerung der Augenbraue mit dem Unterlid nach lateral, dort liegt eine Vertiefung. Der Punkt hat sich bei Augenkrankheiten und Schläfenkopfschmerzen gut bewährt. Schräg nach medial oder senkrecht stechen.

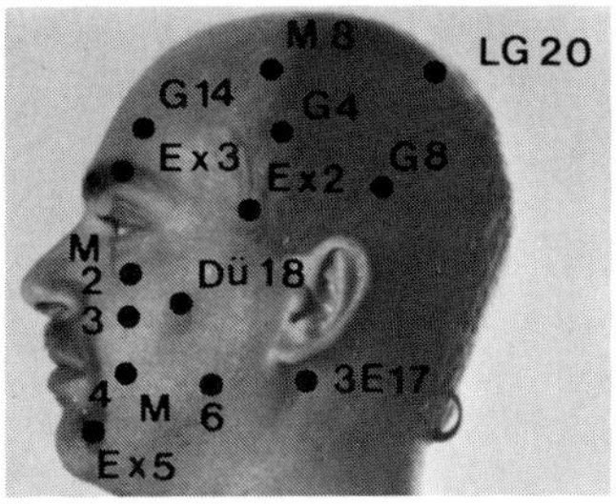

B 2 am medialen Ende der Augenbraue. Wegen seiner Lokalisation bei Glaukom wirksam.

Ex 3 in der Mitte der Augenbraue. Wegen seiner Lokalisation bei Glaukom wirksam. Schräg nach medial oder lateral stechen.

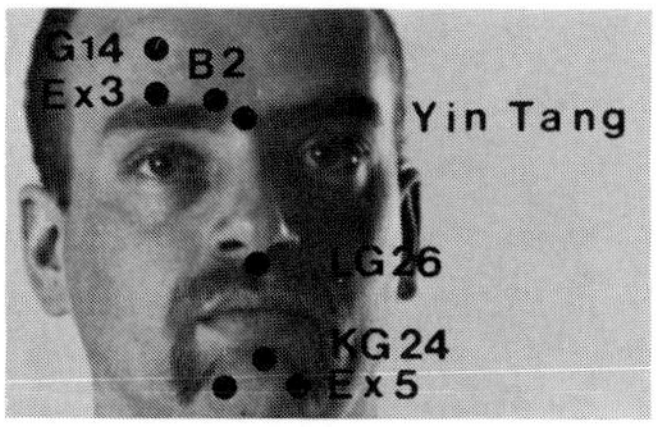

G 20 in einer Vertiefung medial des Os mastoid. Er ist durch seinen Einfluß auf das Vegetativum bei Glaukom wirksam. Der Punkt wird in Richtung Auge gestochen.

LG 20 In der Mittellinie des Schädeldachs, dort wo sich die von den Ohrspitzen gezogenen Linien treffen, wenn die Ohrmuscheln nach vorne geklappt werden. Der Punkt beeinflußt das ZNS und wird deshalb oft in einer Punktkombination gegeben. Er wirkt allgemein beruhigend und ist deshalb bei Glaukom indiziert. Den Punkt nach vorne oder hinten schräg stechen.

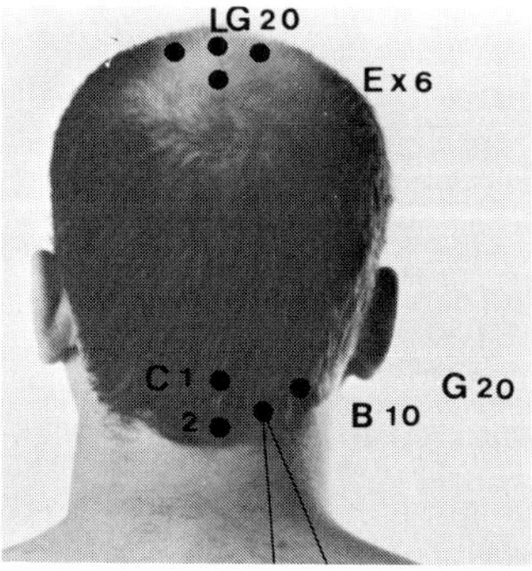

Di 4 knapp radial der Mitte vom 2. Metakarpalknochen. Er wirkt auf alle Erkrankungen im Gesichtsbereich. Es handelt sich außerdem um einen allgemeinen Schmerzpunkt, der spasmolytisch und demnach auch bei Glaukom wirksam ist.

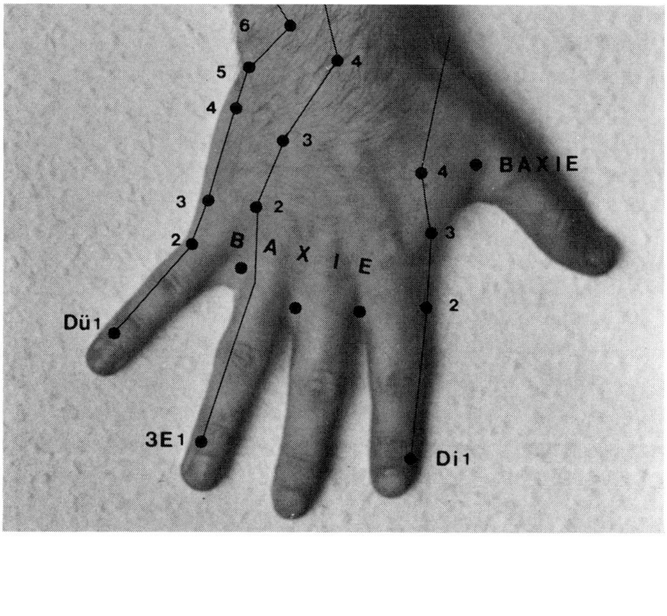

Le 3 1.5 cun proximal der Interdigitalfalte im Berührungswinkel des 1. und 2. Metatarsale. Der Punkt ist bei Augenerkrankungen besonders indiziert. Er wirkt blutdrucksenkend.

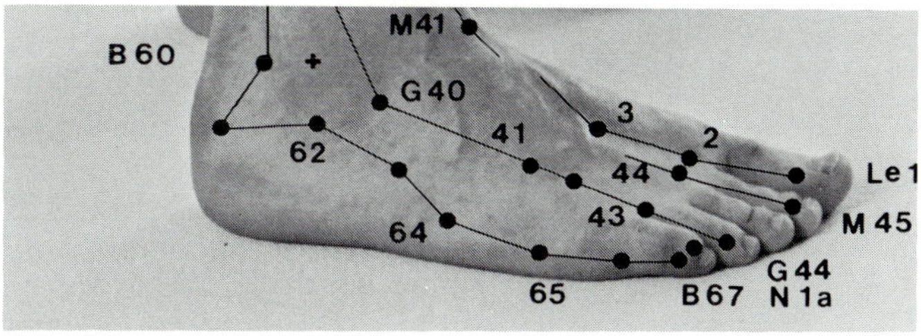

Bemerkungen Wenn nicht anders angegeben, wird der Punkt senkrecht gestochen. Symmetrisch gelegene Punkte werden symmetrisch gegeben. Die Lokalpunkte sedieren, die Fernpunkte tonisieren.
LG 20 wird ausschließlich grundstimuliert, siehe hierfür unten und unter Stimulationstechniken. 8 bis 10 Behandlungen, Wiederholung bei erneut ansteigenden Augendruckwerten, wobei zu erwarten ist, daß der Augendruck ohne Augentropfen ziemlich lange im normalen Bereich liegen wird.

Richtlinien zur Stimulation – Grundstimulierung bzw. Grundausgleich der Energie ist nach dem Setzen der Nadeln immer erforderlich, sie erfolgt durch die mechanische und die schwache Gold-Silber Elektrostimulierung. Siehe hierzu unter Stimulationstechniken.

Weitere Stimulationsmethoden – Elektrostimulation: nicht geeignet.

– Laserstimulation: Stimuliert werden die Fernpunkte, Extra 2 und G 20 und zwar mit der Frequenz 50 Hz und evtl. zusätzlich mit der Schmerzfrequenz 8000 Hz. Je Punkt wird wie immer 20 bis 30 Sekunden lang stimuliert. Die Leistung kann zwischen 5 und 30 mW liegen. Im Laufe der Behandlungen kann die Leistung nach Verträglichkeit graduell erhöht werden.

Hemiparese bzw. Hemiplegie

Punktkombination Unten angegebene Punktkombination beruht auf das Buch, das vom selben Autor 1989 im Sommer-Verlag erschienen ist, Die aktuelle, traditionelle chinesische Akupunktur in der täglichen Praxis.

Bei dieser Indikation können keine genaue Angaben über die Punkt- und Nadelzahl gemacht werden, da die zu gebenden Punkte sich auf die Meridiane beziehen, die im Bereich der gelähmten Muskeln verlaufen.

LG 20 Bai Hui, Extra 6 Si Shen Cong bzw. „die 4 geistigen Weisen“. Diese werden sowohl bei der oberen wie auch bei der unteren Extremität gegeben.

Die meist betroffenen Meridianachsen sind: Yang Ming (Di/Ma) und Shao Yang (3E/Ga). Hinzukommen die Extrapunkte: Baxie und Bafeng.

Punkte der gelähmten oberen Extremität (einseitig, die gelähmte Seite), die zum Dickdarm- und 3 Erwärmer-Meridian gehören:

Di 11 Qu Chi, Di 10 Shou San Li, Di 15 Jian Yu, 3E 3 Zhong Zu Hu, 3E 5 Wai Guan, 3E 14 Jian Liao, sowie die o. g. 4 Baxie Punkte der gelähmten Seite.

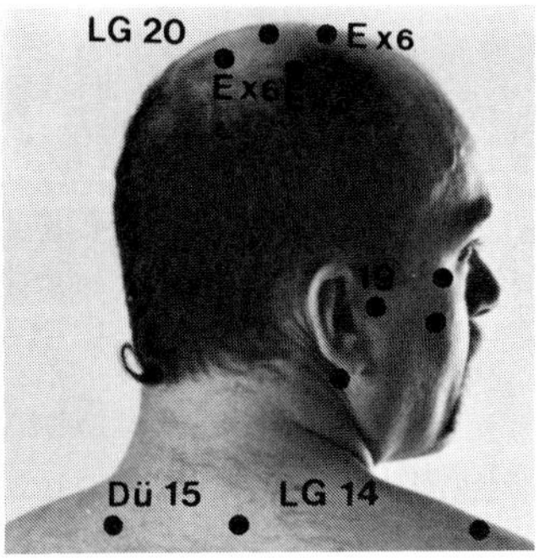

Punkte der gelähmten unteren Extremität (einseitig, die gelähmte Seite), die zum Magen- und Gallenblasenmeridian gehören:

M 32 Fu Tu, M 34 Liang Qiou, M 36 Zu San Li, M 37 Shang Ju Xu, M 39 Xia Ju Xu, M 41 Jie Xi, M 44 Neiting, G 40 Qiu Xu, G 37 Guan Ming, G 34 Yang Ling Quan, G 30 Huan Tiao, sowie die o. g. 4 Bafeng Punkte der gelähmten Seite.

Lage der o. a. Punkte im einzelnen:

LG 20 oberster Punkt des Schädeldachs, Kreuzungspunkt der Mittellinie des Schädels mit der gedachten Linie durch die Ohrspitzen, wenn die Ohrmuscheln nach vorne geklappt werden.

Extra 6 4 Punkte, jeweils 1 cun vor, hinter und lateral v. LG 20

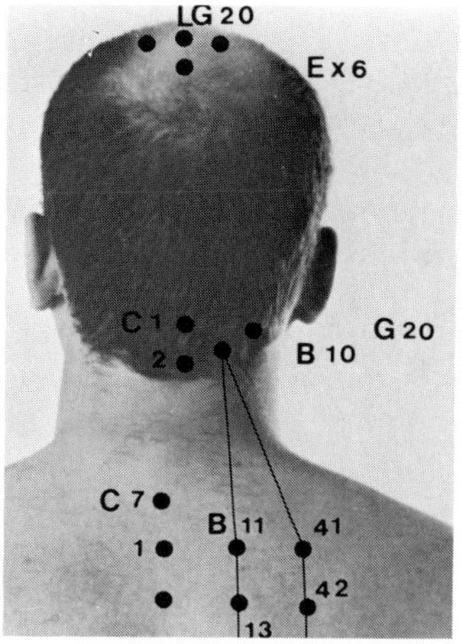

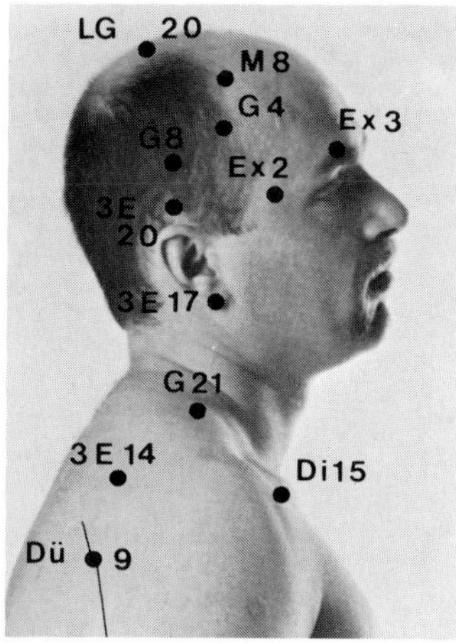

Di 11 am lateralen Ende der Ellbogenquerfalte.

Di 10 2 cun unter Di 11, auf einer Linie mit Di 5 (Tabatière)

Di 15 volar an der Schulter knapp unter dem Tuberculum majus in einer Vertiefung.

3E 3 am Handrücken, im Berührungswinkel des Os metacarpale IV und V.

3E 5 2 cun über der Mitte der dorsalen Handgelenksquerfalte, zwischen Radius und Ulna.

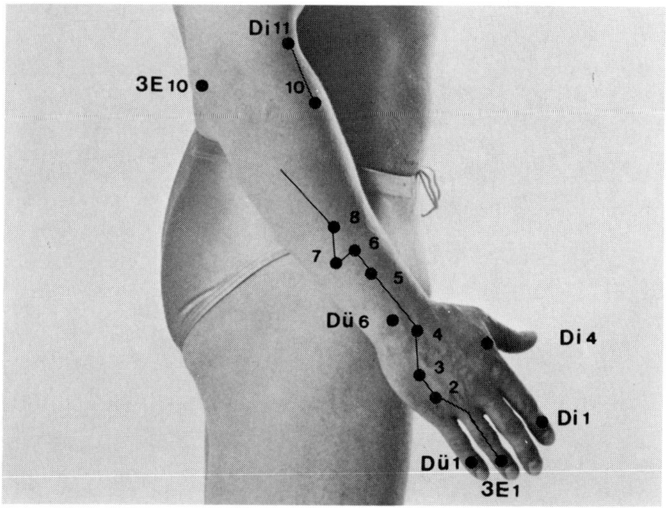

3E 14 in einer Vertiefung unter dem Akromion an der dorsalen Schulterseite.

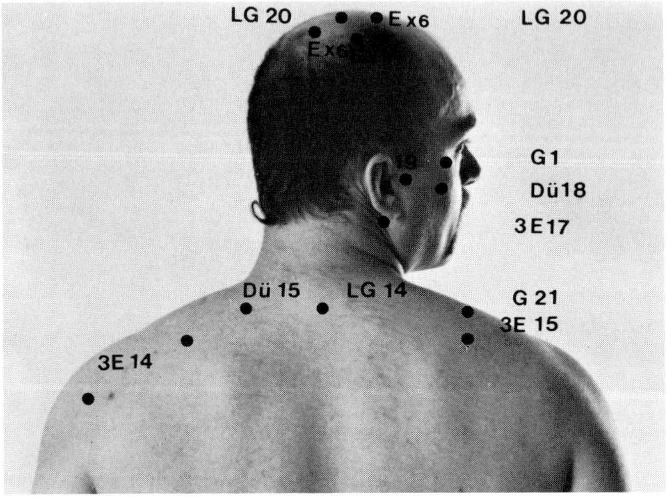

4 Baxie Punkte sie liegen zwischen den Fingern in der Interdigitalfalte nahe den Fingergrundgelenken. Der 1. Baxie Punkt liegt knapp ulnar vom Daumengrundgelenk.

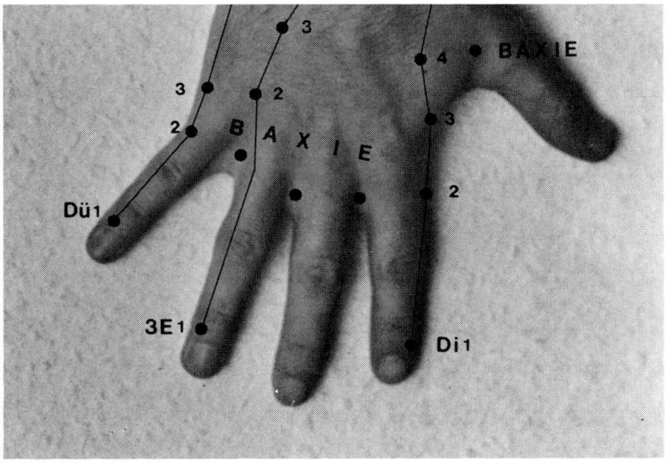

M 32 6 cun oberhalb des Patellaoberrandes auf derselben Linie mit M 35.

M 34 2 cun oberhalb des lateralen Patellaoberrandes auf derselben Linie mit M 32 und M 35.

M 36 3 cun unter M 35, 1 Fingerbreite lateral der Tibiakante.

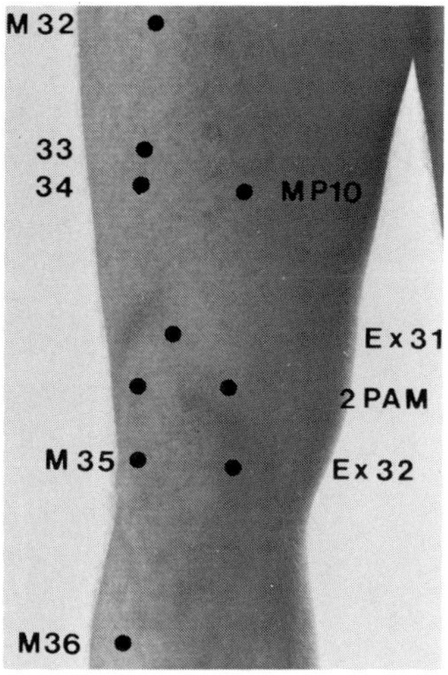

M 37 6 cun unter M 35, auf derselben Linie mit M 36

M 39 1 cun unter M 38 oder 9 cun unter M 35

M 41 in der Mitte der volaren Seite des Fußgelenks, zwischen den beiden Muskelsehnen, die bei nach oben flektiertem Vorderfuß deutlich sichtbar werden.

M 44 0.5 cun über der Interdigitalfalte.

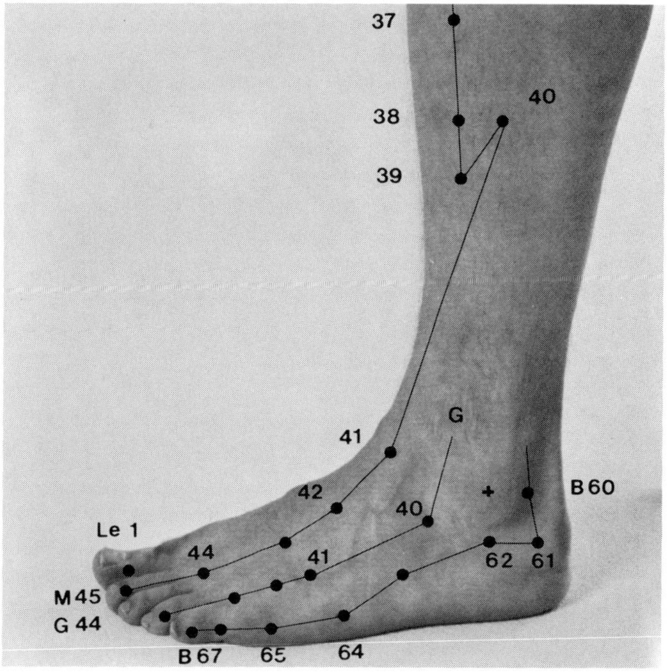

G 40 in einer Vertiefung knapp vor dem Außenknöchel.

G 37 5 cun über der Spitze des Außenknöchels vor dem Fibularand.

G 34 knapp vor und unter dem Fibulaköpfchen.

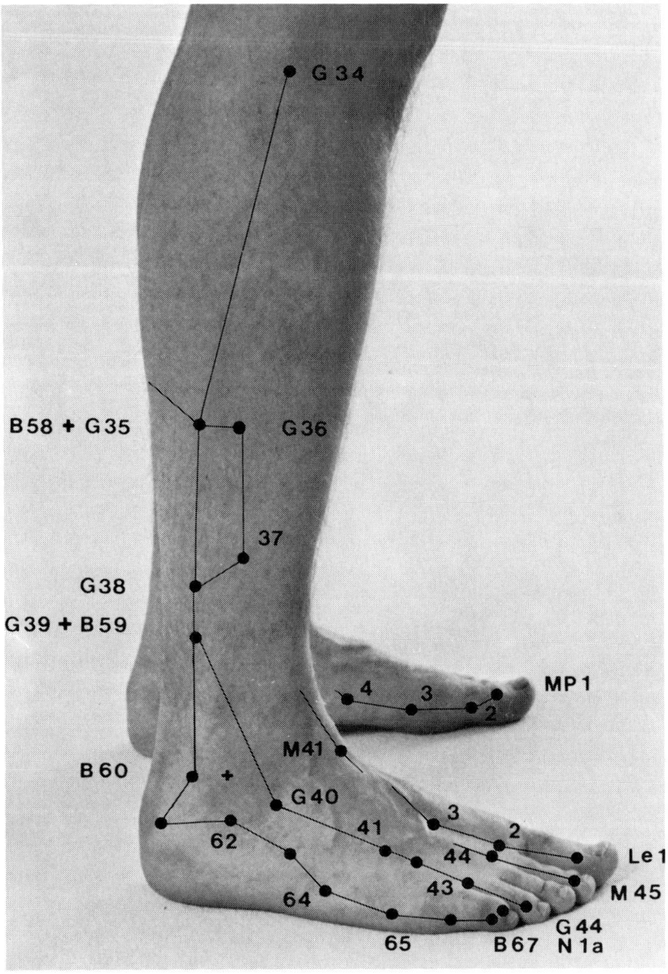

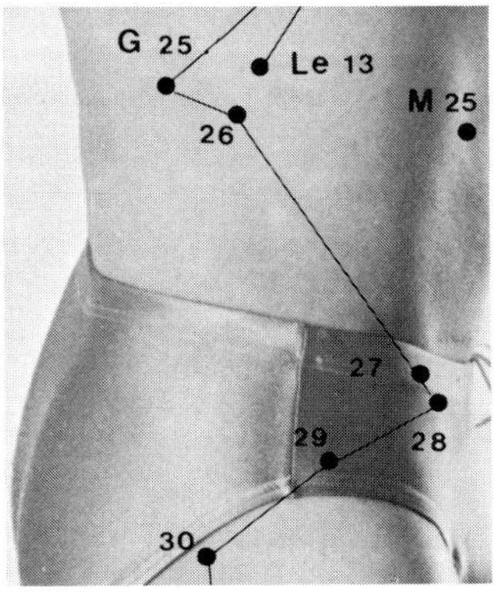

G 30 bei gestrecktem Bein knapp hinter dem Trochanter majus femoris.

4 Bafeng Punkte sie liegen zwischen den Zehen in den Interdigitalfalten nahe der Zehengrundgelenke.

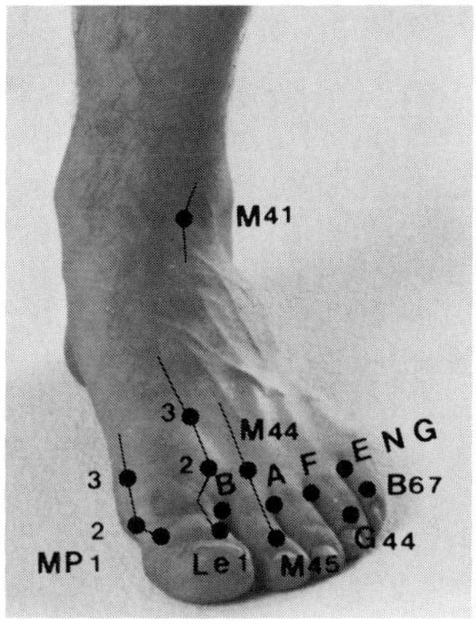

Bemerkungen Die Punkte tonisierend stimulieren, jeden 2. Tag behandeln, etwa 20 bis 30 Behandlungen. LG 20 und Extra 6 werden nur grundstimuliert. Siehe hierzu unten und unter Stimulationstechniken.

Die Punkte werden einseitig gegeben, behandelt wird die gelähmte Seite. Man kann evtl. Fernpunkte, die eine allgemeine Indikation haben wie Di 4, M 44 als Schmerzpunkte, oder sonst energetisch fernwirkende Punkte, evtl. beidseitig geben. Dabei sollte die Nadelzahl, trotz der großen Punktzahl die bei dieser Erkrankung in Frage kommt, möglichst nicht über 16 liegen.

Richtlinien zur Stimulation – Grundstimulierung bzw. Grundausgleich der Energie ist nach dem Setzen der Nadeln immer erforderlich, sie erfolgt durch die mechanische und die schwache Gold-Silber Elektrostimulierung. Siehe hierzu unter Stimulationstechniken.

Weitere Stimulationsmethoden – Elektrostimulation: sie ist **außer** bei organisch bedingten Herzerkrankungen, insbesondere bei Herzschrittmacherträgern, sehr gut geeignet. Niedrige Frequenzen zur Tonisierung wählen – unter 10 Hz –. Wie immer, jeweils 2 Punkte zusammen stimulieren, wobei hier der Hinweis auf eine einseitige Elektrostimulation entfällt. Man sollte außerdem nicht mehr als 3 Punktpaare je Behandlung stimulieren. Stimulierungsdauer je Punktpaar etwa 5 Minuten, wobei die Verträglichkeit des Patienten diesbezüglich maßgeblich ist. Siehe unter Stimulationstechniken.

LG 20 und Extra 6 werden wie oben gesagt nur grundstimuliert bzw. nicht weiter stimuliert.

– Laserstimulation: sie ist ebenfalls sehr gut geeignet. Man wird bei Herzkranken auf die Laserstimulation zurückgreifen müssen.

Bei der Hemiplegie, die meist auf eine zentral bedingte Embolie oder Blutung zurückzuführen ist, ist die Frequenz der Ernährung 50 Hz (Hirninfarkt) indiziert. Man kann natürlich auch zusätzlich die Frequenz 2800 Hz des peripheren Nervensystems geben, da diese die erkrankte Muskulatur verstärkt.

Es werden etwa insgesamt 6 bis 8 Punkte der oberen und oder unteren gelähmten Extremität stimuliert, je Punkt wie immer 20 bis 30 Sekunden. Zur Verstärkung der Tonisierung kann jede der o. g. Frequenz um 10 bis 35 % reduziert werden. Siehe hierzu unter Laser.

Die Akupunkturbehandlung ist hier eindeutig der physikalischen Therapie überlegen. Sie läßt sich sehr gut mit Krankengymnastik kombinieren. Der Behandlungserfolg ist bereits nach der 10. Behandlung erkennbar.

Herpes Zoster

Punktkombination 3E 8 San Yang Luo, Di 4 He Gu, M 44 Neiting, LG 20 Bai Hui. **Oder** Punkte des Blasenmeridians, die den befallenen Segmenten entsprechen. **Oder** entsprechende Segmentpunkte des japanischen Chirurgen Hua Tuo, (7 Nadeln) – Siehe Abb. –

Es empfiehlt sich, die Effloreszenzen mit dem Infrarot-Laser zu behandeln, siehe unter **Bemerkungen.**

3E 8 4 cun oberhalb der dorsalen Handgelenksquerfalte auf derselben Linie wie 3E 5 und 3E 6. Er beeinflußt fern die Effloreszenzen und die Zosterneuralgie. Es ist der Gruppen Lo Punkt der 3 Yangmeridiane der Hand.

Di 4 knapp radial der Mitte des Os metakarpale II. Schmerz- und Stoffwechselpunkt, deshalb bei Herpes zoster indiziert.

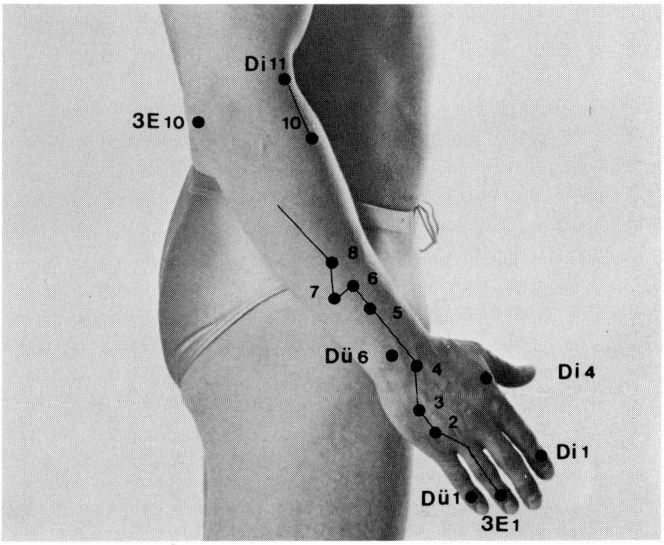

M 44 0.5 cun proximal der Interdigitalfalte, zwischen dem 2. und 3. Metatarsalknochen. Schmerzpunkt. Gute Kombination mit Di 4 und 3E 8.

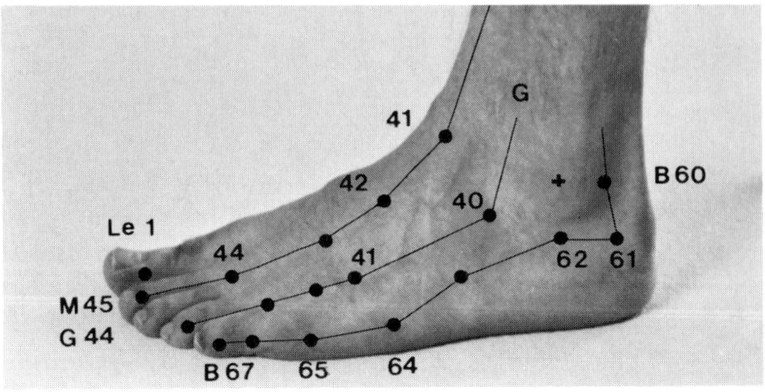

LG 20 In der Mittellinie des Schädeldachs, dort wo sich die von den Ohrspitzen gezogenen Linien treffen, wenn die Ohrmuscheln nach vorne geklappt werden. Der Punkt beeinflußt das Zentralnervensystem und wird deshalb oft in einer Punktkombination gegeben. Er wirkt allgemein beruhigend und ist deshalb bei Herpes Zoster und bei der Zosterneuralgie indiziert. Den Punkt nach vorne oder hinten schräg stechen.

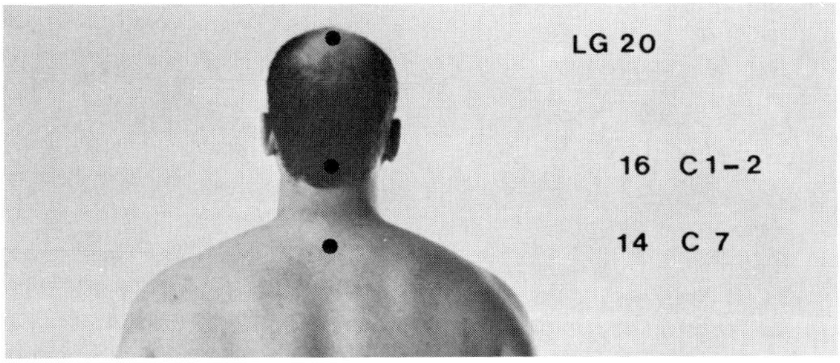

Bemerkungen **Die Effloreszenzen** werden mit dem Laserstrahl flächenhaft für einige Minuten bestrahlt. **Dies ist erfahrungsgemäß vorteilhafter** als wenn Punkte in der Nähe des Hautausschlages gestochen werden. **In jedem Fall aber keine Nadeln in den Hautausschlag setzen.**

O. a. Punkte senkrecht sedierend stechen und symmetrisch geben. LG 20 wird schräg gestochen. Etwa 10 Behandlungen. Wiederholung bei Auftreten einer Zosterneuralgie.

Richtlinien zur Stimulation – Grundstimulierung bzw. Grundausgleich der Energie ist nach dem Setzen der Nadeln immer erforderlich, sie erfolgt durch die mechanische und die schwache Gold-Silber Elektrostimulierung. Siehe hierzu unter Stimulationstechniken.

Weitere Stimulationsmethoden

– Elektrostimulation: bei Herpes Zoster nicht geeignet. Sie ist bei der Zosterneuralgie dagegen indiziert. Hierzu stimuliert man z. B. jeweils einseitig am Rücken segmental gelegene Punktpaare.

Man wählt wegen der Sedierung hohe Frequenzen mit niedrigen Leistungen. Je Punktpaar wird für ca. 5 Minuten stimuliert.

– Laserstimulation: Hierfür die Frequenz 2800 Hz des peripheren Nervensystems und die der Ernährung 50 Hz wählen. Mit beiden Frequenzen können o. a. Punkte – bis auf LG 20 – stimuliert werden. Bei Zosterneuralgie bzw. bei Schmerzen sollten zur Sedierung diese Frequenzen jeweils um 25 bis 35 % erhöht werden. Siehe hierfür unter Laser.

Man kann aber auch, wenn entsprechendes Gerät nicht vorhanden ist, mit der energieregulierenden Frequenz 10 Hz die Punkte – bis auf LG 20 – bestrahlen. Diese Frequenz ist im Laserpen eingebaut. Siehe unter Laser.

Hyperhydrosis als Symptom

Punktkombination B 23 Shen Shu, G 25 Jing Men, Dü 3 Hou Xi, Ni 7 Fu Liu, LG 16 Feng Fu, B 31 Shang Liao, KG 4 Guan Yuan (12 Nadeln) – Siehe Abb. –

B 23 1.5 cun lateral der Spitze des 2. Lendenwirbeldornfortsatzes. Er ist der Shu Punkt der Niere, fördert die Diurese und reduziert somit das vermehrte Schwitzen.

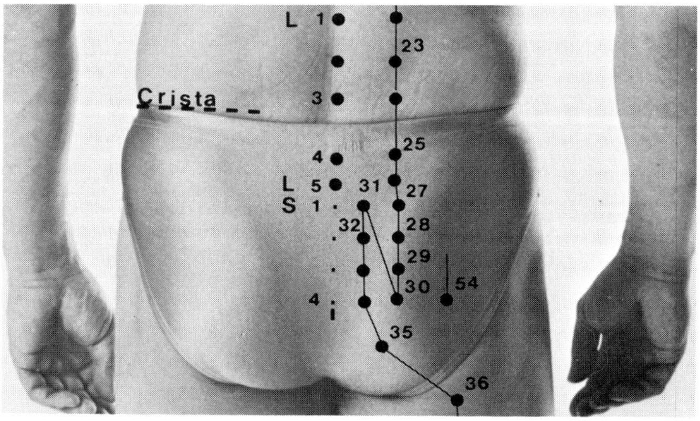

G 25 am freien Ende der 12. Rippe. Alarmpunkt der Niere. Schräg nach unten und vorne stechen.

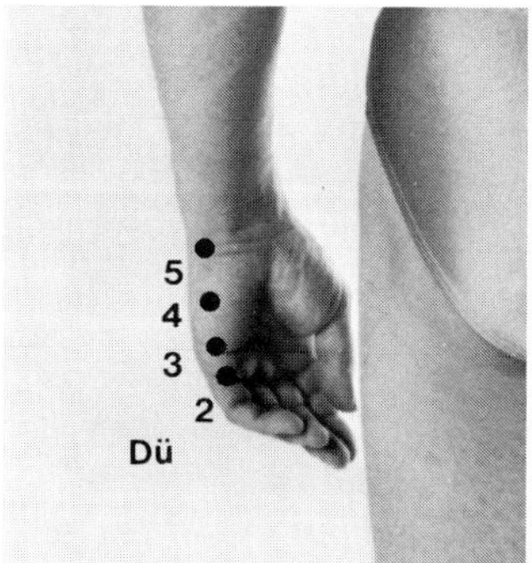

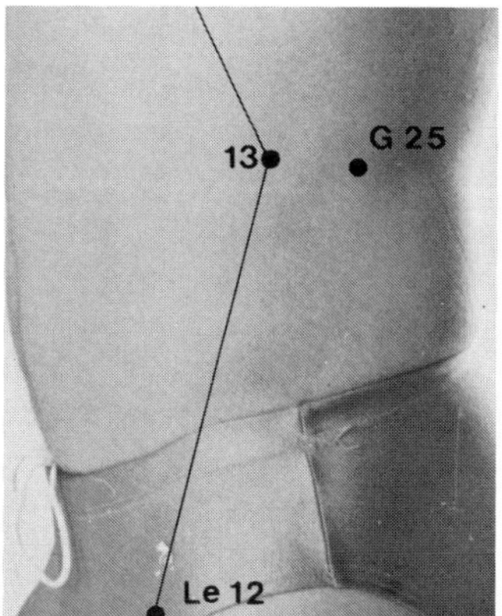

Dü 3 am ulnaren Handrand proximal vom 5. Fingergrundgelenk. Er wirkt spasmolytisch und somit günstig auf die Hyperhydrosis.

N 7 2 cun über N 3, vor dem Vorderrand der Achillessehne. Er ist der Tonisierungspunkt der Niere, fördert die Diurese.

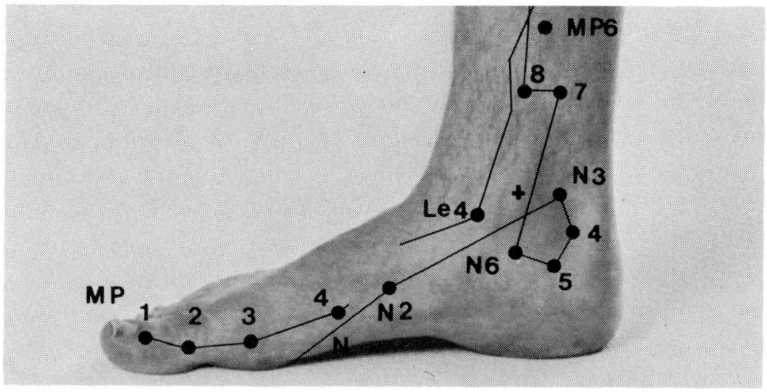

LG 16 knapp unterhalb des Occiput in der dorsalen Mittellinie. Er wirkt über seinen extra Ast auf die Hypophyse, er beeinflußt somit den Wasser- und Elektrolytenhaushalt. Wegen seiner Lage vorsichtig schräg nach oben stechen.

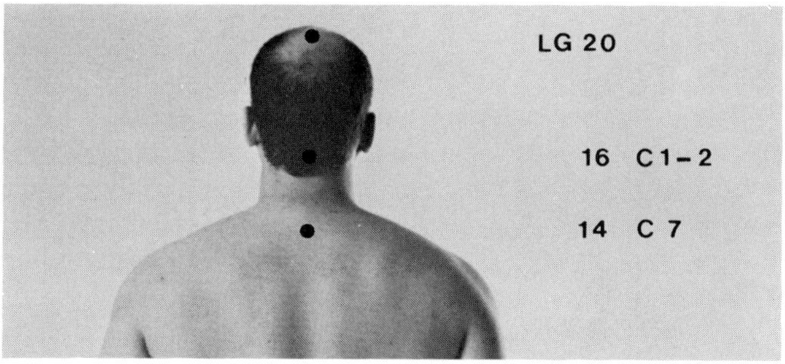

B 31 im 1. Foramen sakrale, medial und in Höhe von B 27. Er ist der Meisterpunkt des Klimakteriums.

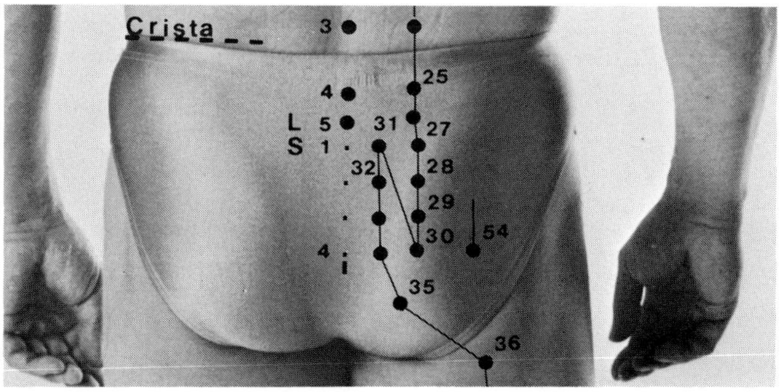

KG 4 2 cun über dem Symphysenoberrand. Alarmpunkt des Dünndarms, er hat großen Einfluß auf Hitzewallungen beim Klimax. Er beeinflußt auch das vegetativ bedingte Schwitzen.

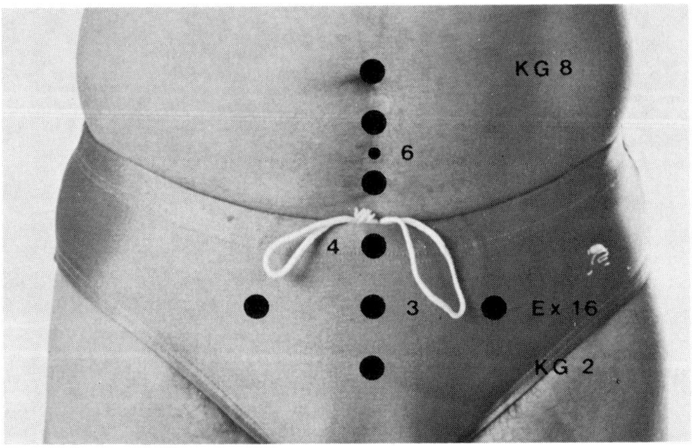

Bemerkungen Wenn nicht anders angegeben, wird der Punkt senkrecht gestochen. Symmetrisch gelegene Punkte werden symmetrisch gegeben. LG 16 nicht stimulieren.

N 7, B 23 und G 25 werden tonisiert. B 31 und KG 4 werden sediert. Etwa 10 Behandlungen. Wiederholung nach ca. 4 Monaten. Es empfiehlt sich, die ventral und dorsal gelegenen Punkte in einer Sitzung getrennt zu geben, jeweils für ca. 12 Minuten. Siehe hierzu unter Stimulationstechniken.

Richtlinien zur Stimulation – Grundstimulierung bzw. Grundausgleich der Energie ist nach dem Setzen der Nadeln immer erforderlich, sie erfolgt durch die mechanische und die schwache Gold-Silber Elektrostimulierung. Siehe hierzu unter Stimulationstechniken.

Weitere Stimulationsmethoden – Elektrostimulation: nicht geeignet

– Laserstimulation: Hierfür die Ernährungsfrequenz 50 Hz wählen. O. a. zu stimulierende Punkte können mit der Ernährungsfrequenz stimuliert werden, für KG 4 und G 25 niedrige Leistung 5 mW die bis 10 mW erhöht werden kann, wählen. Siehe hierzu unter Laser.

Man kann auch zusätzlich, je nach Fall, die Frequenz der Psyche 6500 Hz geben.

Hyperhydrosis bei Nacht

Ursachen Allgemeine Schwäche durch Erschöpfung, kardiovaskuläre Erkrankungen, Tuberkulose, Immunschwäche, Stoffwechselstörungen. **Bei der letztgenannten Ursache,** ist die angegebene Punktkombination bei der „Hyperhydrosis als Symptom“ ebenfalls indiziert.

Punktkombination LG 14 Da Zhui, LG 20 Bai Hui, Dü 3 Hou Xi, H 6 Yin Xi, KG 6 Qi Hai, KG 5 Shi Men, N 6 Zhao Hai, (10 Nadeln) – Siehe Abb. –

LG 14 knapp unter der Spitze vom 7. Halswirbeldornfortsatz. Reunionspunkt aller Yangmeridiane und Immunpunkt, er wirkt bei allen Schwächezuständen roborierend. Schräg nach oben oder vorsichtig senkrecht stechen.

LG 20 höchste Stelle in der Mittellinie vom Schädeldach, Mittelpunkt der Verbindungslinie beider Ohrspitzen, wenn die Ohrmuscheln nach vorne geklappt werden. Der Punkt wirkt über das Zentralnervensystem beruhigend. Schräg nach hinten oder vorne stechen.

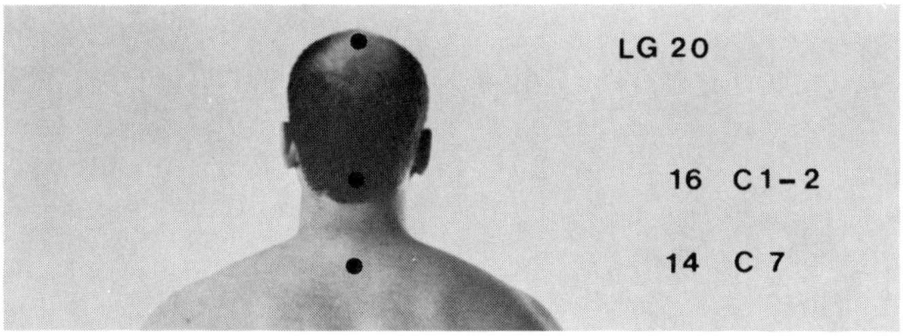

Dü 3 knapp proximal vom 5. Fingergrundgelenk am ulnaren Handrand. Tonisierungspunkt des Meridians. Er ist auch bei der Hyperhydrosis bei Nacht wirksam – siehe auch Hyperhydrosis als Symptom –

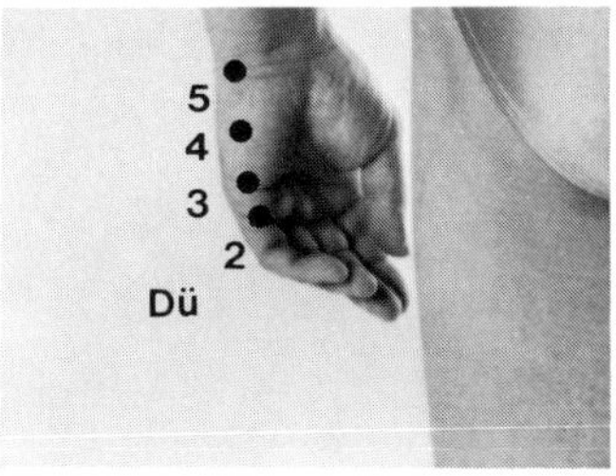

H 6 0.5 cun über dem ulnaren Ende der Handgelenksquerfalte. Er ist der Xi Punkt des Herzmeridians, dadurch wird die Energie im Herzmeridian aktiviert, sie ist i.d.R. bei vermehrtem, chronischem Schwitzen schwach. Außerdem wird H 6 eine spezifische Indikation bei nächtlichem Schwitzen zugeschrieben.

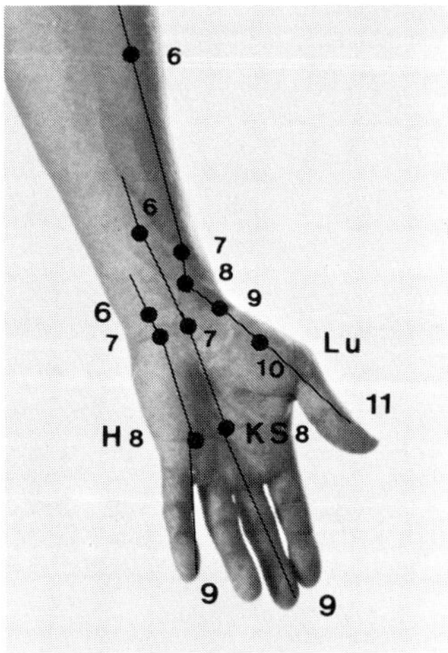

KG 6 1.5 cun unter dem Nabel in der ventralen Mittellinie. Spezifischer Punkt bei Energieschwäche.

KG 5 2 cun unter dem Nabel in der ventralen Mittellinie. Hauptalarmpunkt für den 3 Erwärmer, er beeinflußt Atmung, Verdauung und Urogenitale, dh., daß er bei allen Schwächezuständen sehr nützlich sein kann.

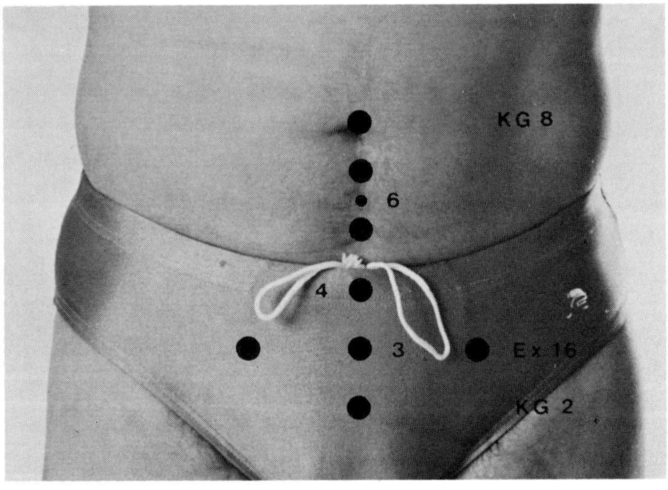

N 6 1.5 cun unter der Spitze des Innenknöchels in einem Grübchen. Bei Schlafstörungen sehr gut indiziert. Er beeinflußt das Neurovegetativum bzw. über den Jenn Mo (KG, über KG 23) das Yinsystem.

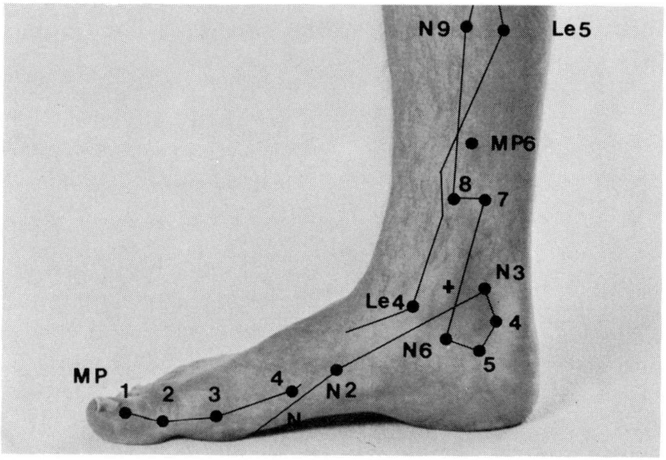

Bemerkungen Wenn nicht anders angegeben, wird der Punkt senkrecht gestochen. LG 20, LG 14 und KG 6 werden nur grundstimuliert (siehe unten und unter Stimulationstechniken). Dü 3, KG 5 und N 6 werden tonisiert. Symmetrisch gelegene Punkte werden symmetrisch gegeben. Etwa 8 Behandlungen, Wiederholung nach 4 bis 6 Monaten.

Richtlinien zur Stimulation – Grundstimulierung bzw. Grundausgleich der Energie ist nach dem Setzen der Nadeln immer erforderlich, sie erfolgt durch die mechanische und die schwache Gold-Silber Elektrostimulierung. Siehe hierzu unter Stimulationstechniken.

Weitere Stimulationsmethoden – Elektrostimulation: nicht geeignet

– Laserstimulation: Wie o. a. werden LG 20, LG 14 und KG 6 nur grundstimuliert. Die Punkte Dü 3, KG 5 und N 6 werden mit der Frequenz 50 Hz weiter stimuliert. Die Leistung sollte bei KG 5 niedrig gewählt werden. Man beginnt mit der Leistung 5 mW, um diese bei weiteren Behandlungen auf 10 bis 20 mW zu erhöhen.

Bei psychischer Überlagerung kann wie bei der Hyperhydrosis als Symptom die entsprechende Frequenz 6500 Hz zusätzlich gegeben werden.

Hypertonie I

Punktkombination KS 7 Da Ling, **oder** H 7 Shenmen, N 8 Jiao Xin, LG 20 Bai Hui, B 23 Shen Shu, G 25 Jing Men, (9 Nadeln) – Siehe Abb. –

KS 7 in der Mitte der Handgelenksfalte. Als Sedativpunkt des Kreislaufmeridians senkt er schonend den Blutdruck; schonend, weil er zugleich der Quellpunkt des Kreislaufmeridians ist.

H 7 am ulnaren Ende der volaren Handgelenksquerfalte. Sedierung- und Quellpunkt des Herzmeridians, wie KS 7, vermag der Punkt den Blutdruck schonend zu senken. Als Quellpunkt verstärkt er die Energie im Meridian, als Sedierungspunkt bringt er sie unter Kontrolle.

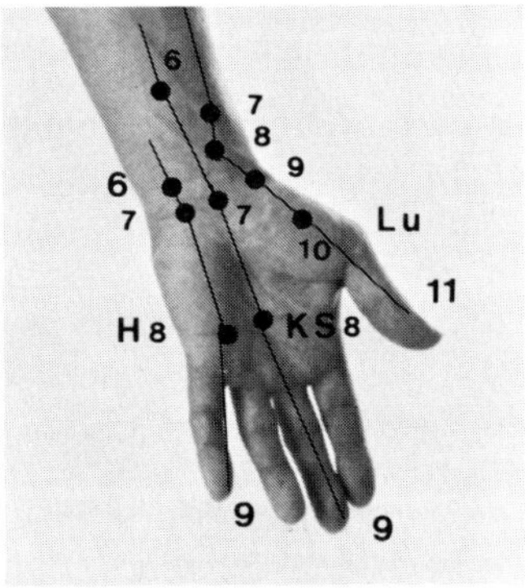

N 8 liegt vor N 7, 2 cun oberhalb der Spitze des Innenknöchels. Dem Punkt wird eine spezifisch blutdruckregulierende Wirkung zugeschrieben.

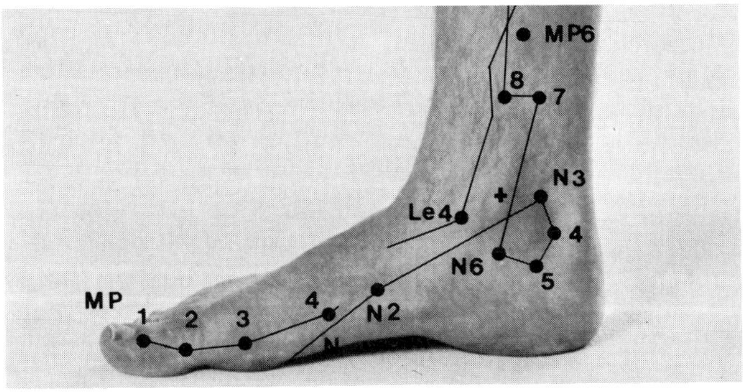

LG 20 In der Mittellinie des Schädeldachs, dort wo sich die von den Ohrspitzen gezogenen Linien treffen, wenn die Ohrmuscheln nach vorne geklappt werden. Der Punkt beeinflußt das Zentralnervensystem und wird deshalb oft in einer Punktkombination gegeben. Er wirkt allgemein beruhigend und ist deshalb bei Hypertonie indiziert. Den Punkt nach vorne oder hinten schräg stechen.

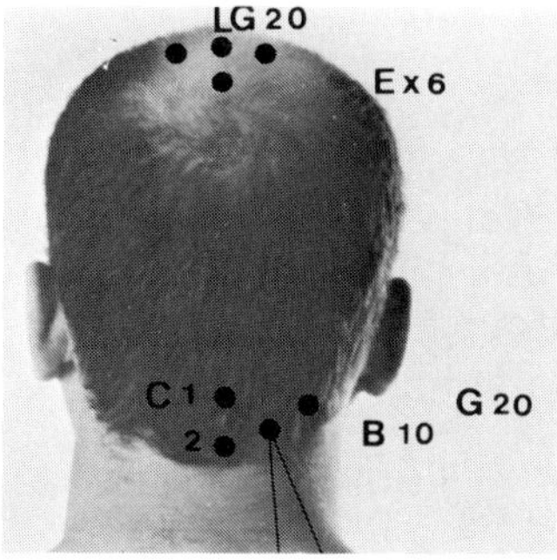

B 23 1.5 cun lateral der Spitze vom 2. Lendenwirbeldornfortsatz. Shu Punkt der Niere. Diese beeinflußt nach der traditionellen chinesischen Akupunktur günstig den Bluthochdruck.

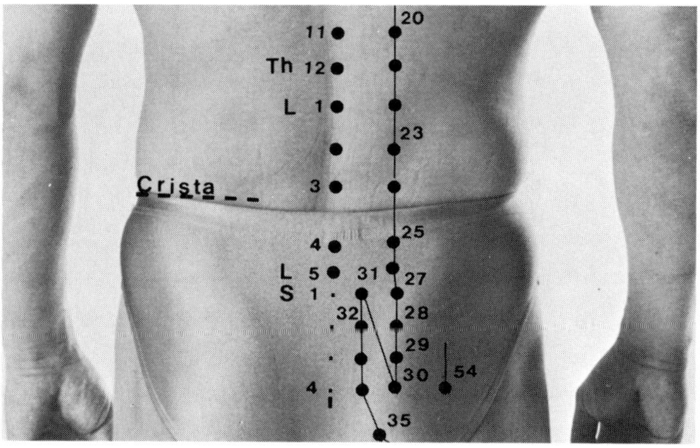

Das Organ Leber beeinflußt ebenfalls nach traditionellen Vorstellungen den Bluthochdruck. Der Shu Punkt der Leber B 18 Gan Shu, liegt 1.5 cun lateral der Spitze vom 9. BWD und kann natürlich gegeben werden. Hierzu müßte man auf einen der o. a. Punkte verzichten, da eine zusätzliche Gabe Von B 18 einer **Polypragmasie** gleichkommt. B 18 wird schräg nach oben gestochen.

Bemerkungen Wenn nicht anders angegeben, wird der Punkt senkrecht gestochen. Symmetrisch gelegene Punkte werden symmetrisch gegeben. Bei LG 20 wird nur die Grundstimulation (hier Sedierung), d. h. die mechanische und die schwache Elektrostimulation durchgeführt (siehe hierzu unten und unter Stimulationstechniken). B 23 und N 8 tonisieren, KS 7 oder H 7 sedieren. Acht bis zehn Behandlungen, Wiederholung nach etwa vier Monaten.

Richtlinien zur Stimulation – Grundstimulierung bzw. Grundausgleich der Energie ist nach dem Setzen der Nadeln immer erforderlich, sie erfolgt durch die mechanische und die schwache Gold-Silber Elektrostimulation. Siehe hierzu unter Stimulationstechniken.

Weitere Stimulationsmethoden – Elektrostimulation: nicht geeignet

– Laserstimulation: Mit der Frequenz 50 Hz für die Ernährung und der Frequenz 6500 Hz für die Psyche werden die o. g. Punkte mit Ausnahme von LG 20 stimuliert.

Hypertonie II

Punktkombination Dü 4 Wan Gu, Dü 3 Hou Xi, N 8 Jiao Xin, LG 20 Bai Hui, KG 15 Jiu Wei, KG 4 Guan Yuan, (9 Nadeln) – Siehe Abb. –

Dü 4 und Dü 3 ersterer liegt in der Delle zwischen Os hamatum und 5. Metakarpalknochen am ulnaren Handrand; letzterer liegt knapp proximal vom 5. Fingergrundgelenk am ulnaren Handrand in der Faustfalte.

Diese Kombination dient zur Behandlung der Hypertonie über das Lo Transversale bei Energieschwäche bzw. Leere des Dünndarm- und Fülle des Herzmeridians. Dü 4 ist dabei der Quellpunkt, Dü 3 der Tonisierungspunkt des Dünndarmmeridians. **Literatur:** vom selben Autor 1989 im Sommer-Verlag erschienen, Die aktuelle, traditionelle chinesische Akupunktur in der täglichen Praxis.

Solche Fälle treten nicht selten bei Erkrankungen des Dünndarmes auf, die zu Resorptionsstörungen führen. Wenn diese anhalten z. B. bei chronischen Dünndarmerkrankungen, tritt zwangsläufig eine Energiestörung im Lo Transversale auf, in der der Herzmeridian eine Fülle und der Dünndarmmeridian eine Leere zeigt.

N 8, LG 20 wurden bereits bei Hypertonie I besprochen.

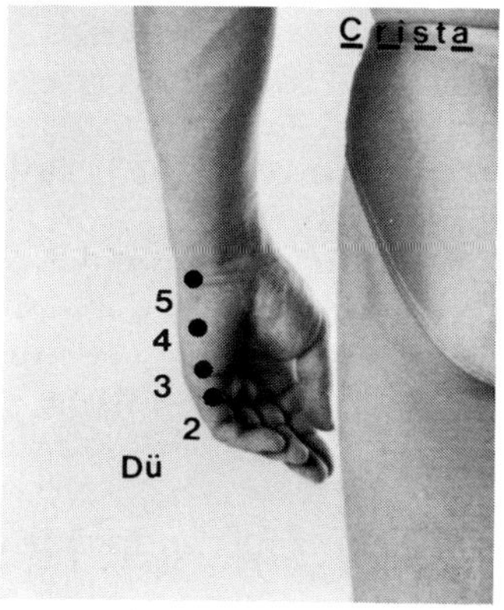

KG 15 in der ventralen Mittellinie knapp unter der Xiphoidspitze oder im obersten Winkelpunkt des Brustkorbes, wenn kein Xiphoid vorhanden ist. Ein vegetativ regulierender Punkt. Schräg nach oben oder unten stechen.

KG 4 3 cun unter dem Nabel in der ventralen Mittellinie. Alarmpunkt des Dünndarmes.

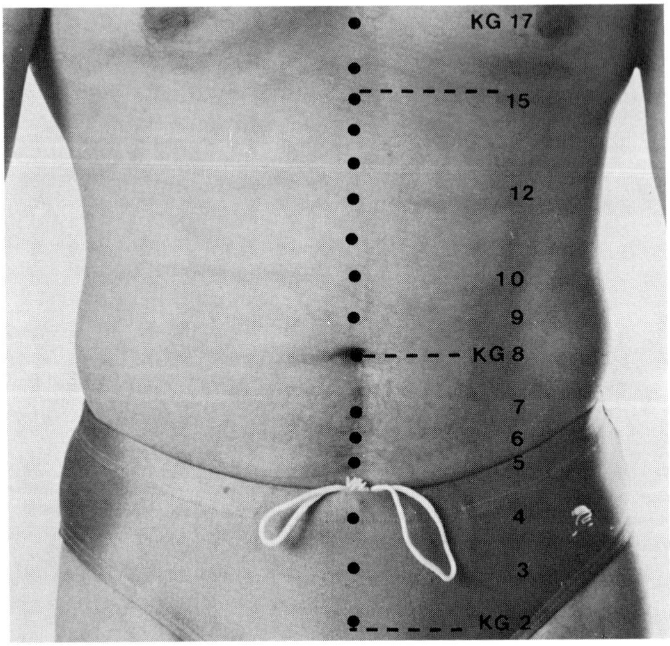

Bemerkungen Wenn nicht anders angegeben, wird der Punkt senkrecht gestochen. Symmetrisch gelegene Punkte werden symmetrisch gegeben. Bei LG 20 wird nur die Grundstimulation (hier Sedierung), d. h. die mechanische und die schwache Elektrostimulation durchgeführt (siehe hierzu unten und unter Stimulationstechniken). Dü 4 und Dü 3 **tonisieren (Regel des Lo Transversale).** N 8 und KG 4 ebenfalls tonisieren. KG 15 sedieren. Etwa 10 Behandlungen, Wiederholung nach ca. 4 Monaten.

Richtlinien zur Stimulation – Grundstimulierung bzw. Grundausgleich der Energie ist nach dem Setzen der Nadeln immer erforderlich, sie erfolgt durch die mechanische und die schwache Gold-Silber Elektrostimulierung. Siehe hierzu unter Stimulationstechniken.

Weitere Stimulationsmethoden – Elektrostimulation: wie bei Hypertonie I nicht geeignet.

– Laserstimulation: Die Punkte, die zur weiteren Stimulation vorgesehen sind (siehe oben unter Bemerkungen), werden mit der Frequenz 50 Hz der Ernährung und der Frequenz 6500 Hz der Psyche stimuliert.

Hypertonie III

Punktkombination KS 6 Nei Guan, Le 3 Tai Chong, LG 20 Bai Hui, KG 15 Jiu Wei, KG 6 Qi Hai (7 Nadeln) – Siehe Abb. –

KS 6 2 cun oberhalb der Mitte der Handgelenksfalte, zwischen Radius und Ulna. Wirkt regulierend auf den Blutdruck, er senkt also den erhöhten Blutdruck.

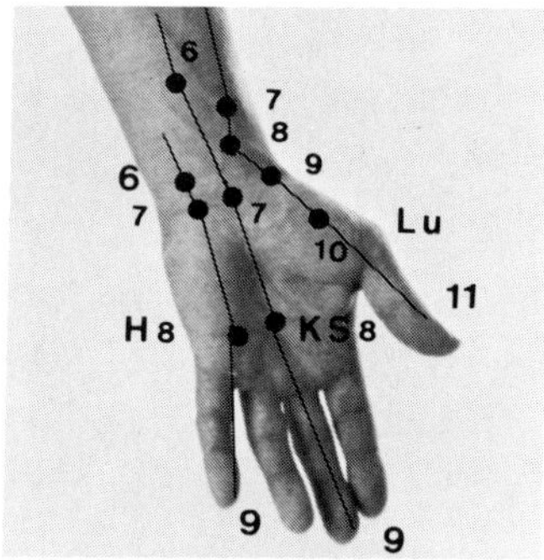

Le 3 1.5 cun proximal der Interdigitalfalte, zwischen Os metatarsale I und II. Der Punkt ist besonders indiziert, wenn Kopfschmerzen der Hypertonie beigesellt sind. In diesem Fall ist die Kombination mit LG 20 sehr günstig.

Dem Le 3 wird eine **starke Blutdrucksenkung** bei **erhöhtem** Blutdruck zugeschrieben. In diesem Fall empfehle ich dem **nicht Erfahrenen** auf die Punktkombination bei der Hypertonie I auszuweichen, oder Le 3 durch N 8 zu ersetzen.

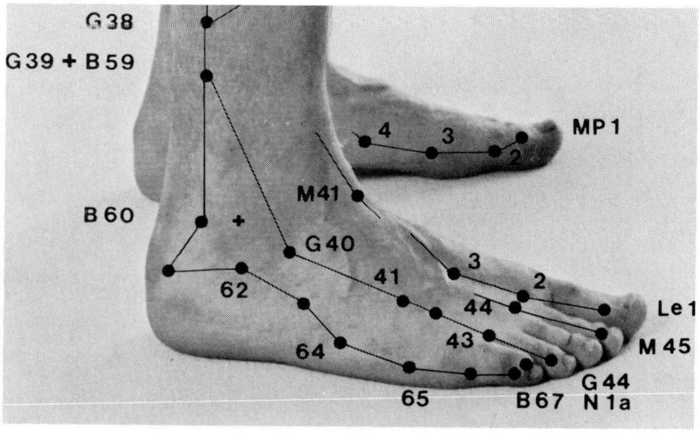

LG 20 siehe Hypertonie I

KG 15 siehe Hypertonie II

KG 6 1.5 cun unter dem Nabel bzw. KG 8, in der ventralen Mittellinie. Der Punkt vermag viel Energie freizusetzen. Er wirkt auf die Energie regulierend. Es empfiehlt sich, KG 6 noch **vor** Le 3 zu stechen, um eine abrupte Blutdrucksenkung zu vermeiden.

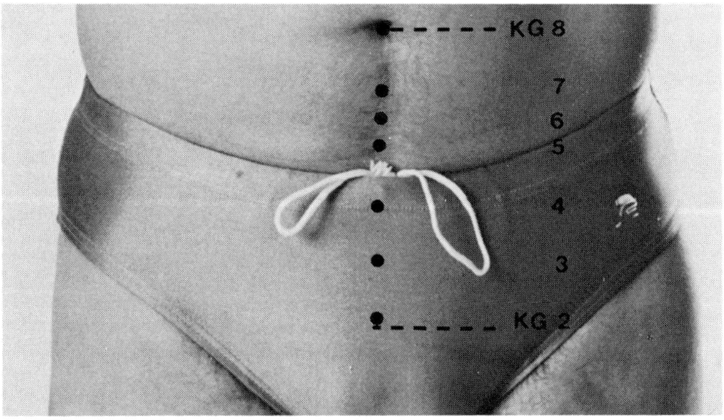

Bemerkungen Oben genannte neu angegebene Punkte werden senkrecht gestochen und bis auf KG 6 symmetrisch gegeben. KS 6 und Le 3 sedieren, wobei Le 3 nur grundstimuliert wird. Bei KG 6 wird ebenfalls nur die Grundstimulierung durchgeführt. Bezüglich der Stimulierung der anderen Punkte siehe bei Hypertonie I oder II.

Hypotonie

Punktkombination KS 6 Nei Guan, H 3 Shao Hai, KG 6 Qi Hai, KG 5 Shi Men, M 36 Zu San Li, MP 6 San Yin Jiao, (10 Nadeln) – Siehe Abb. –

KS 6 2 cun über der Mitte der ventralen Handgelenksfalte bzw. über KS 7. Der Punkt ist der Lo Punkt des Kreislaufmeridians. Er vermag den niedrigen Blutdruck zu erhöhen bzw. zu normalisieren.

H 3 am ulnaren Ende der Ellbogenbeugefalte. Punkt der „Lebensfreude“, er hat eine außerordentlich psychisch tonisierende Wirkung.

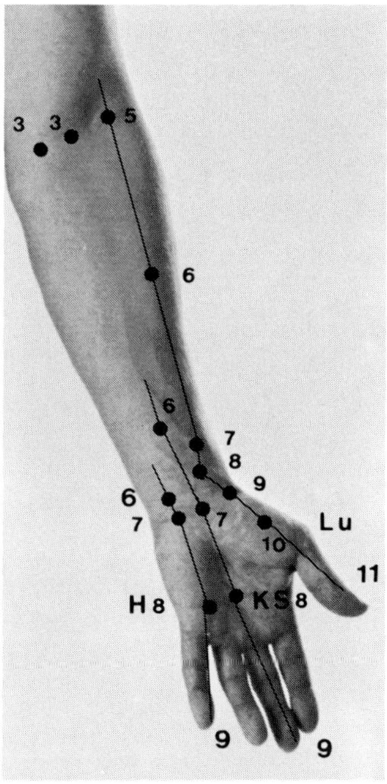

KG 6 1.5 cun unter dem Nabel in der ventralen Mittellinie. Punkt der „Lebensenergie“, er ist bei Hypotonie sehr hilfreich.

KG 5 2 cun unter dem Nabel in der ventralen Mittellinie. Hauptalarmpunkt des 3 Erwärmers. Er stimuliert die Atem-, Verdauungs- und Genitalfunktion, deshalb ist der Punkt bei der Hypotonie indiziert.

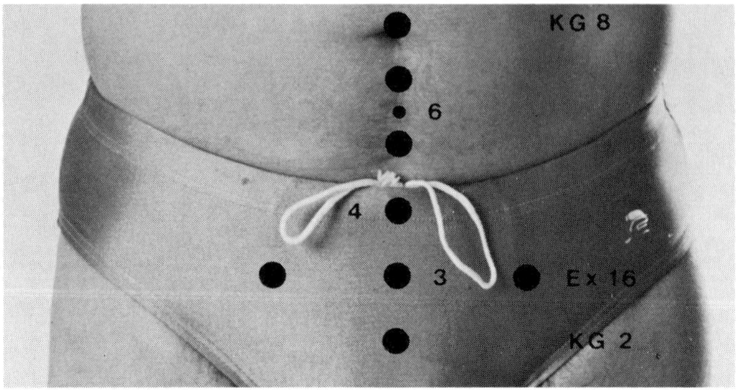

M 36 3 cun unter dem Unterrand der Patella, 1 Querfingerbreite lateral der Tibiakante. Es handelt sich um einen wichtigen allgemein psychisch tonisierenden Punkt. Er wirkt deshalb sehr günstig bei der Hypotonie.

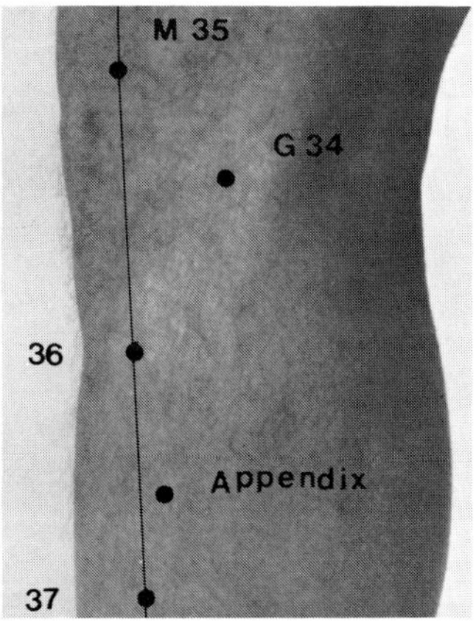

MP 6 3 cun oberhalb der Spitze des Innenknöchels, hinter der Tibiakante. Stoffwechsel- und Immunpunkt, sowie Gruppen-Lo Punkt der Yinmeridiane des Fußes. Bei Hypotonie indiziert.

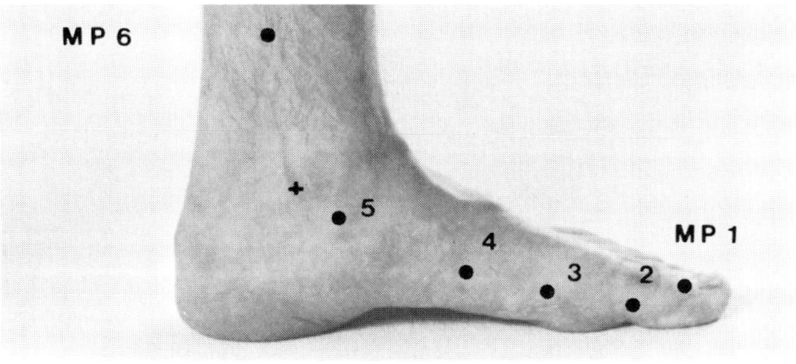

Bemerkungen Wenn nicht anders angegeben, wird der Punkt senkrecht gestochen. Symmetrisch gelegene Punkte werden symmetrisch gegeben. Alle Punkte werden tonisiert. Acht bis zehn Behandlungen, Wiederholung nach etwa 4 Monaten.

Richtlinien zur Stimulation – Grundstimulierung bzw. Grundausgleich der Energie ist nach dem Setzen der Nadeln immer erforderlich, sie erfolgt durch die mechanische und die schwache Gold-Silber Elektrostimulierung. Siehe hierzu unter Stimulationstechniken.

Weitere Stimulationsmethoden – Elektrostimulation: nicht geeignet.

– Laserstimulation: Wie bei der Behandlung der Hypertonie, werden hier die Frequenzen 50 für die Ernährung und 6500 Hz für die Psyche zur Stimulierung der oben vorgesehenen Punkte verwendet. Es empfiehlt sich, wie immer, die Leistung zunächst niedrig anzusetzen, z. B. mit 5 oder 10 mW beginnen, um diese bei weiteren Behandlungen graduell auf 30 mW zu steigern.

Infektneigung

Punktkombination Lu 7 Lieque, MP 6 San Yin Jiao, Di 11 Qu Chi, B 10 Tian Zhu **oder** B 2 Zan Zhu, KG 6 Qi Hai, Le 13 Zhang Men, LG 14 Da Zhui, (12 Nadeln) – Siehe Abb. –

Lu 7 1.5 cun über dem radialen Ende der volaren Handgelenksquerfalte. Lo-Punkt des Lungenmeridians, er stimuliert die Atmung und ist somit gut bei der Infektprophylaxe geeignet. Schräg stechen.

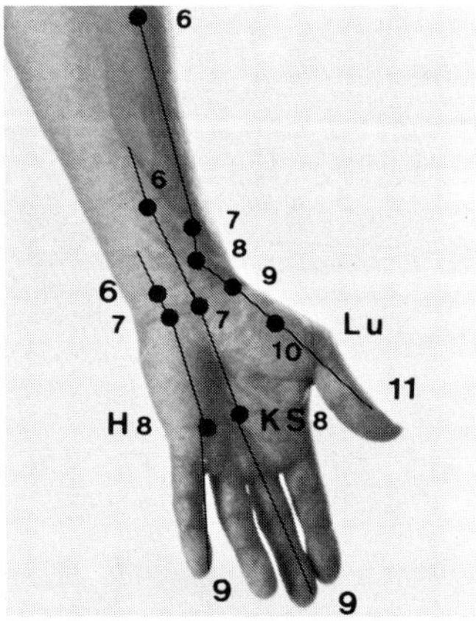

MP 6 3 cun über der Spitze des Innenknöchels, knapp hinter der Tibiakante. Reunions- bzw. Gruppen-Lo-Punkt der Yinmeridiane des Fußes. Er hat einen großen Einfluß auf das Bindegewebe und somit auf das Immunsystem.

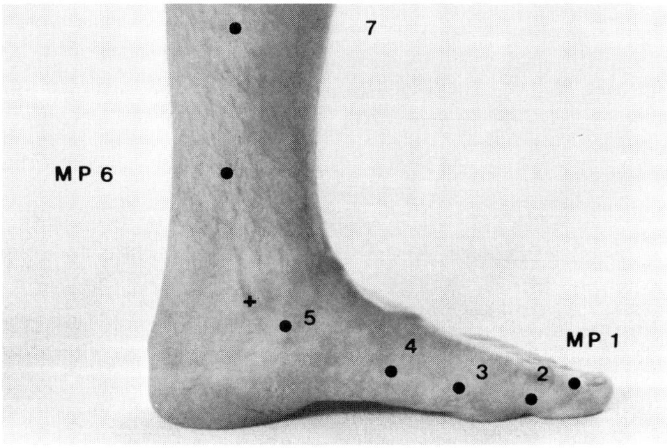

Di 11 am radialen Ende der Ellbogenbeugefalte. Ein wichtiger Immunpunkt.

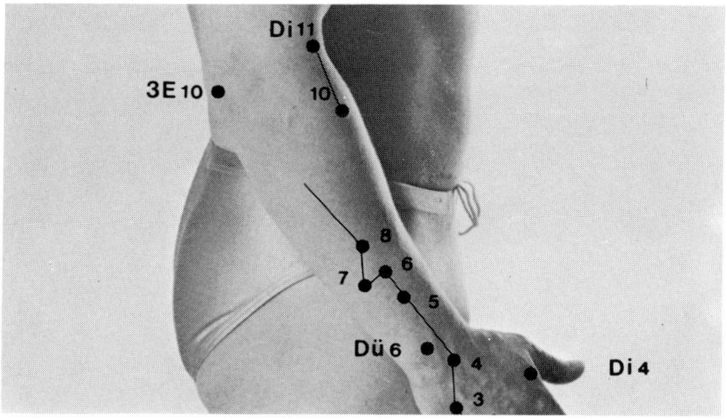

B 10 1.3 cun lateral und in Höhe der Spitze vom 2. Halswirbeldornfortsatz. Wichtiger „Wetterpunkt", der im Lokalbereich sowohl gegen Kopfschmerzen wie auch bei Infekten wirkt.

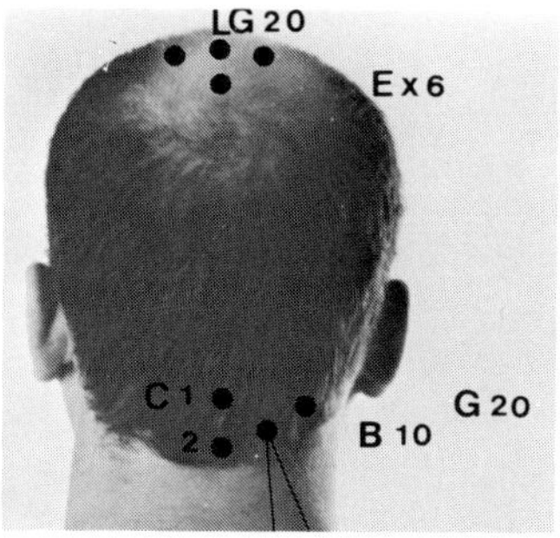

B 2 am medialen Ende der Augenbrauen. Wirksam bei Sinusitis und sonstigen Infekten. Der Punkt ist ebenfalls, wie B 10, bei Infektneigung wirksam.

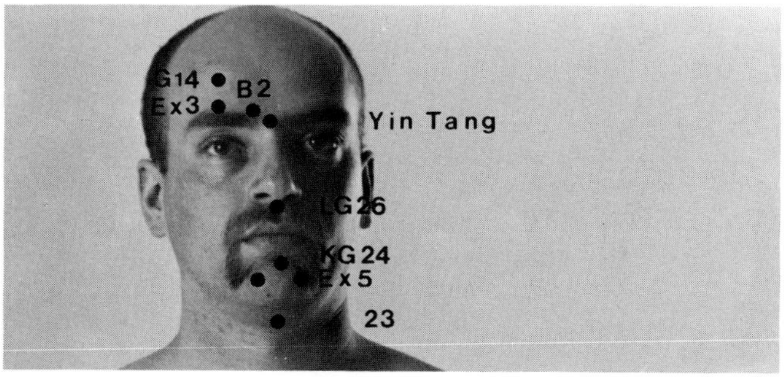

KG 6 1.5 cun unter dem Nabel in der ventralen Mittellinie. Der Punkt vermag viel Energie freizusetzen, er ist somit bei der Rekonvaleszenz bzw. der abgeschwächten Abwehrkraft sehr nützlich.

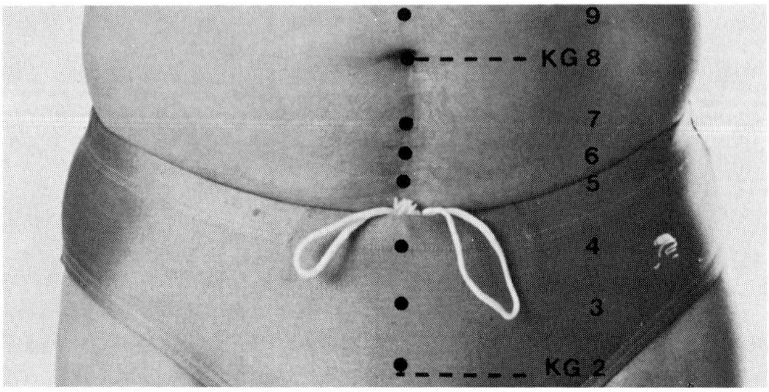

Le 13 am freien Ende der 11. Rippe. Wichtiger, den Stoffwechsel stimulierender Punkt. Schräg nach vorne und unten stechen.

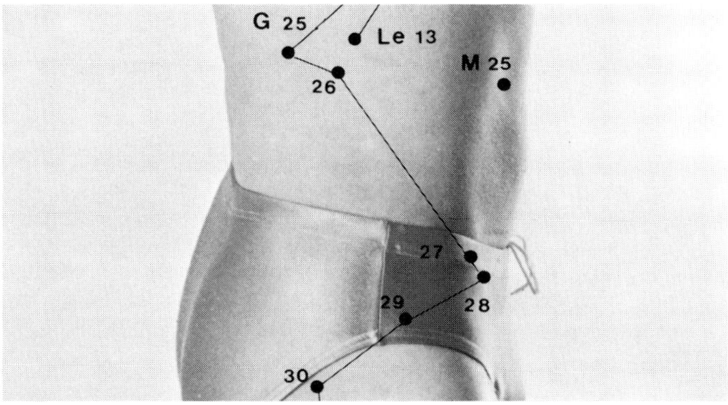

LG 14 knapp unter dem Dornfortsatz vom 7. Halswirbelkörper in der dorsalen Mittellinie. Ein wichtiger Immun- und Stoffwechselpunkt. Schräg nach oben stechen.

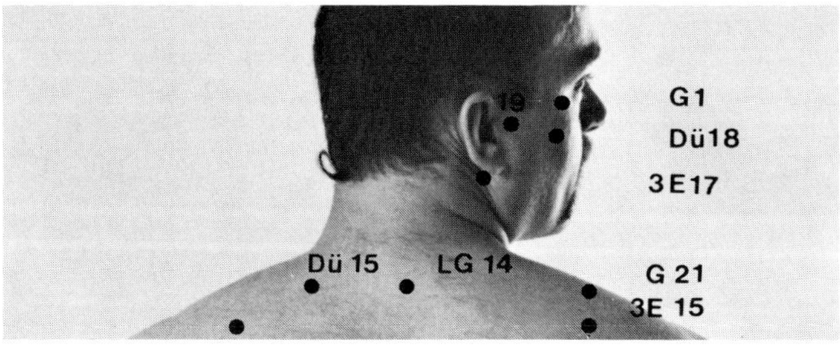

Bemerkungen Wenn nicht anders angegeben, wird der Punkt senkrecht gestochen. Symmetrisch gelegene Punkte werden symmetrisch gegeben. Bei LG 14, KG 6 und B 2 wird nur die Grundstimulierung, d. h. die mechanische und die schwache Elektrostimulierung durchgeführt (hier tonisieren). Siehe hierfür unten und unter Stimulationstechniken. Die anderen Punkte werden ebenfalls tonisiert. Acht bis zehn Behandlungen, Wiederholung nach 4 Monaten bis zu einem halben Jahr.

Richtlinien zur Stimulation – Grundstimulierung bzw. Grundausgleich der Energie ist nach dem Setzen der Nadeln immer erforderlich, sie erfolgt durch die mechanische und die schwache Gold-Silber Elektrostimulierung. Siehe hierzu unter Stimulationstechniken.

Weitere Stimulationsmethoden – Elektrostimulation: nicht geeignet

– Laserstimulation: Mit der Frequenz der Ernährung 50 Hz werden die Punkte mit Ausnahme der o. g. stimuliert. Man kann hier den einen oder anderen Punkt durch Reduzierung der Frequenz um 5 bis zu 35 %verstärkt tonisieren. Siehe hierzu unter Laser.

Ischialgie bzw. Lumboischialgie

Punktkombination B 31 Shang Liao (bds.), B 32 Ci Liao (bds.), B 36 Cheng Fu (einseitig, die kranke Seite), B 28 Pang Guang Shu (bds.), B 40 Wei Zhong (einseitig, die kranke Seite), B 60 Kun Lun (bds.), G 30 Huan Tiao (einseitig, die kranke Seite), G 34 Yang Ling Quan (einseitig, die kranke Seite), Dü 3 Hou Xi (bds.), (14 Nadeln) – Siehe Abb. –

Oben angegebene Punktkombination wurde nach meinem 1989 im Sommer-Verlag erschienenen Lehrbuch, Die aktuelle, traditionelle chinesische Akupunktur in der täglichen Praxis getroffen, Seite 320. Diese Punkte entsprechen bei der Lumboischialgie der am häufigsten betroffenen Schmerzlokalisation, bzw. vorwiegend der Tai-Yang-Achse.

B 31 im ersten Foramen sacrale, medial von B 27, wichtiger Lokalpunkt bei der Lumboischialgie, bds. geben.

B 32 im 2. Foramen sacrale, medial von B 28, bds. geben.

B 36 in der Mitte der Gesäßfalte, ein für die Ischialgie spezifischer Punkt. – Einseitig, die kranke Seite –.

B 28 in Höhe des 2. Foramen sacrale, 1.5 cun lateral der dorsalen Mittellinie. Shu Punkt der Blase, bds. geben.

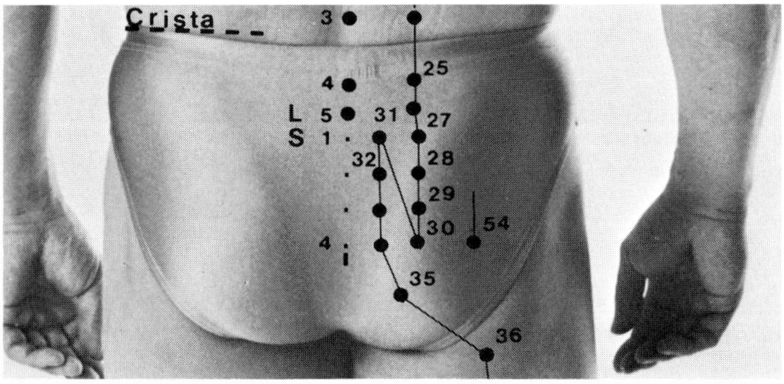

B 40 in der Mitte der Kniegelenksquerfalte. Der Punkt ist fast immer bei der Ischialgie betroffen. Einseitig, die kranke Seite stechen.

B 60 in der Mitte zwischen der Spitze des Außenknöchels und dem Vorderrand der Achillessehne. Auch ein häufig betroffener Punkt bei der Ischialgie. Der Punkt wird hier als allgemeiner Schmerzpunkt beidseitig gegeben. Er wird aber auch als Verbindungspunkt zu Dü 3 gegeben, siehe unten.

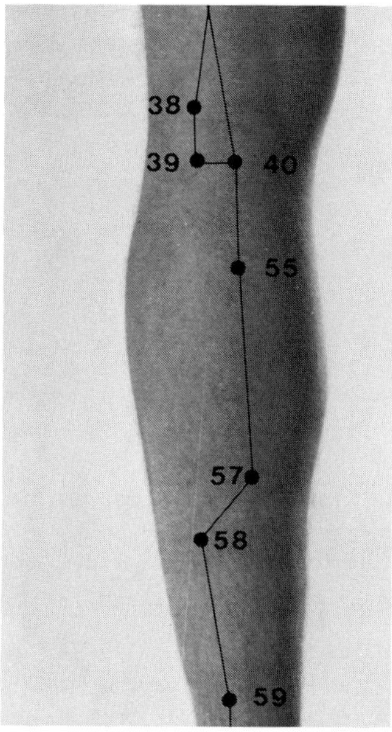

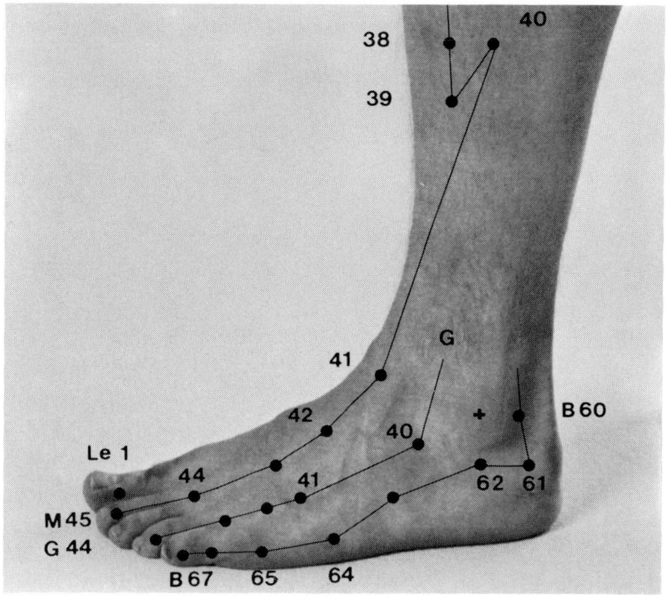

G 30 hinter dem Trochanter majus femoris bei gestrecktem Bein.

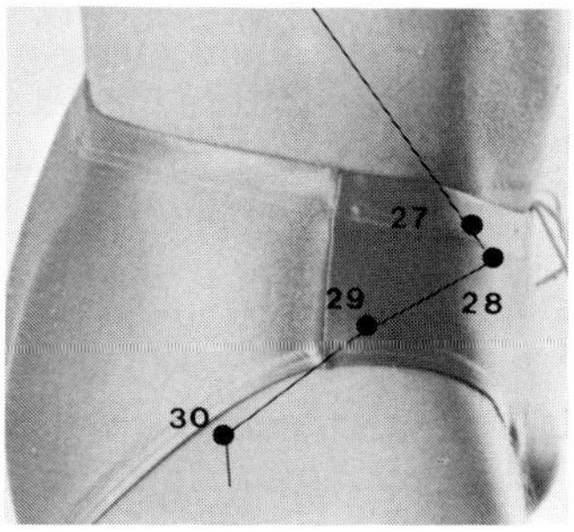

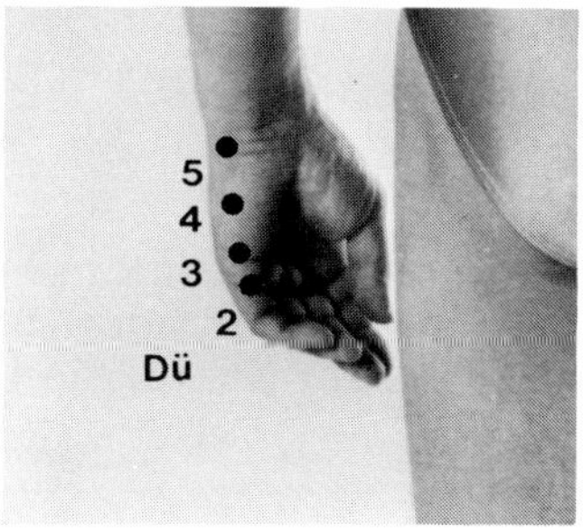

G 34 vor und unter dem Fibulaköpfchen, Meisterpunkt der Muskulatur, er ist oft bei der Ischialgie betroffen. Einseitig, die kranke Seite stechen.

Dü 3 proximal des Kleinfingergrundgelenks in der Faustfalte am ulnaren Handrand. Er wird hier als Fernpunkt in der Tai-Yang-Meridianachse in Verbindung mit B 60 gegeben.

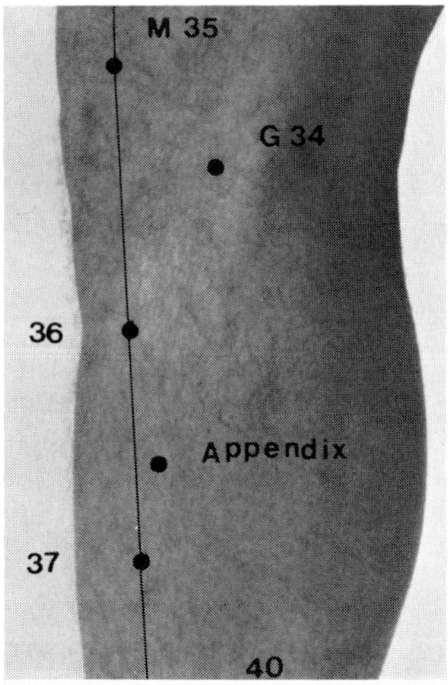

Bemerkungen O. a. Punkte werden senkrecht sedierend gestochen. Man kann auf einige Nadeln verzichten, indem mit dem Laser einige Punkte ungenadelt sedierend stimuliert werden. Bei den genadelten Punkten wird die Spitze des Lasergriffels neben der im Punkt gesteckten Nadel auf die Haut gesetzt. Jeder Punkt wird wie immer 20 bis 30 Sekunden stimuliert, die Stimulationsdauer Zeit kann auch auf 15 Sekunden reduziert werden, wenn viele Punkte zur Stimulation vorgesehen sind. Hierfür siehe unten und unter Laser. Etwa 10 Behandlungen, Wiederholung bei Rückfall.

Bei operationsindiziertem Bandscheibenprolaps empfiehlt sich, bis zum Operationstermin den Schmerz mit der kombinierten Akupunktur – Laserakupunktur zu behandeln.

Richtlinien zur Stimulation – Grundstimulierung bzw. Grundausgleich der Energie ist nach dem Setzen der Nadeln immer erforderlich, sie erfolgt durch die mechanische und die schwache Gold-Silber Elektrostimulierung. Siehe hierzu unter Stimulationstechniken.

Weitere Stimulationsmethoden – Elektrostimulation: sie ist hier als Schmerztherapie sehr gut geeignet. Wie im Abschnitt Stimulationstechniken erläutert wurde, wählt man zur Sedierung hohe Frequenzen mit niedrigen Impulsbreiten und niedrigen Leistungen. Es werden jeweils und immer einseitig 2 Punkte miteinander, dh. simultan stimuliert für jeweils ca. 5 Minuten. Hierzu empfehle ich die Punkte B 60 und

B 40, sowie B 36 und B 32 zu stimulieren. Das Befestigen der Hakenelektrode am noch freien Teil der Stahlnadeln ist dabei sehr einfach.

– Laserstimulation: sie ist ebenfalls sehr geeignet zur Behandlung der Ischialgie, wobei der Laserstrahl eine in sich heilende Wirkung hat, da er großen Einfluß auf den Stoffwechsel ausübt.

Bei der Ischialgie sind die Ernährungsfrequenz 50 Hz und die Frequenz des peripheren Nervensystems 2800 Hz indiziert.

Mit beiden Frequenzen 50 und 2800 Hz, werden die Punkte: B 31, B 32, B 36, B 40, G 30, B 60 stimuliert. Es empfiehlt sich hier, B 60 einseitig, auf der kranken Seite zu stimulieren. Wegen der Zahl der zu stimulierenden Punkte genügt es, jeden Punkt für 15 bis 20 Sekunden zu stimulieren.

Juckreiz

Punktkombination Lu 5 Chize, MP 6 San Yin Jiao, MP 10 Xue Hai, Di 11 Qu Chi, LG 20 Bai Hui, (9 Nadeln) – Siehe Abb. –

Lu 5 in der volaren Ellbogenbeugefalte radial der Bizepssehne. Der Punkt wirkt spezifisch gegen Juckreiz der Haut und ist außerdem der Ho-Punkt der Lunge. Die Haut entspricht dem Funktionskreis Lunge/Dickdarm.

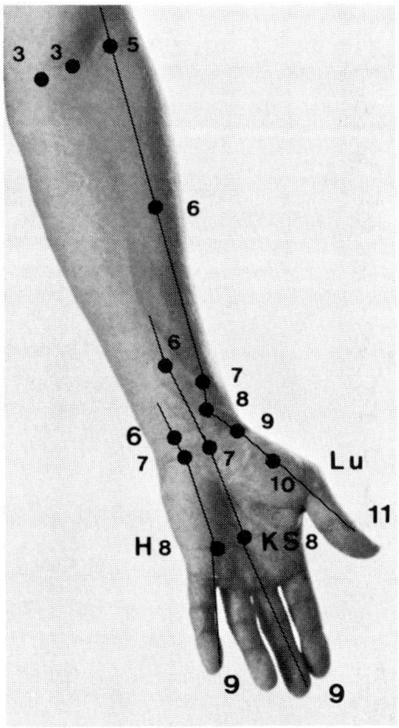

MP 6 3 cun über der Spitze des Innenknöchels, knapp hinter der Tibiakante. Er ist der Gruppen-Lo-Punkt der Yinmeridiane des Fußes und Meisterpunkt für das Bindegewebe. Er ist außerdem Immun- und Stoffwechselpunkt.

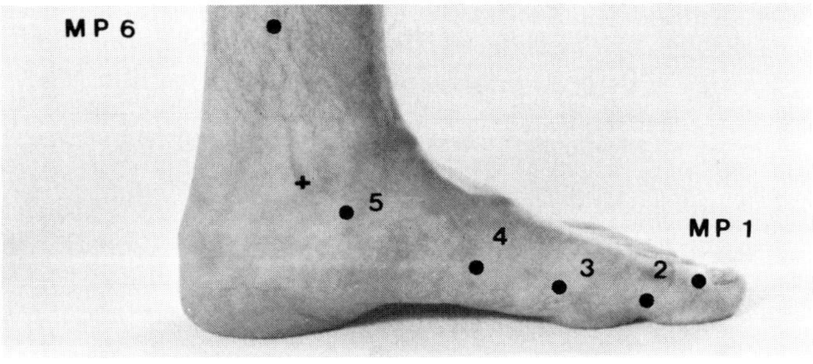

MP 10 2 cun oberhalb des medialen Patellaoberrandes, er wirkt antiallergisch.

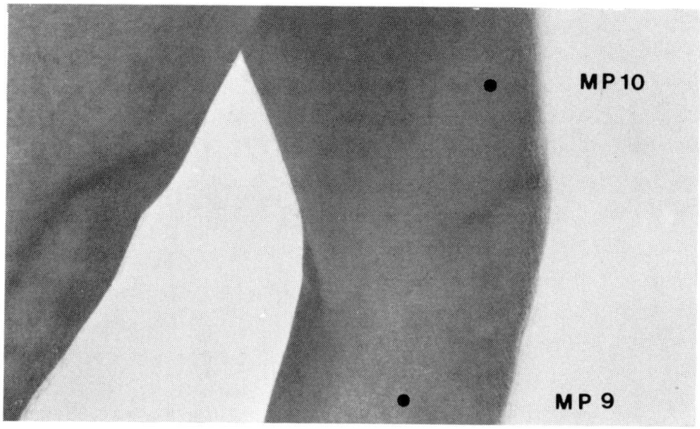

Di 11 am radialen Ende der Ellbogenfalte. Immun- und Ho-Punkt des Dickdarms.

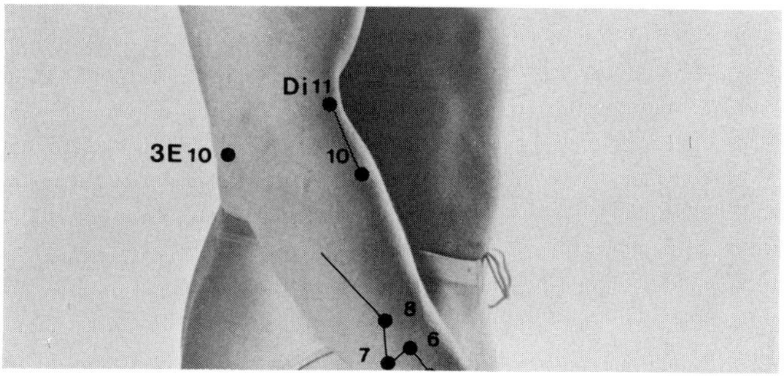

LG 20 In der Mittellinie des Schädeldachs, dort wo sich die von den Ohrspitzen gezogenen Linien treffen, wenn die Ohrmuscheln nach vorne geklappt werden. Der Punkt beeinflußt das Zentralnervensystem und wird deshalb oft in einer Punktkombination gegeben. Er wirkt allgemein beruhigend und ist deshalb bei Juckreiz indiziert. Den Punkt nach vorne oder hinten schräg stechen.

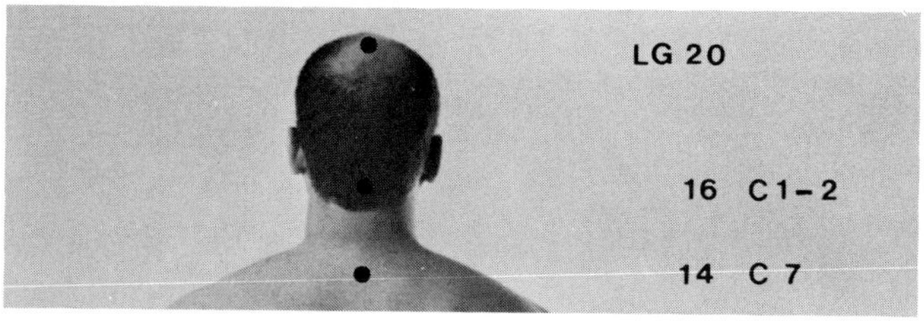

Bemerkungen Wenn nicht anders angegeben, wird der Punkt senkrecht gestochen. Bis auf LG 20 werden o. a. Punkte symmetrisch gestochen. 8 bis 10 Behandlungen, Wiederholung nach ca. 3 Monaten. LG 20 wird nur grundsediert, siehe hierfür unten und unter Stimulationstechniken. Lu 5 wird sediert, MP 6, MP 10 und Di 11 werden dagegen tonisiert, da bei Juckreiz Leere im entsprechenden Meridian zu erwarten ist.

Die Empfehlung, ob ein Punkt tonisiert oder sediert werden soll, beruht auf die durch Erfahrung zu erwartende Energielage im Punkt. Es handelt sich also um eine nicht bindende Empfehlung, die entweder über die chinesische Pulsdiagnose oder über den RAC von Nogier oder über ein Differenzial-Punktsuchgerät verifiziert werden kann. Siehe hierzu ebenfalls unter Stimulationstechniken.

Hauterkrankungen werden auch erfolgreich über die Ohrakupunktur behandelt. Ein Lehrbuch vom selben Autor über Die aktuelle Ohrakupunktur, das im Sommer-Verlag erscheinen wird, behandelt unter anderem die Erkrankungen der Haut ausführlich.

Richtlinien zur Stimulation – Grundstimulierung bzw. Grundausgleich der Energie ist nach dem Setzen der Nadeln immer erforderlich, sie erfolgt durch die mechanische und die schwache Gold-Silber Elektrostimulierung. Siehe hierzu unter Stimulationstechniken.

Weitere Stimulationsmethoden – Elektrostimulation: hier nicht geeignet.

– Laserstimulation: neben der Frequenz der Ernährung 50 Hz ist bei Berücksichtung der Anamnese zu entscheiden, ob hier die Frequenz der Psyche 6500 Hz oder die der Schmerzen 8000 Hz angewandt werden soll.

LG 20 wird nur grundstimuliert (hier sediert). Die anderen o. a. Punkte können mit den o. g. Frequenzen stimuliert werden. Je Punkt, wie immer, während 20 bis 30 Sekunden stimulieren.

Kopfschmerzen (Leberkopfschmerz bzw. migraine ophtalmique)

Punktkombination LG 20 Bai Hui, Extra 6 Si Shencong, Le 3 Tai Chong, H 7 Shen Men **oder** Lu 7 Lie Que, **oder** KS 7 Da Ling, KG 15 Jiu Wei, KG 6 Qi Hai, Extra 2 Tai Yang, (13 Nadeln)

LG 20 in der Mittellinie am höchsten Punkt des Schädeldachs. Beide Ohrmuscheln nach vorne klappen, die von den Ohrmuschelspitzen zum Scheitel gezogenen Linien treffen sich im Punkt LG 20. Er wirkt allgemein sedierend. Ein Ast verbindet den Punkt direkt mit dem Hirn. LG 20 hat enge Beziehungen zu Le 3. Schräg nach vorne oder hinten stechen.

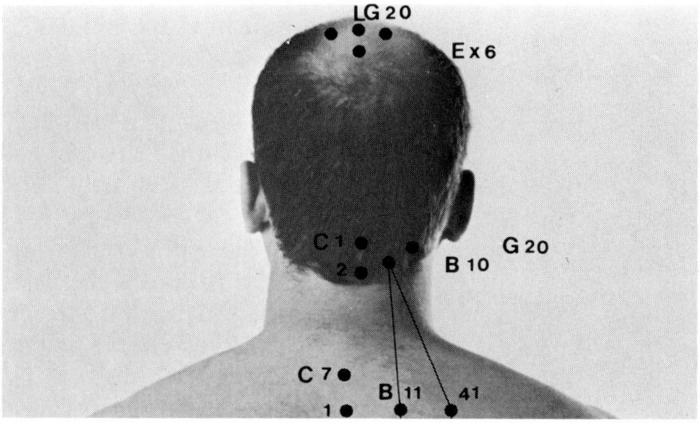

Ex 6 jeweils 1 cun vor, hinter und lateral von LG 20. Es handelt sich um 4 Punkte, die die 4 geistigen Weisen genannt werden und die bei Migräne bzw. vasogen bedingten Kopfschmerzen, sowie bei allen Prozessen an denen das Zentralnervensystem beteiligt ist, indiziert sind.

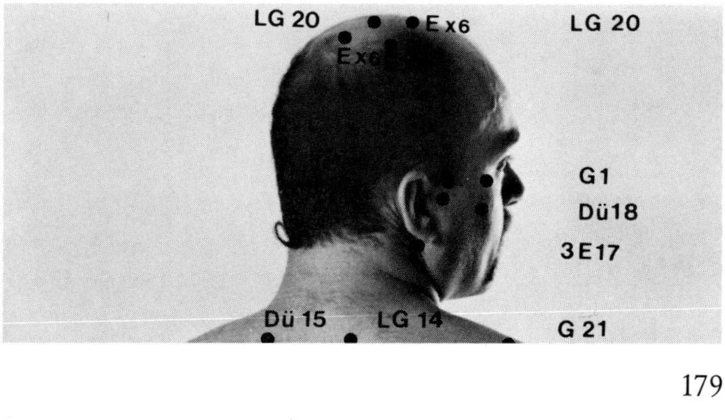

Le 3 im Berührungswinkel der Metatarsale I und II, oder 1.5 cun oberhalb der Interdigitalfalte. Beim Leberkopfschmerz sehr indiziert. Siehe LG 20.

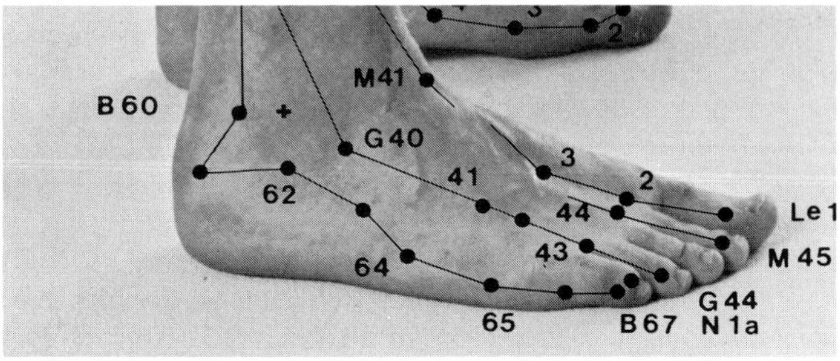

H 7 am ulnaren Ende der volaren Handgelenksquerfalte. Quell- und Sedativpunkt des Herzmeridians, dies macht ihn sehr nützlich bei der o. g. Migräne. Schräg oder senkrecht stechen, cave Arteria ulnaris.

Lu 7 1.5 cun über dem radialen Ende der Handgelenksquerfalte. Lo Punkt des Lungenmeridians, dadurch wirkt er ebenfalls sehr günstig bei der Migräne. Schräg stechen.

KS 7 Mitte der volaren Handgelenksquerfalte. Quell- und Sedativpunkt des Kreislaufmeridians, deshalb beeinflußt er günstig den Migränekopfschmerz, insbesondere jedoch den Leberkopfschmerz.

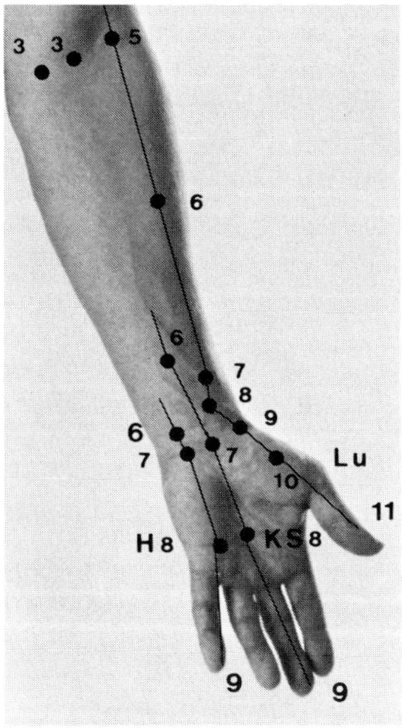

KG 15 unter der Xiphoidspitze oder im Winkel des Rippenbogens in der volaren Mittellinie. Seine Kombination mit LG 20 und KG 6 wirkt außerordentlich regulierend auf das Vegetativum, dies ist bei der Behandlung der Migräne sehr wichtig.

KG 6 1.5 cun unterhalb vom Nabel, in der vorderen Mittellinie. Er verstärkt und reguliert die Energie im Organismus, er wirkt somit sehr gut bei Migräne und Schlafstörungen.

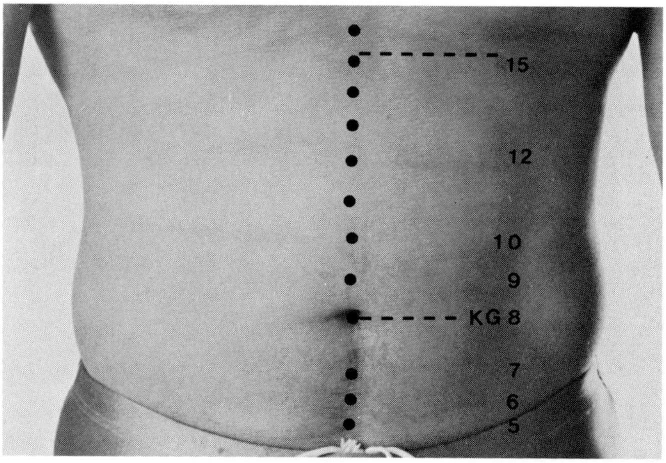

Bemerkungen Wenn nicht anders angegeben, wird der Punkt senkrecht gestochen. Symmetrisch gelegene Punkte werden symmetrisch gegeben. Bei LG 20 und Ex 6 wird nur die Grundsedierung, d. h. die mechanische und die schwache Elektrostimulierung durchgeführt – siehe hierfür unten und unter Stimulationstechniken –. Le 3, H 7 **oder** KS 7, **oder** Lu 7, KG 15 und KG 6 werden sediert. Acht bis zehn Behandlungen, Wiederholung nach etwa 4 Monaten.

Richtlinien zur Stimulation – Grundstimulierung bzw. Grundausgleich der Energie ist nach dem Setzen der Nadeln immer erforderlich, sie erfolgt durch die mechanische und die schwache Gold-Silber Elektrostimulierung. Siehe hierzu unter Stimulationstechniken.

Weitere Stimulationsmethoden

– Elektrostimulation: es empfiehlt sich, ganz besonders wenn zur Zeit der Behandlung über Kopfschmerzen geklagt wird, auf die Laserstimulation auszuweichen.

– Laserstimulation: wenn auch bei der Migräne als vasomotorischer Prozess, die Frequenz der Ernährung 50 Hz in Frage kommt, empfiehlt sich trotzdem, mit der Schmerzfrequenz 8000 Hz zu stimulieren. Es werden nur die zur weiteren Stimulation vorgesehenen o. a. Punkte stimuliert. Die Leistung sollte hier bei den Punkten KG 15 und KG 6 –10 mW nicht übersteigen.

Man kann aber auch die letztgenannten 2 Punkte mit der **unspezifischen** Frequenz 10 Hz, die im Laserpen eingebaut ist, stimulieren. In diesem batteriebetriebenen Lasergerät ist die Leistung 5 mW eingebaut.

Kopfschmerzen (Shao-Yang bzw. Schläfenkopfschmerzen)

Punktkombination G 1 Tong Ziliao, **oder** Extra 2 Tai Yang, M 8 Tou Wei, **oder** G 4 Han Yan, G 8 Shuai Gu, G 20 Feng Chi, 3E 2 Ye Men **oder** 3E 3 Zhong Zu Hu, G 44 Qiao Yin, (12 Nadeln) – Siehe Abb. –

G 1 am lateralen Ende des Augenwinkels. Wichtiger Lokalpunkt beim Shao-Yang Kopfschmerz. Schräg nach unten stechen.

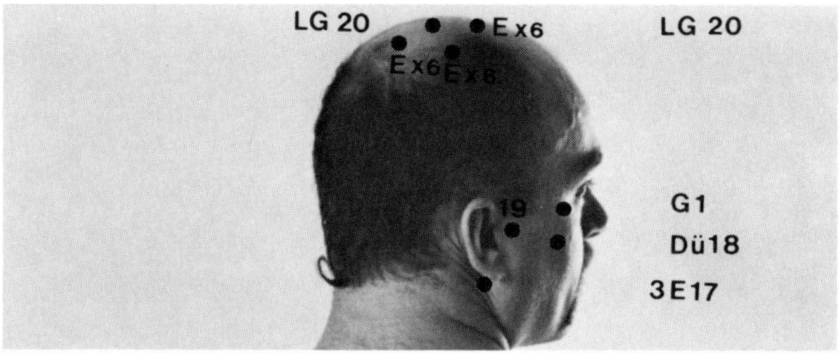

Ex 2 in der Schläfengrube bzw. im Schnittpunkt der Verlängerung vom Augenunterlid und von der Augenbraue nach lateral. Der Punkt liegt sehr nahe zu G1, deshalb wird **nur einer** von beiden gegeben. Beide Punkte sind bei Schläfenmigräne bzw. beim Shao Yang Schmerz sehr gut wirksam. Den Punkt schräg nach unten oder hinten stechen.

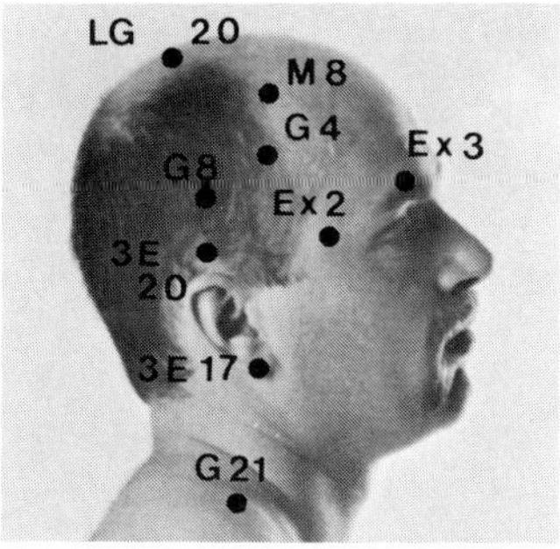

M 8 (1 nach Bachmann) im Stirnwinkel etwa 0.5 cun innerhalb des Haaransatzes, in jedem Falle liegt der Punkt dort in einem Grübchen. Nach unten schräg stechen, der Punkt kann auch senkrecht gestochen werden.

G 4 in einem Grübchen im Bereich der Schläfe, 1 cun unterhalb von M 8. Letzterer befindet sich im Stirnwinkel ebenfalls in einem Grübchen. Lokalpunkt beim Shao-Yang Kopfschmerz. schräg nach vorne, unten oder hinten stechen.

G 8 2 cun oberhalb der Ohrmuschelspitze, wenn die Ohrmuschel nach vorne geklappt wird. Er liegt mitten in der Ausdehnungszone des Schläfenkopfschmerzes und ist hierfür ein sehr wichtiger Lokalpunkt. Schräg nach vorne, hinten oder unten stechen.

G 20 in einer Vertiefung medial und unter dem Os mastoid. Er ist ein wettersensibler Punkt und gehört zur Shao-Yang Achse, ein sehr wichtiger Lokalpunkt, den man auch beim Tai-Yang Kopfschmerz geben kann. In Richtung Auge stechen !

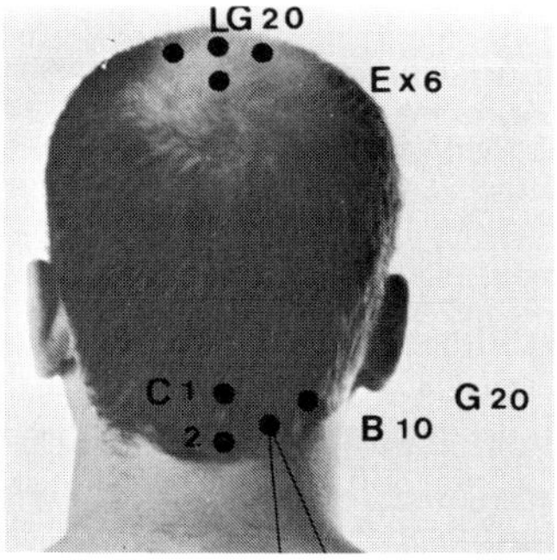

3E 2 knapp proximal der Fingergrundgelenke zwischen Metacarpale IV und V. Yongpunkt des 3 Erwärmers, er fördert die Energie zum Kopf, dort wo sie blockiert ist.

3E 3 im Berührungswinkel der Metacarpale IV und V. Er ist der Tonisierungspunkt des 3 Erwärmers und hat in der o. a. Achse eine ähnliche energetische Funktion wie 3E 2, deshalb wird nur einer der beiden Punkte gegeben.

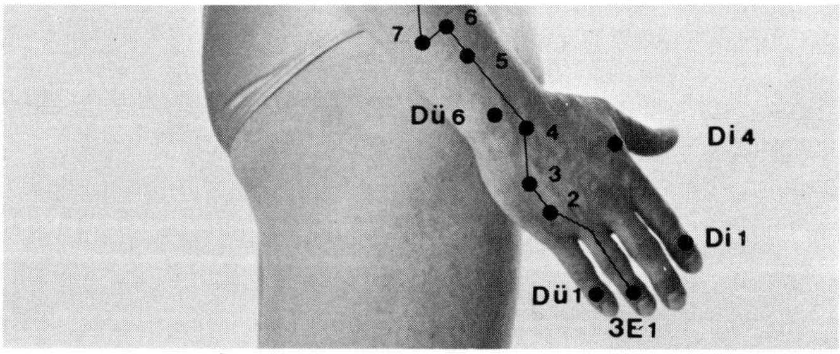

G 44 2 mm lateral und über dem Nagelwinkel der 4. Zehe. Er ist der Tingpunkt des Gallenblasenmeridians, zieht die Energie nach unten und ergänzt somit die Funktion von 3E 2 oder 3E 3, s. o.

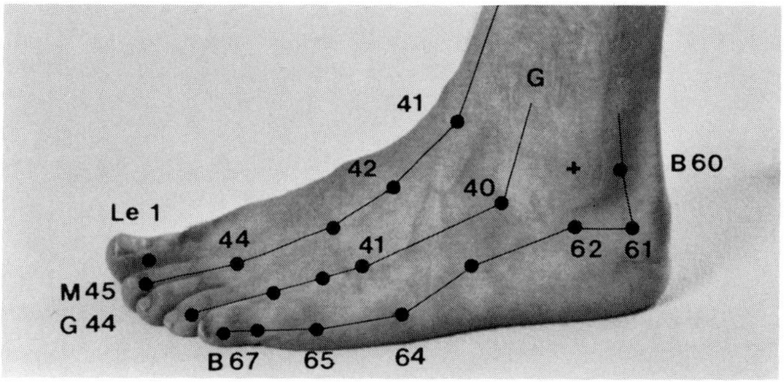

Bemerkungen Wenn nicht anders angegeben, wird der Punkt senkrecht gestochen. Die Lokalpunkte sedieren, peripher gelegene tonisieren. O. a. Punkte werden symmetrisch gegeben. 8 bis 10 Behandlungen, Wiederholung nach etwa 4 Monaten.

Richtlinien zur Stimulation – Grundstimulierung bzw. Grundausgleich der Energie ist nach dem Setzen der Nadeln immer erforderlich, sie erfolgt durch die mechanische und die schwache Gold-Silber Elektrostimulierung. Siehe hierzu unter Stimulationstechniken.

Weitere Stimulationsmethoden – Elektrostimulation: wegen der Lage der Punkte nicht geeignet

– Laserstimulation: wie beim Tai Yang und Leberkopfschmerz ist die Schmerzfrequenz 8000 Hz indiziert, siehe dort.

Kopfschmerzen (Tai-Yang bzw. occipitofrontale Kopfschmerzen)

Punktkombination B 10 Tian Zhu, B 2 Zan Zhu , M 8 Tou Wei, G 14 Yang Bai, Dü 15 Jian Zhong Shu, Dü 2 Qian Gu **oder** Dü 3 Hou Xi, B 67 Zhi Yin **oder** B 60 Kun Lun, (14 Nadeln) – Siehe Abb. –

B 10 1.3 cun lateral der dorsalen Mittellinie, in Höhe von C I/CII. Wichtiger Punkt bei occipitofrontalen Kopfschmerzen. In weitem Sinne handelt es sich um einen Wetterpunkt. Senkrecht oder schräg nach oben stechen.

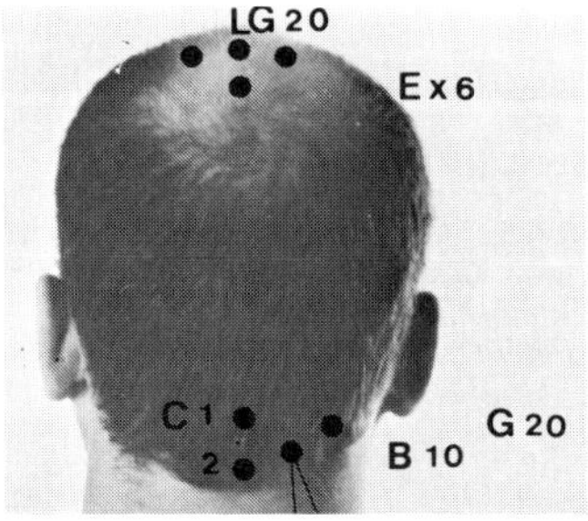

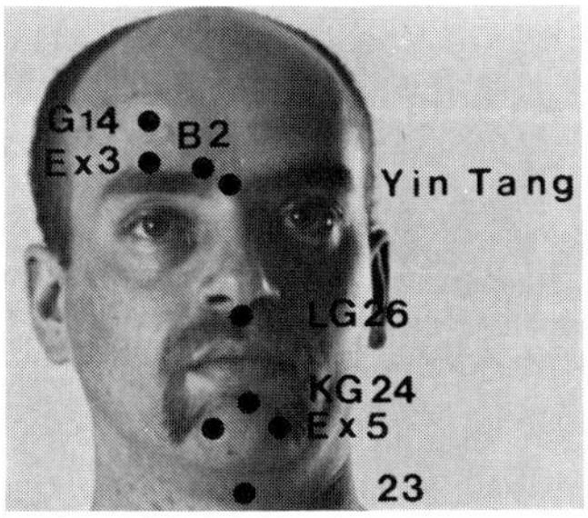

B 2 am medialen Ende der Augenbrauen. Wichtiger Lokalpunkt bei dem Tai Yang Kopfschmerz.

M 8 (1 nach Bachmann) im Stirnwinkel etwa 0.5 cun innerhalb des Haaransatzes. In jedem Falle liegt der Punkt dort in einem Grübchen. Nach unten schräg stechen, der Punkt kann auch senkrecht gestochen werden. Indiziert bei allen Kopfschmerzformen.

G 14 1 cun über der Mitte der Augenbraue. Wichtiger Lokalpunkt bei frontalen Kopfschmerzen, die dem Bereich der Tai Yang Achse zugeordnet werden.

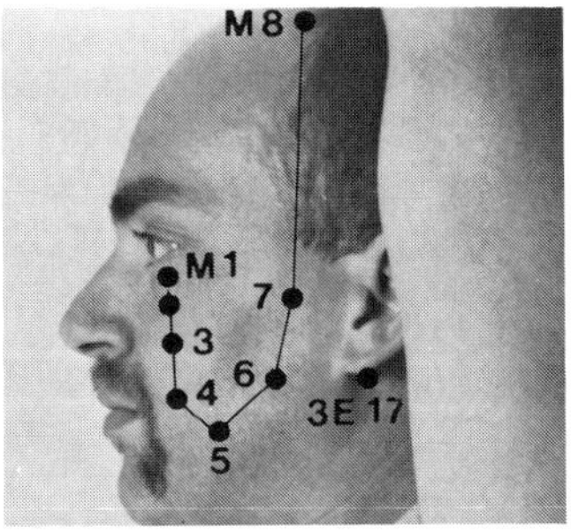

Dü 15 2 cun lateral der C 7-Spitze. In seinem Bereich kreuzen sich die Yangmeridiane der Blase, des 3 Erwärmers, der Gallenblase und des zugehörigen Dünndarms. Sein Einsatz wird daher verständlich. Dieser Punkt ist außerdem bei Asthma wirksam. Schräg nach oben und etwas nach medial stechen.

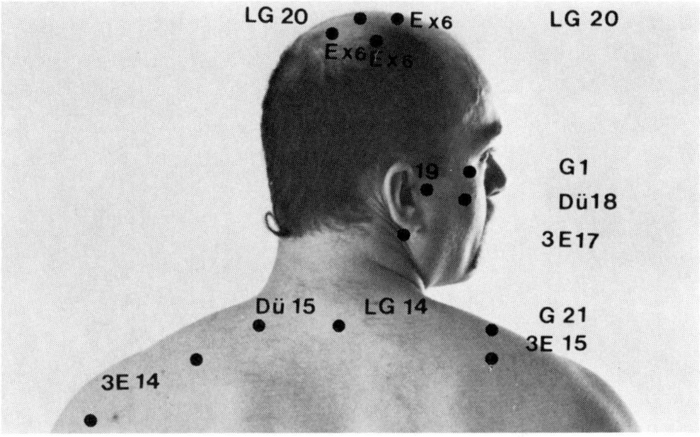

Dü 2 distal und unterhalb des Grundgelenks des 5. Fingers am ulnaren Handrand. Yong-Punkt des Dünndarms, Achsenpartner des Punktes B 67, er verstärkt den Energiefluß zum Kopf, dort wo die Energie blockiert ist.

Dü 3 knapp proximal des 5. Fingergrundgelenks am ulnaren Handrand. Tonisierungspunkt des Meridians. In diesem Fall haben Dü 2 und Dü 3 eine ähnliche energetische Funktion in der Tai-Yang Achse. Deshalb wird nur einer der beiden Punkte gestochen.

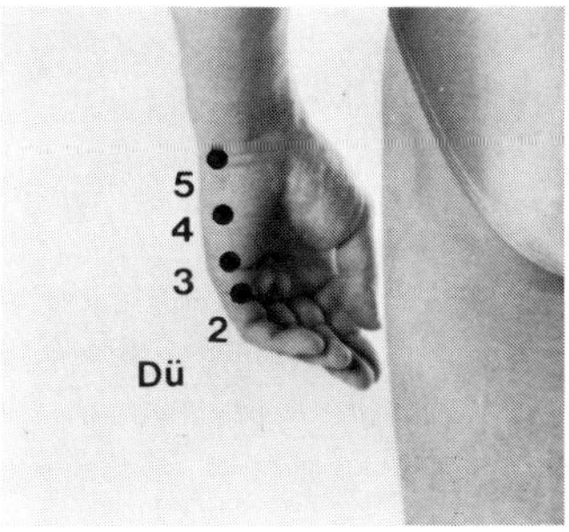

B 67 2 mm lateral u. über dem Nagelwinkel der 5. Zehe. Tingpunkt des Blasenmeridians, er zieht die im Kopf blokkierte Energie nach unten und komplettiert somit die Arbeit von Dü 2 oder Dü 3, s.o.

B 60 Mitte der Linie, die die Außenknöchelspitze mit dem Vorderrand der Achillessehne verbindet. Energetisch kann der Punkt wie B 67 in der Tai-Yang Achse eingesetzt werden, deshalb wird nur einer der beiden Punkte gegeben. Er ist außerdem ein allgemeiner Schmerzpunkt. Dies bedeutet aber nicht, daß er auch in diesem Falle unbedingt dem B 67 vorgezogen werden muß.

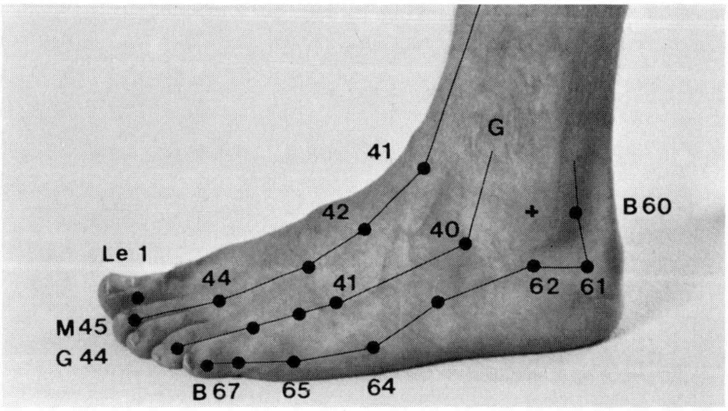

Bemerkungen Wenn nicht anders angegeben, wird der Punkt senkrecht gestochen. O. a. Punkte werden symmetrisch gegeben. Die Lokalpunkte am Kopf und im Schulterbereich werden sediert, die peripher gelegenen Punkte werden dagegen tonisiert. 8 bis 10 Behandlungen, Wiederholung nach ca. 4 Monaten.

Richtlinien zur Stimulation – Grundstimulierung bzw. Grundausgleich der Energie ist nach dem Setzen der Nadeln immer erforderlich, sie erfolgt durch die mechanische **und** die schwache Gold-Silber Elektrostimulierung. Siehe hierzu unter Stimulationstechniken.

Weitere Stimulationsmethoden – Elektrostimulation: wegen der Lage der Punkte nicht geeignet.

– Laserstimulation: wie beim Leberkopfschmerz – siehe dort – eignet sich auch hier die Schmerzfrequenz 8000 Hz.

Der Punkt B 2 wird wegen seiner unmittelbaren Nähe zum Auge, trotz Laserschutzbrille nicht stimuliert. Alle anderen Punkte können mit der o. g. Schmerzfrequenz stimuliert werden.

Laktationschwäche

Punktkombination KG 17 Shan Zhong, LG 16 Feng Fu, KG 5 Shi Men, B 22 San Jiao Shu, B 17 Ge Shu, B 23 Shen Shu, N 7 Fu Liu, Lu 7 Lie Que, M 18 Rugen ist m. E. **nicht** zu empfehlen, (13 Nadeln) – Siehe Abb. –

Oben angegebene Punktkombination – mit Ausnahme von M 18 – beruht auf traditionellen Vorstellungen, wonach die Ursache des Milchmangels nach der Geburt auf Blutschwäche, Schwäche der Yangniere (Nebenniere), sowie auf Störungen des Gasaustausches basiert.

KG 17 Mitte des Sternums, bzw. im Mittelpunkt der Linie die beide Brustwarzen verbindet, in Höhe des 4. Interkostalraumes. Er ist der Mu Punkt des oberen Erwärmers. Schräg nach oben oder unten stechen. Der Punkt kann auch senkrecht gestochen werden.

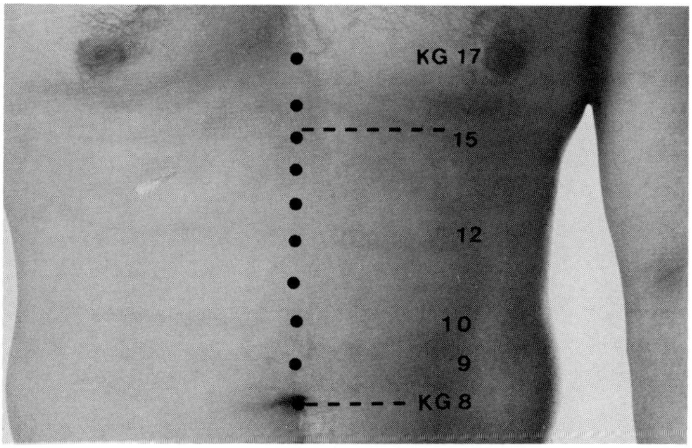

LG 16 knapp unterhalb des Occiput in der Mittellinie, seine Indikation beruht auf einen Innenast, der LG 16 mit der Hypophyse verbindet. Schräg nach oben stechen.

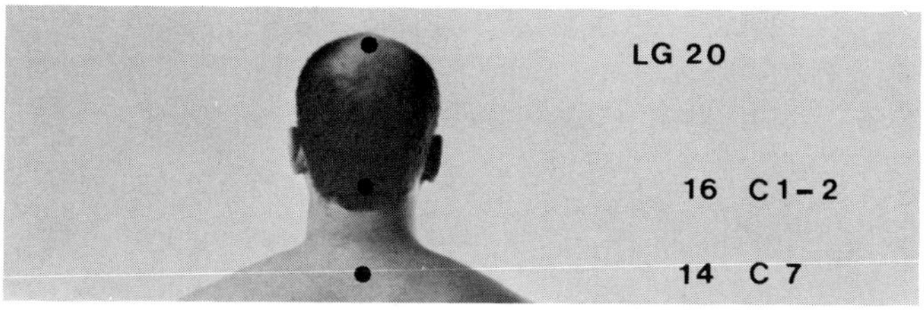

KG 5 2 cun unter dem Nabel in der Mittellinie, Hauptalarmpunkt des 3 Erwärmers.

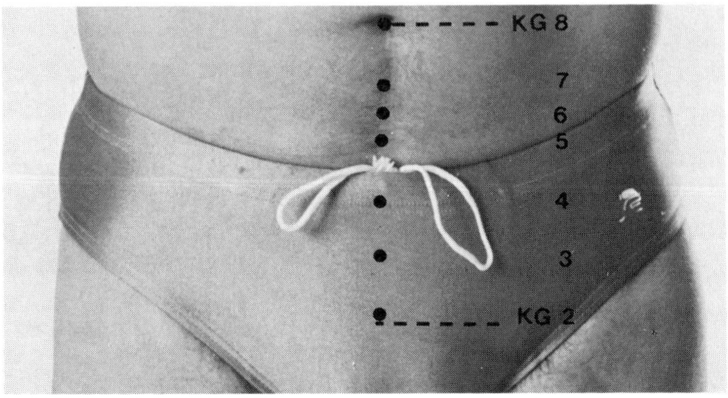

B 22 1.5 cun lateral der Spitze vom 1. Lendenwirbeldorn, Shu Punkt des 3 Erwärmers. Der Punkt liegt außerhalb des Pleurabereiches, er kann deshalb doch vorsichtig senkrecht gestochen werden.

B 17 1.5 cun lateral der Spitze vom 7. Brustwirbeldorn (BWD), Shu Punkt des Zwerchfells und Meisterpunkt des Blutes. Schräg nach oben stechen.

B 23 1.5 cun lateral der Spitze vom 2. LWD, Shu Punkt der Niere.

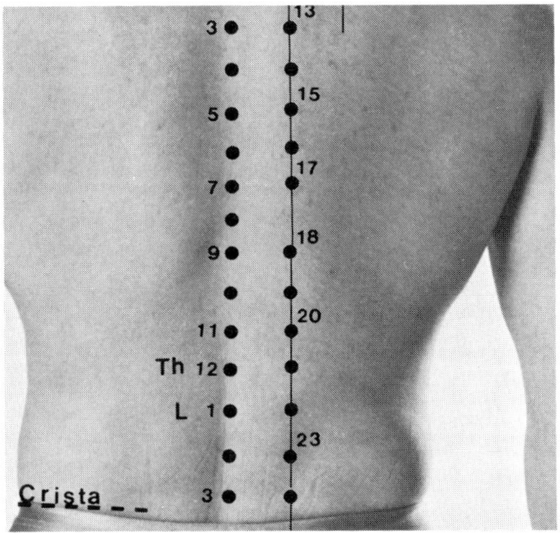

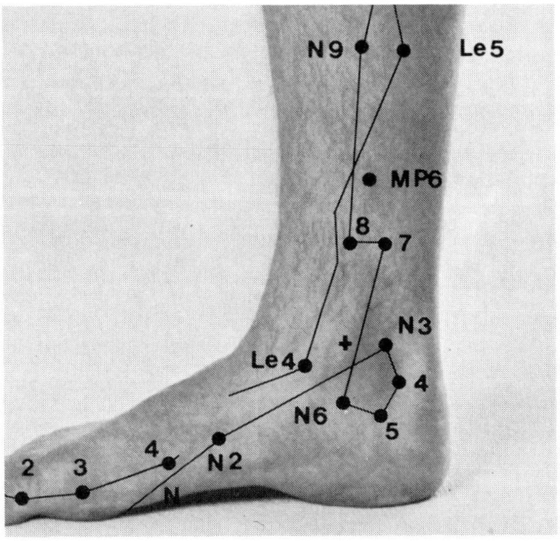

N 7 2 cun über der Spitze des Innenknöchels, vor der Achillessehne bzw. hinter und in Höhe von N 8, Tonisierungspunkt der Niere.

Lu 7 1.5 cun über dem radialen Ende der Handgelenksquerfalte, Lo Punkt des Lungenmeridians, er stimuliert die Atmung. Schräg nach unten stechen.

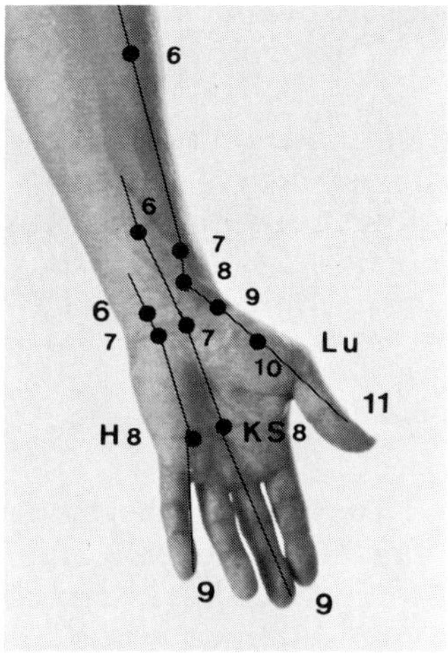

M 18 auf der Mamillarlinie in der Querfalte unter der Brust im 5. Intercostalraum. Der Punkt wird bei Schwäche der Lactatio empfohlen. Ich kann den Punkt wegen seiner Lokalisation nicht empfehlen, zumal die o. a. Punktkombination ihn überflüssig macht.

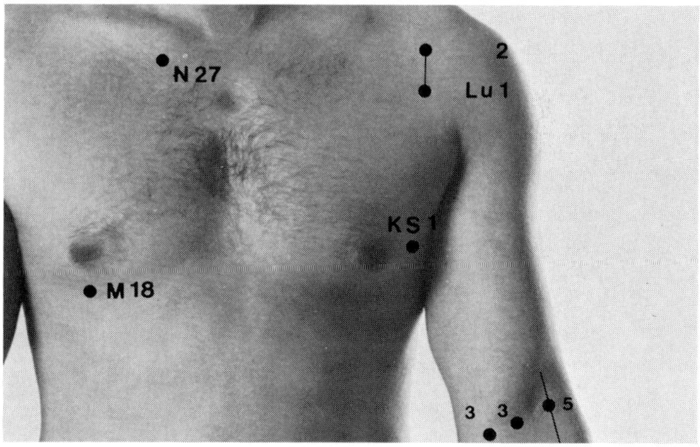

Bemerkungen Wenn nicht anders angegeben, wird der Punkt senkrecht gestochen. Die Punkte, die nicht in der Mittellinie liegen, werden symmetrisch gestochen. KG 17 und LG 16 werden nur grundstimuliert, siehe hierfür unten und unter Stimulationstechniken. Die anderen Punkte werden tonisiert.

Es empfiehlt sich zunächst B 22, B 23 und B 17 gesondert zu nadeln und zu tonisieren, die anderen ventral gelegenen Punkte können in derselben Sitzung nach ca. 15 Minuten behandelt werden. Acht bis zehn Behandlungen. Bei Nicht- oder Teilerfolg die Behandlung nach ca. 2 Wochen wiederholen.

Richtlinien zur Stimulation

– Grundstimulierung bzw. Grundausgleich der Energie ist nach dem Setzen der Nadeln immer erforderlich, sie erfolgt durch die mechanische und die schwache Gold-Silber Elektrostimulierung. Siehe hierzu unter Stimulationstechniken.

Weitere Stimulationsmethoden

– Elektrostimulation: nicht geeignet

– Laserstimulation: mit der Frequenz 50 Hz der Ernährung die zur weiteren Stimulation vorgesehenen Punkte stimulieren. Dies bedeutet, daß LG 16 und KG 17 nicht weiter stimuliert werden. Bei der Stimulierung des KG 5 die Leistung niedrig halten, z. B. 5 bis 10 mW. Dieser Punkt kann jedoch auch mit der unspezifischen Frequenz 10 Hz und der Leistung 5 mW – beide sind im Laserpen der Firma Seirin eingebaut – stimuliert werden.

Lungenemphysem

Die Punktkombination, die bei Bronchitis bzw. Bronchitisemphysem angegeben wurde, kann beim Lungenemphysem auch ohne Bronchitis, gegeben werden, da Emphysematiker rezidivanfällig für Bronchitis sind.

Auf die außerordentliche Rolle des B 17 als Zwerchfellaktivator, sowie auf die Notwendigkeit, die Behandlung mindestens 2mal im Jahr zu wiederholen, möchte ich erneut hinweisen. – Siehe Abb. B 17 –

Siehe hierzu im Abschnitt Bronchitis.

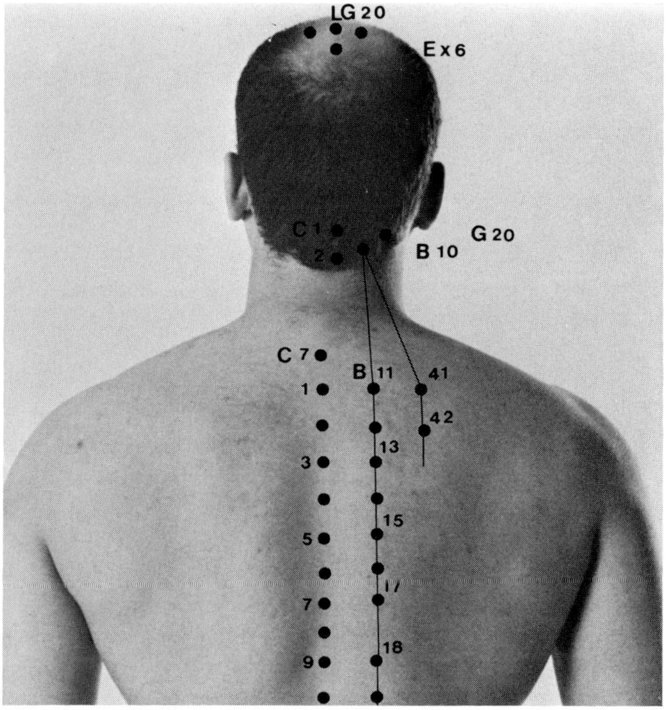

Menstruationsstörungen (unregelmäßige)

Punktkombination MP 6 San Yin Jiao, MP 10 Xue Hai, Lu 9 Tai Yuan, B 20 Pi Shu, B 23 Shen Shu, KG 3 Zhong Ji, (11 Nadeln) – Siehe Abb. –

MP 6 3 cun über der Spitze des Innenknöchels hinter der Tibiakante, Gruppen Lo Punkt der Yinmeridiane des Fußes, er beeinflußt das Bindegewebe und das Urogenitale. Auch bei genital bedingten Erkrankungen, ist der Punkt außerordentlich wichtig.

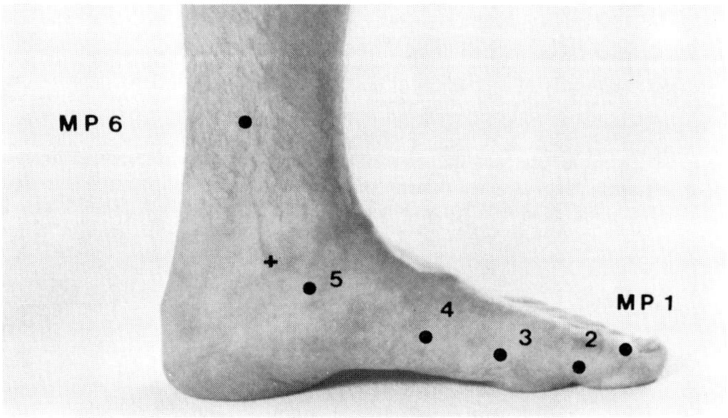

MP 10 2 cun über dem medialen Patellaoberrand. Neben seinen antiallergischen Eigenschaften unterstützt der Punkt bei dieser Indikation optimal MP 6.

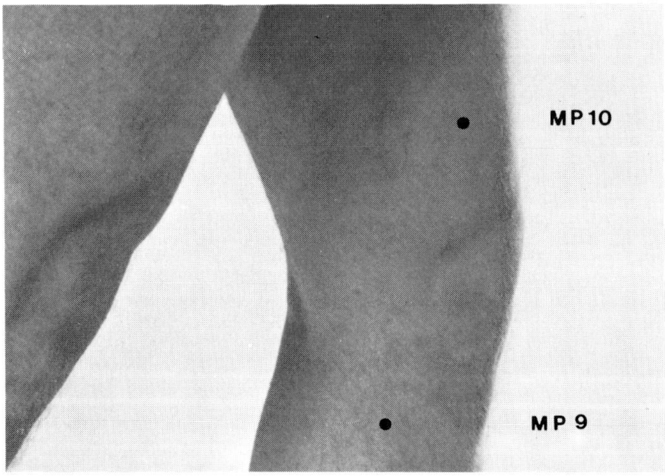

Lu 9 am radialen Ende der Handgelenksquerfalte in einer Vertiefung, Meisterpunkt der Gefäße, er beeinflußt die Durchblutung. Gute Kombination mit Punkten des Milzmeridians, da beide, Lungen- und Milzmeridian die Tai Yin Achse bilden. Der Punkt kann trotz seiner Nähe zur Arteria radialis senkrecht – vorsichtig – gestochen werden.

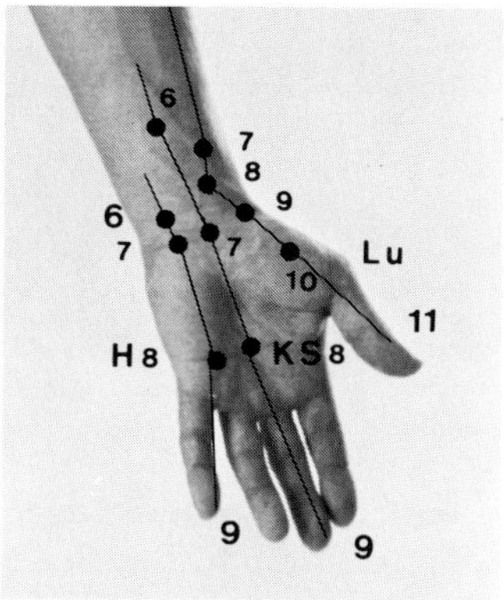

B 20 1.5 cun lateral der Spitze vom 11. Brustwirbeldorn, Shu Punkt der Milz, beeinflußt das Bindegewebe. Schräg nach oben stechen.

B 23 1.5 cun lateral der Spitze vom 2. Lendenwirbeldorn, Shu Punkt der Niere. Nach der TCA reguliert die Niere, über die Yangniere, das Urogenitale und das hormonelle System.

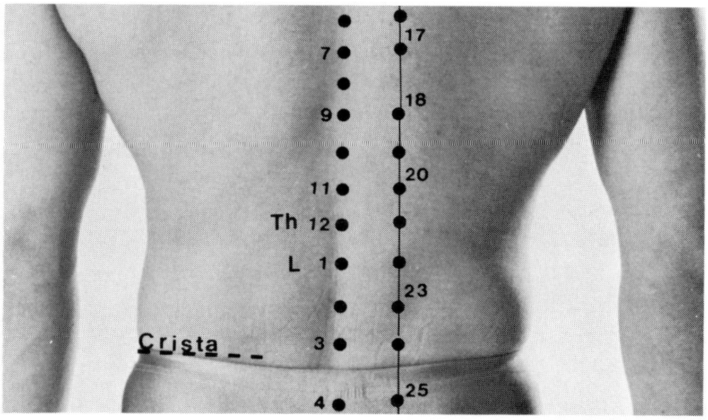

KG 3 1 cun über dem Oberrand der Symphyse in der Medianlinie, Mu- bzw. Alarmpunkt der Blase, dadurch ergibt sich hier seine Indikation.

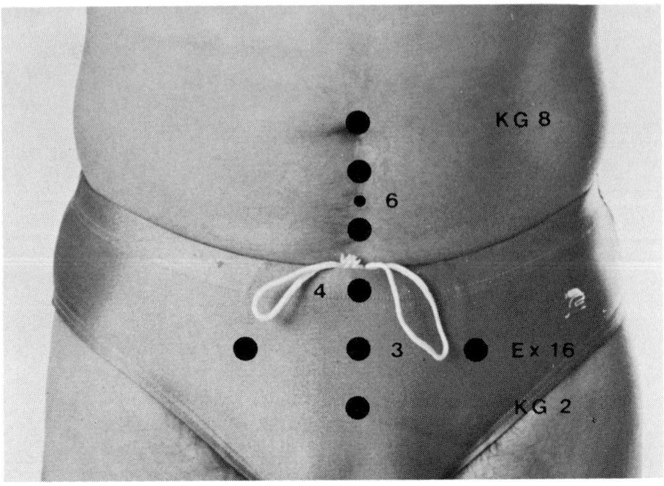

Bemerkungen Wenn nicht anders angegeben, wird der Punkt senkrecht gestochen. Bei Begleitschmerzen, empfiehlt sich die Punkte sedierend, bei fehlenden oder leichten dumpfen Schmerzen tonisierend, zu stimulieren. Bis auf KG 3 werden die Punkte symmetrisch gegeben. In der Regel reichen 6 bis 8 Behandlungen aus, Wiederholung nach 4 bis 6 Monaten.

Richtlinien und Stimulation – Grundstimulierung bzw. Grundausgleich der Energie ist nach dem Setzen der Nadeln immer erforderlich, sie erfolgt durch die mechanische und die schwache Gold-Silber Elektrostimulierung. Siehe hierzu unter Stimulationstechniken.

Weitere Stimulationsmethoden – Elektrostimulation: nicht geeignet

– Laserstimulation: mit der Frequenz 50 die Punkte stimulieren, für den Punkt KG 3 die Leistung bei 5 bis 10 mW halten, oder mit dem Laserpen KG 3 stimulieren. Siehe hierzu unter Laser.

Die Schmerzfrequenz 8000 Hz kann bei Begleitschmerzen dazu gegeben werden.

Obstipation

Punktkombination 3E 6 Zhi Gou, N 6 Zhao Hai, G 34 Yang Ling Quan, **oder** M 37 Shang Ju Xu, M 25 Tian Shu, B 25 Da Chang Shu , B 27 Xiao Chang Shu, MP 15 Da Heng, KG 12 Zhong Wan, (15 Nadeln) – Siehe Abb. –

Um die Zahl der Nadeln zu reduzieren, verzichtet man z. B. auf MP 15 oder M 37. Diese könnten aber mit dem Laser stimuliert werden, siehe unten.

3E 6 3 cun über der dorsalen Handgelenksquerfalte zwischen Radius und Ulna, **spezifischer** Punkt bei Obstipation.

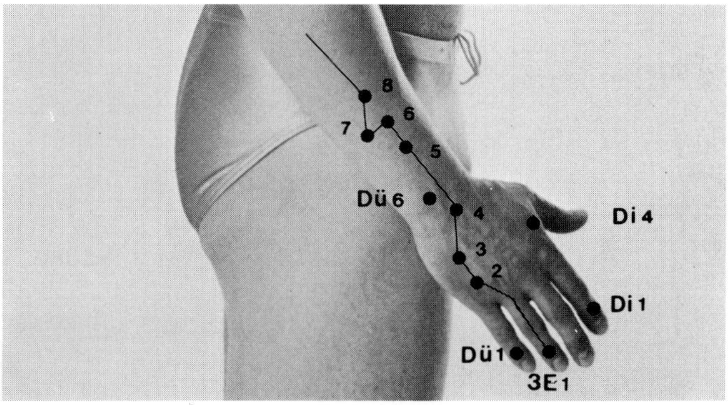

N 6 1.5 cun senkrecht unterhalb der Spitze vom Innenknöchel, gute Kombination mit 3E 6, die auch bei hartnäkkiger Obstipation wirksam ist.

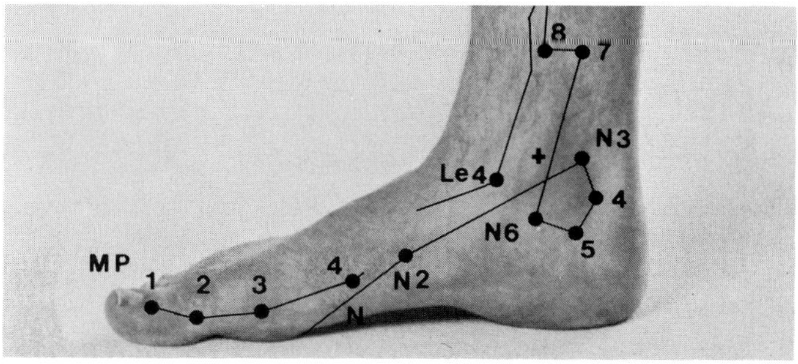

G 34 knapp unter und vor dem Fibulaköpfchen, Ho Punkt des Gallenblasenmeridians, wirkt sehr gut bei atonischer Obstipation.

M 37 6 cun unter M 35, 1 Querfingerbreite lateral der Tibiakante. Er hat eine Ho Funktion für den Dickdarm.

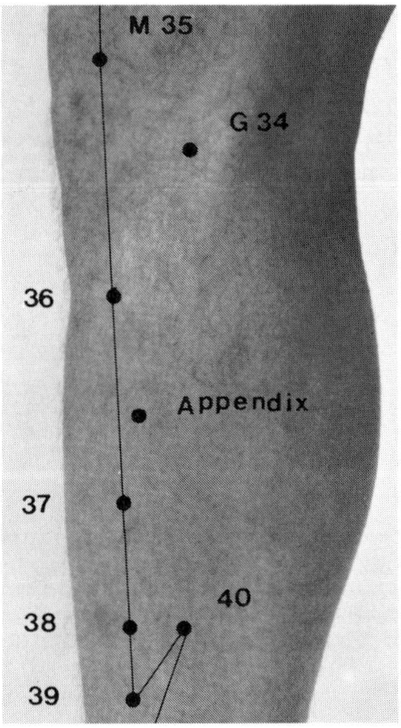

M 25 2 cun lateral des Nabels, spasmolytischer Punkt, wirksam bei der spastischen **und atonischen** Obstipation. Alarmpunkt des Dickdarms.

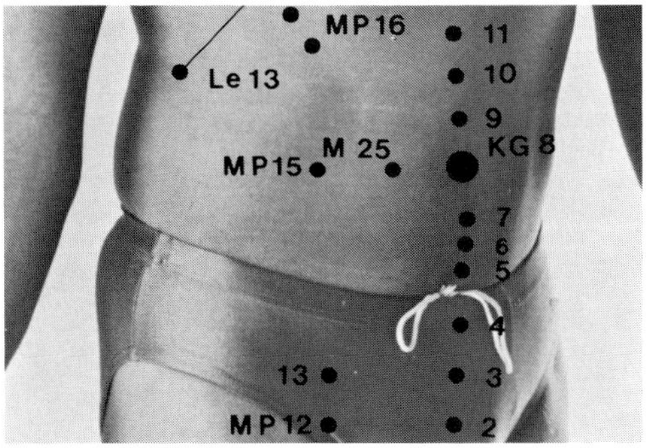

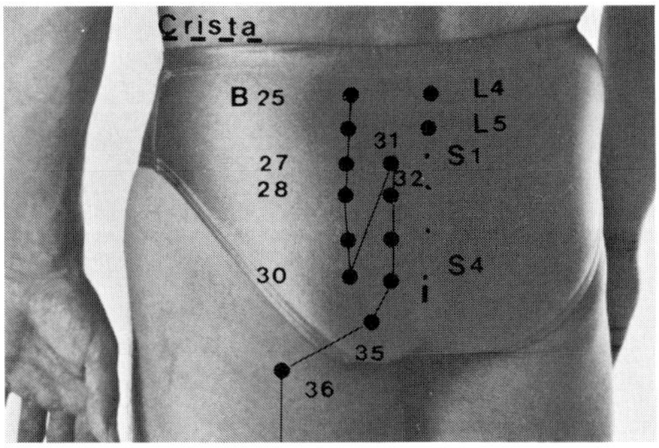

B 25 1.5 cun lateral der Spitze vom 4. Lendenwirbeldornfortsatz. Er ist der Shu Punkt des Dickdarmes.

B 27 1.5 cun lateral der Mittellinie in Höhe vom 1. Foramen sacrale. Shu Punkt des Dünndarms.

MP 15 4 cun lateral des Nabels, verstärkt die Wirkung von M 25.

KG 12 4 cun über dem Nabel in der Medianlinie. Mu Punkt des Magens und des mittleren Erwärmers für die Verdauung.

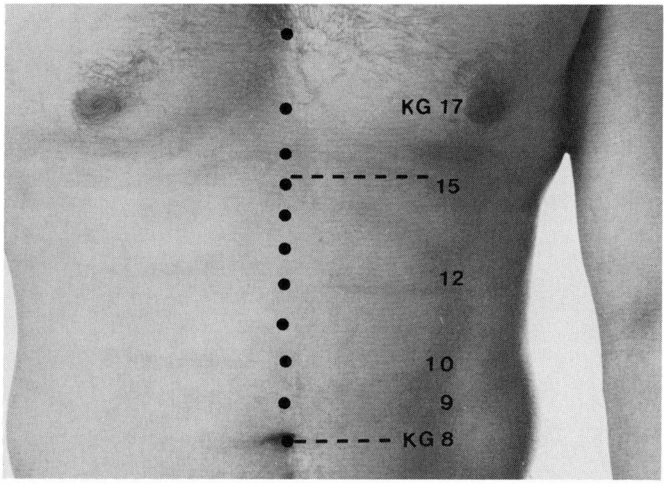

Bemerkungen Wenn nicht anders angegeben, wird der Punkt senkrecht gestochen. Symmetrisch gelegene Punkte werden symmetrisch gegeben. Die Punkte werden tonisiert. 8 bis 10 Behandlungen, Wiederholung nach etwa 4 Monaten.

Richtlinien zur Stimulation – Grundstimulierung bzw. Grundausgleich der Energie ist nach dem Setzen der Nadeln immer erforderlich, sie erfolgt durch die mechanische und die schwache Gold-Silber Elektrostimulierung. Siehe hierzu unter Stimulationstechniken.

Weitere Stimulationsmethoden – Elektrostimulation: hier können B 25 und B 27 gesondert mit niedrigen Frequenzen, elektrostimuliert werden. Diese Punkte werden simultan jeweils einseitig stimuliert – z. B. links dann rechts, jeweils ca. 5 Minuten –, siehe hierzu unter Stimulationstechniken.

– Laserstimulation: die Punkte mit der Ernährungsfrequenz 50 Hz stimulieren. Für die Punkte am Bauch, entweder niedrige Leistung, z. B. 5 bis 10 mW wählen, oder mit dem Laserpen stimulieren. Siehe hierzu unter Laser.

Pollakisurie

Punktkombination Sie äußert sich in häufigem bis sehr häufigem Wasserlassen. Es empfiehlt sich vor der Behandlung die Ursache zu klären.

KG 3 Zhong Ji, B 28 Pang Guang Shu, B 31 Shang Liao, B 65 Shu Gu, M 29 Gui Lai, 3E 7 Hui Zong, (11 Nadeln) – Siehe Abb. –

KG 3 1 cun über dem Symphysenoberrand (KG 2), in der ventralen Mittellinie. Mu- bzw. Alarmpunkt der Blase.

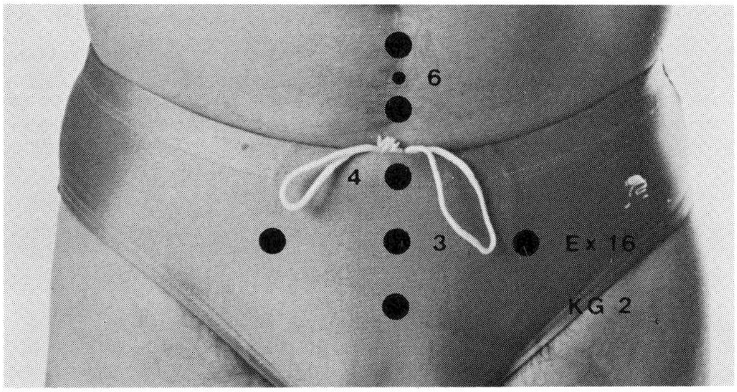

B 28 1.5 cun lateral der Mittellinie in Höhe vom 2. Foramen sakrale. Shu- bzw. Zustimmungspunkt der Blase.

B 31 im 1. Foramen sakrale, in der Mitte zwischen der dorsalen Mittellinie und der Spina iliaca posterior superior. Bei Erkrankungen der Beckenorgane indiziert.

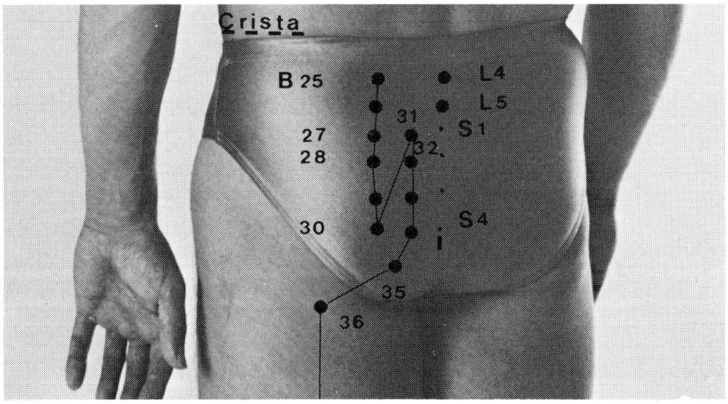

B 65 am lateralen Fußrand proximal des Grundgelenks der 5. Zehe. Sedierungspunkt des Blasenmeridians, wirkt günstig bei der stark gereizten Blase.

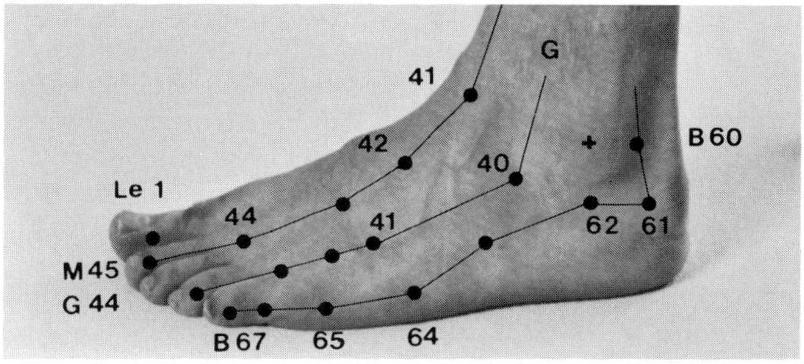

M 29 2 cun lateral der ventralen Mittellinie in Höhe von KG 3. Lokaler Punkt bei urogenitalen Erkrankungen.

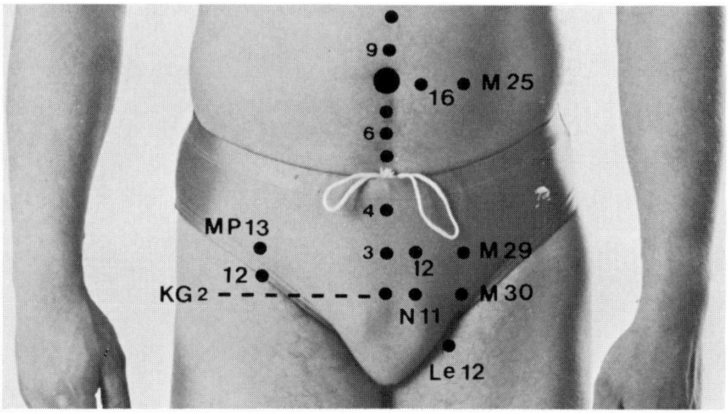

3E 7 Eine Querfingerbreite ulnar und in Höhe von 3E 6 (Zhi Gu), der 3 cun oberhalb der dorsalen Mitte der Handgelenksquerfalte liegt. Xi Punkt des 3 Erwärmers. B 65 und 3E 7 sind 2 Fernpunkte, die hier eine optimale Punktkombination miteinander bilden.

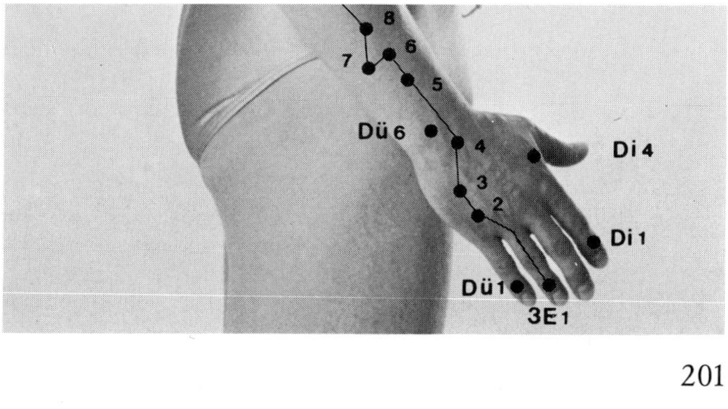

Bemerkungen O. a. Punkte werden senkrecht und symmetrisch sowie sedierend gestochen. 8 bis 12 Behandlungen, Wiederholung nach ca. 4 bis 6 Monaten.

Richtlinien zur Stimulation – Grundstimulierung bzw. Grundausgleich der Energie ist nach dem Setzen der Nadeln immer erforderlich, sie erfolgt durch die mechanische und die schwache Gold-Silber Elektrostimulierung. Siehe hierzu unter Stimulationstechniken.

Weitere Stimulationsmethoden – Elektrostimulation: B 28 und B 31 können hier simultan stimuliert werden. Sie werden einseitig, z. B. jeweils links dann rechts, für ca. 5 Minuten mit hohen Frequenzen, niedrigen Impulsbreiten und niedriger Leistung stimuliert.

– Laserstimulation: Bei der Laserstimulation ist hier die Ernährungsfrequenz zu verwenden, evtl. diese um + 35 % erhöhen, um eine starke Sedierung zu erzielen.

Es ist hier zu erwägen, bei vorhandenen Schmerzen, insbesondere wenn diese ausgeprägt sind, die 50 Hz Frequenz durch die Schmerzfrequenz 8000 Hz zu ersetzen oder evtl. ergänzend zu geben. Letztere Frequenz nicht variieren.

Polyarthritis chronica

Punktkombination In den ersten 3 bis 4 Behandlungen empfiehlt es sich, eine allgemeine Umstimmungsbehandlung, in der geeignete Punkte des Funktionskreises Blase-Niere, des 3 Erwärmermeridians und des Wundermeridians Jenn Mo (KG) gegeben werden, durchzuführen. Darüber hinaus sind hier spezifische Schmerz- und Immunpunkte hilfreich.

Im Anschluß daran werden, unter zunehmender Reduzierung der Punkte bei der Umstimmungsbehandlung, entsprechend zunehmend, lokalindizierte Punkte des betroffenen Gelenkes gegeben.

Man kann z. B. die zur Umstimmungstherapie indizierten Punkte auf 3 (6 Nadeln, je Punkt beidseitig) reduzieren, die lokalbedingten Punkte hingegen einseitig und für ca. 30 Sekunden nur mit dem Infrarot Laser – die Nadelung bleibt aus – bestrahlen. Siehe hierzu unten und unter Laser.

Umstimmungsbehandlung N 3 Tai Xi, B 23 Shen Shu, B 28 Pang Guang Shu, B 22 San Jiao Shu, KG 6 Qi Hai, Di 4 He Gu, M 44 Neiting, (13 Nadeln) – Siehe Abb. –

N 3 Mitte der Verbindungslinie Innenknöchelspitze-Vorderrand der Achillessehne, Quellpunkt des Nierenmeridians, er verstärkt die Niere, die im rheumatischen Formenkreis nach der TCA eine große Rolle spielt.

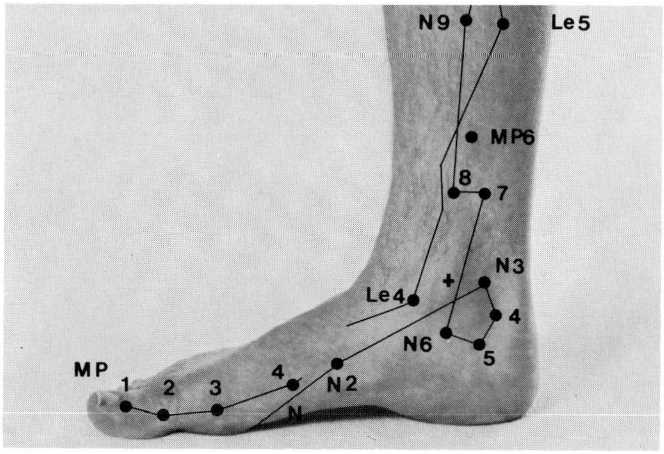

B 23 1.5 cun lateral der Spitze vom 2. Lendenwirbeldornfortsatz, Shu- bzw. Zustimmungspunkt der Niere.

B 28 1.5 cun lateral der dorsalen Mittellinie, in Höhe vom Foramen sacrale II, Shu Punkt der Blase, die wie die Niere – beide bilden einen Funktionskreis – eine große Rolle im rheumatischen Formenkreis spielt.

B 22 1.5 cun lateral der Spitze vom 1. Lendenwirbeldornfortsatz, Shu Punkt des 3 Erwärmers, letzterer beeinflußt die 3 wichtigen Funktionen: Atmung, Verdauung und Urogenitale.

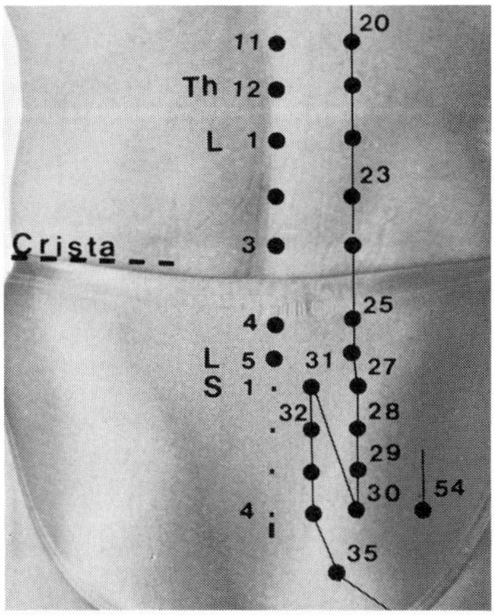

KG 6 1.5 cun unterhalb des Nabels«KG 8», ein Punkt der ausgeprägt Energie freisetzt.

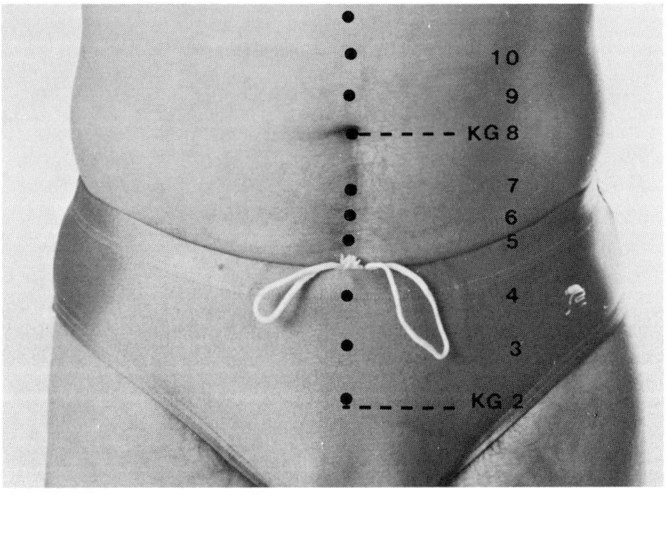

Di 4 radial der Mitte des 2. Os metakarpale. Schmerz- und Stoffwechselpunkt, er kann auch als Immunpunkt betrachtet werden.

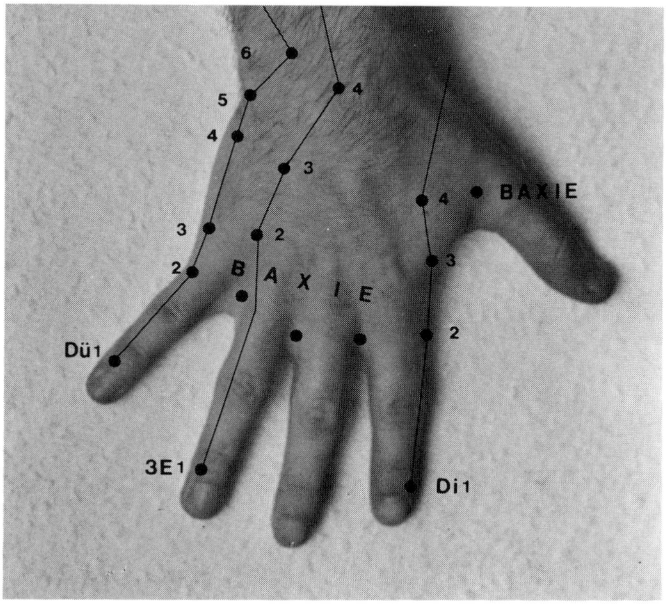

M 44 0.5 cun proximal der Interdigitalfalte, zwischen dem 2. und 3. Os metatarsale, Analgesiepunkt.

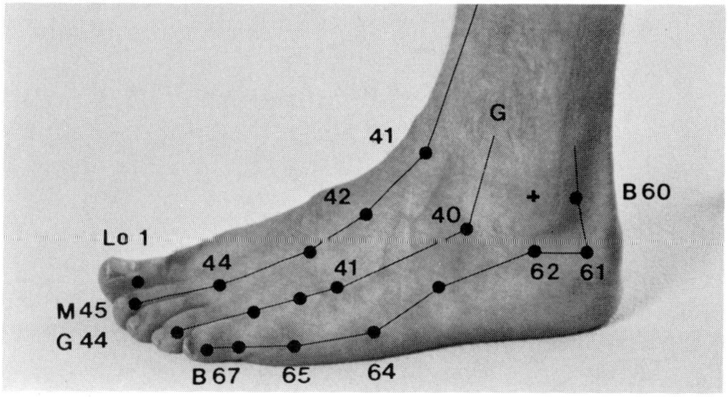

Bemerkungen Siehe oben bei der Erläuterung der Punktkombination. Es ist noch hinzuzufügen, daß die o. a. Punkte bis auf Di 4 und M 44, die sediert werden sollen, grundsätzlich tonisiert werden.

Der Laser kann die Lokalpunkte des betroffenen Gelenkes im entsprechenden Abschnitt dieses Kompendiums finden, wobei die Behandlung der Gelenke unter (S) wie Schmerzen zu finden ist.

Wenn nicht anders angegeben, wird der Punkt senkrecht gestochen. Symmetrisch gelegene Punkte werden symmetrisch gegeben. Die Zahl der Behandlungsserien und der Wiederholungen richtet sich nach dem jeweiligen Erfolg, Teilerfolg oder auch Mißerfolg. Im letzteren Fall wird die Behandlung für einige Wochen unterbrochen, da man immer wieder beobachtet, daß erst nach einer Verschlimmerungsphase, ein wesentlicher Fortschritt bei der Wiederholung der Behandlung erzielt werden kann.

Richtlinien zur Stimulation

– Grundstimulierung bzw. Grundausgleich der Energie ist nach dem Setzen der Nadeln immer erforderlich, sie erfolgt durch die mechanische und die schwache Gold-Silber Elektrostimulierung. Siehe hierzu unter Stimulationstechniken.

Weitere Stimulationsmethoden

– Elektrostimulation: die simultane Stimuliereng von B 23 und B 28 ist nur für die Schmerzbehandlung geeignet, deshalb müssen hier die vorgesehenen Punkte sediert werden. Man wählt zur Sedierung hohe Frequenzen mit niedriger Impulsbreite und Leistung. Die simultane Stimulierung beider Punkte geschieht immer einseitig, z. B. links dann rechts für jeweils ca. 5 Minuten.

– Laserstimulation: mit Ausnahme von KG 6, empfiehlt es sich, die Punkte mit dem Laserstrahl weiter zu stimulieren. Die Ernährungsfrequenz 50 Hz wird zusammen mit der Schmerzfrequenz 8000 Hz gegeben, je Punkt für 20 bis 30 Sekunden.

Polyneuropathie

Zwei Formen der o. g. Erkrankung Die **entzündliche** Polyneuritis, deren häufigste Form die idiopathische Polyradikuloneuritis nach Guillain-Barré-Strohl ist. Vermutlich liegt dieser Krankheit ein infektiösallergischer Prozess zu Grunde.

Die **nicht entzündliche** Form, deren Pathogenese auf einer Schädigung der peripheren Nerven beruht, hat ihre häufigste Ursache im Diabetes und oder Alkohol.

Die Akupunktur kann bei beiden Formen eine unterstützende Wirkung leisten. Voraussetzung dafür ist, daß der Patient eine entsprechende Diät und Lebensführung einhält. Erforderliche Medikamente wie z. B. Vitamine, sollten eingenommen werden. Schmerzmittel u. a. können, je nachdem, im Laufe der Behandlungen reduziert bzw. abgesetzt werden.

Punktkombination 3E 5 Wai Guan, G 43 Xia Xi, 4 Baxie Punkte, 4 Bafeng Punkte, G 34 Yang Ling Quan, 3E 8 San Yang Luo, (12 oder 16 Nadeln, je nachdem, ob nur die Baxie oder die Bafeng Punkte oder beide gegeben werden sollen, mehr dazu unter Bemerkungen). – Siehe Abb. –

3E 5 2 cun über der dorsalen Handgelenksquerfalte zwischen Radius und Ulna. Bei peripheren Paresen und Neuralgien wirksam.

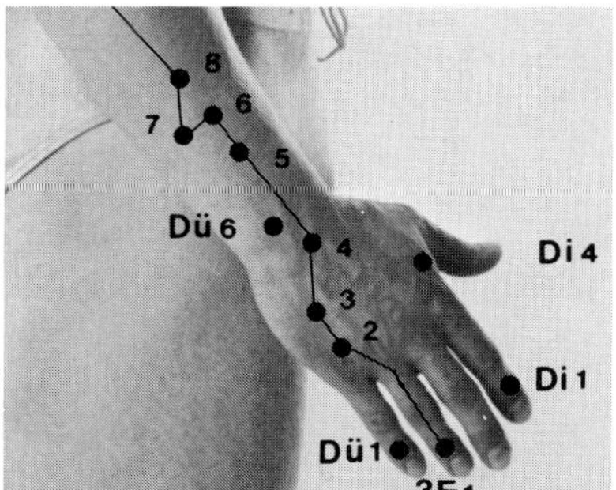

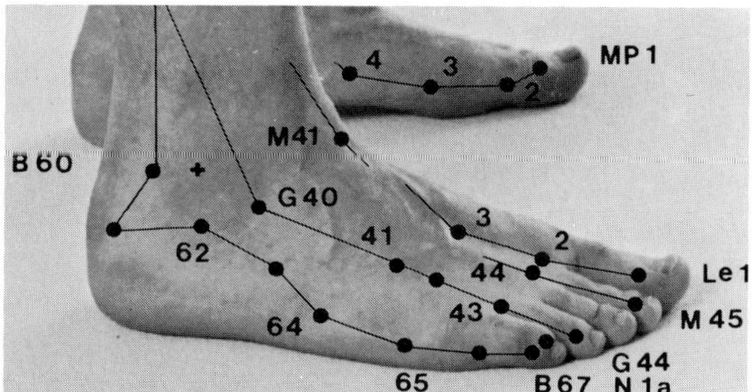

G 43 0.5 cun proximal der Interdigitalfalte der 4. und 5. Zehe. Bei Paresen der unteren Extremitäten.

4 Baxie Punkte am proximalen Ende der Interdigitalfalte zwischen den Fingern. Bei Durchblutungsstörungen, Paresen und Neuralgien der oberen Extremitäten. Wenn beide Extremitäten von der Krankheit befallen sind, werden diese, jeweils 4 Punkte, alternierend links und rechts gegeben.

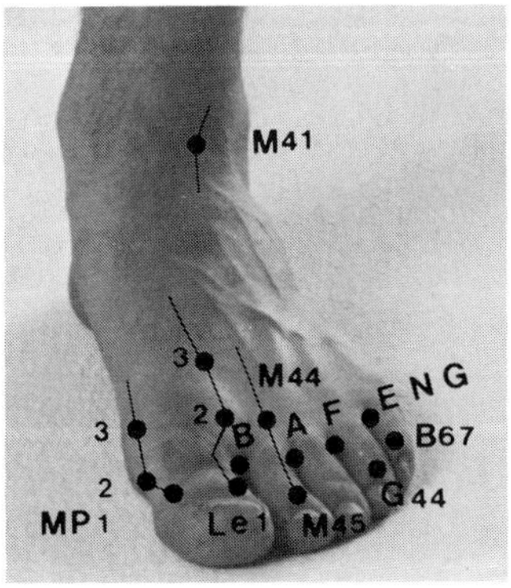

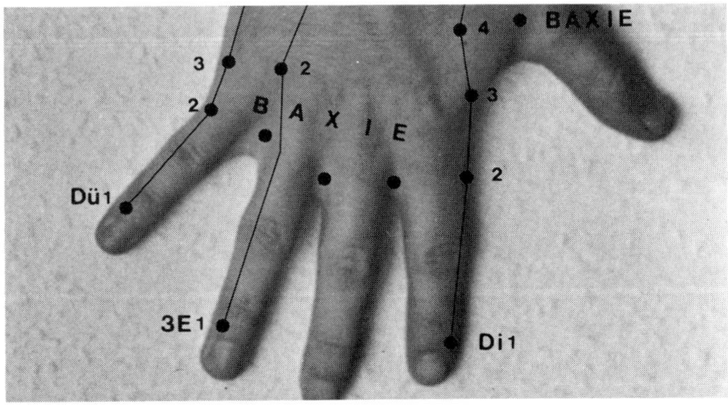

4 Bafeng Punkte am proximalen Ende der Interdigitalfalte zwischen den Zehen. Sie haben in bezug auf die unteren Extremitäten dieselbe Indikation wie die Baxie Punkte für die oberen Extremitäten. Sie werden auch hier gegebenenfalls alternierend gegeben. Der 1. Bafeng Punkt ist sehr nahe bis identisch mit dem Punkt **Le 2**, der bei dieser Indikation ohnehin indiziert ist.

G 34 knapp unter und vor dem Fibulaköpfchen in einer Vertiefung. Er ist der Meisterpunkt der Muskulatur, wirkt gut bei Paresen und neuralgieformen Schmerzen.

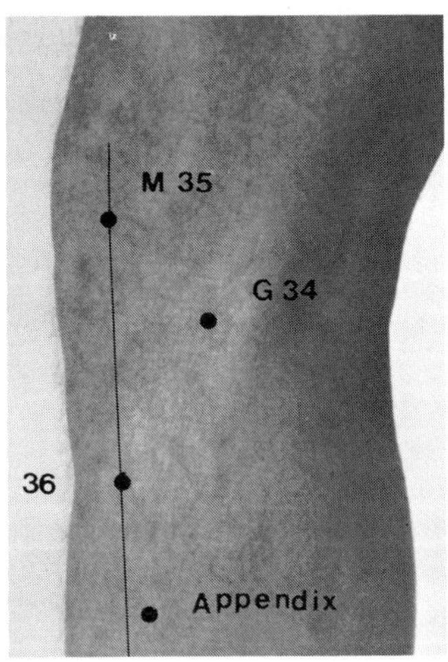

3E 8 4 cun über der Mitte der Handgelenksquerfalte zwischen Radius und Ulna. Er ist der Gruppen Lo Punkt der 3 Yangmeridiane der Hand und stimuliert die Energie der oberen Extremitäten. Er wirkt somit günstig bei der Polyneuropathie bzw. Polyneuritis.

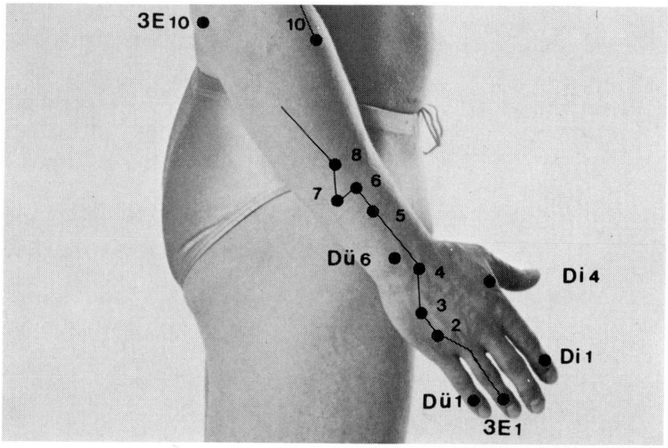

Bemerkungen O. a. Punkte werden senkrecht gestochen und symmetrisch gegeben, ausgenommen die Baxie und Bafeng Punkte, die bei beidseitigem Befall der Extremitäten **nur** alternierend gegeben werden.

Man kann aber auch, je nach Ausdehnung bzw. Lokalisation der Symptomatik, entweder die Baxie Punkte bds. **oder** die Bafeng Punkte ebenfalls bds. alternierend geben.

Bei starken Begleitschmerzen werden die Punkte sedierend stimuliert. Wenn die Parese bzw. die Ausfallserscheinungen im Vordergrund steht werden sie tonisiert.

Viele Behandlungen und Behandlungsserien sind erforderlich. Durchschnittlich werden ca. 20 Behandlungen in der 1. Serie durchgeführt. Nach ca. 8 Wochen bis 3 Monaten, können jeweils 6 bis 8 Behandlungen in 4 bis 6 monatigem Abstand erfolgen.

Richtlinien zur Stimulation – Grundstimulierung bzw. Grundausgleich der Energie ist nach dem Setzen der Nadeln immer erforderlich, sie erfolgt durch die mechanische und die schwache Gold-Silber Elektrostimulierung. Siehe hierzu unter Stimulationstechniken.

Weitere Stimulationsmethoden

– Elektrostimulation: hier trotz Schmerzen nicht geeignet.

– Laserstimulation: Es empfiehlt sich, die Punkte mit dem Laserstrahl weiter zu stimulieren. Es werden die Ernährungsfrequenz 50 Hz und die Schmerzfrequenz 8000 Hz gegeben. Jeder vorgesehene Punkt wird für 20 bis 30 Sekunden stimuliert.

Man kann hier u. U. die Frequenz 50 Hz zur stärkeren Tonisierung der Punkte um 10 % reduzieren, oder diese zur stärkeren Sedierung um 10 % erhöhen.

Die Schmerzfrequenz 8000 Hz sollte nach meinen Feststellungen nicht variiert werden. Siehe unter Laser.

Prostatitis

Punktkombination KG 3 Zhong Ji, KG 7 Yin Jiao, B 31 Shang Liao, B 32 Ci Liao, B 40 Wei Zhong, MP 6 San Yin Jiao, Lu 7 Lieque, (12 Nadeln) – Siehe Abb. –

KG 3 1 cun über KG 2, in der ventralen Mittellinie. Alarmpunkt der Blase, wirkt bei vielen urogenitalen Erkrankungen.

KG 7 1 cun unter dem Nabel in der Mittellinie. Alarmpunkt des 3 Erwärmers für das Urogenitale.

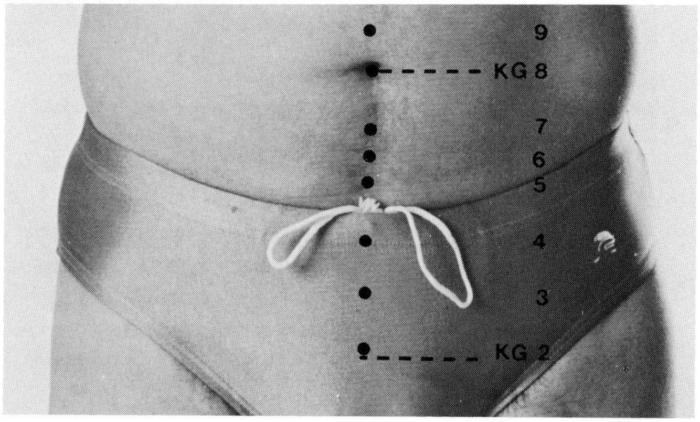

B 31 im Foramen sacrale 1, in Höhe und medial von B 27. Sakralgien bei urogenitalen Erkrankungen und bei klimakterischen Beschwerden, er ist der Meisterpunkt des Klimakteriums. Sehr gut bei Prostatitis indiziert.

B 32 im Foramen sakrale 2, in Höhe und medial von B 28. Bei Sakralgien, insbesondere wenn diese auf urogenitale Erkrankungen zurückzuführen sind.

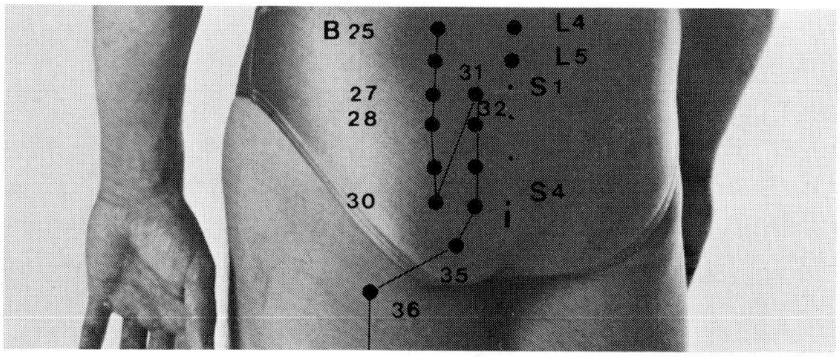

B 40 in der Mitte der Kniegelenksquerfalte. Ho Punkt des Blasenmeridians. Er ist einer der wichtigsten Stoffwechselpunkte und wirkt bei vielen Erkrankungen der Beckenorgane.

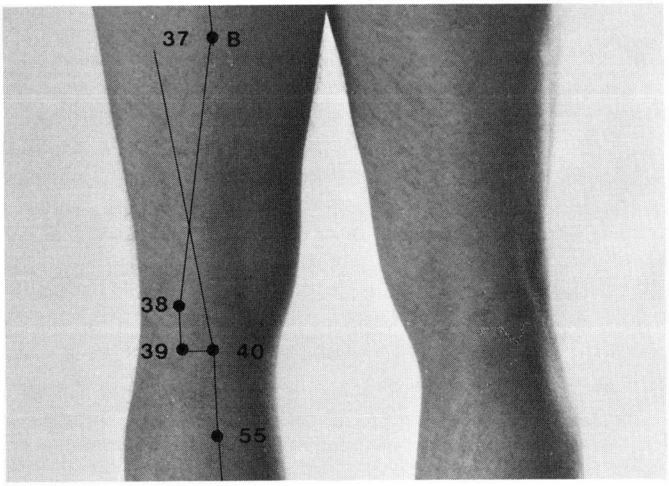

MP 6 3 cun oberhalb der Spitze des Innenknöchels. Sehr wichtiger Punkt für das Bindegewebe, beeinflußt das Immunsystem und den Stoffwechsel. Der Punkt beeinflußt außerdem das Urogenitale. Er ist der Gruppen Lo Punkt der Yinmeridiane des Fußes.

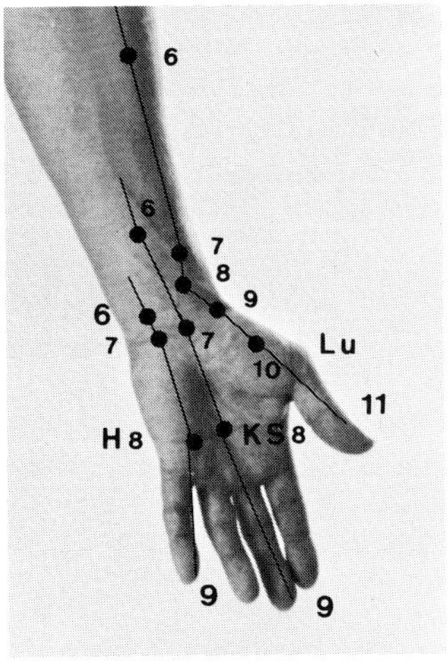

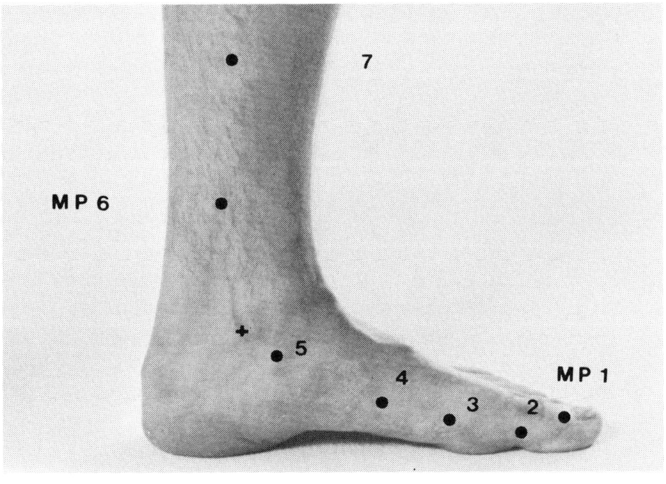

Lu 7 1.5 cun über dem volaren und radialen Ende der Handgelenksquerfalte. Lo-Punkt der Lunge, sehr gute Kombination mit MP 6. Der Punkt wird schräg gestochen.

Bemerkungen Wenn nicht anders angegeben, wird der Punkt senkrecht gestochen. Symmetrisch gelegene Punkte werden symmetrisch gegeben. Die Punkte MP 6, B 40 und Lu 7 werden tonisiert. Hingegen werden die Punkte KG 3, KG 7 und M 29 sediert. 8 bis 10 Behandlungen, Wiederholung nach etwa 4 Monaten.

Richtlinien zur Stimulation – Grundstimulierung bzw. Grundausgleich der Energie ist nach dem Setzen der Nadeln immer erforderlich, sie erfolgt durch die mechanische und die schwache Gold-Silber Elektrostimulierung. Siehe hierzu unter Stimulationstechniken.

Weitere Stimulationsmethoden – Elektrostimulation: die simultane Stimulierung von B 31 und B 32 ist geeignet. Man wählt zur Sedierung hohe Frequenzen mit niedriger Impulsbreite und Leistung. Die simultane Stimulierung beider Punkte geschieht immer einseitig, z. B. links dann rechts für jeweils ca. 5 Minuten.

– Laserstimulation: Es empfiehlt sich, die Punkte mit dem Laserstrahl weiter zu stimulieren. Es werden die Ernährungsfrequenz 50 Hz und die Schmerzfrequenz 8000 Hz gegeben. Jeder vorgesehene Punkt wird für 20 bis 30 Sekunden stimuliert.

Für eine der beiden Stimulationsmethoden sollte man sich entscheiden, es sei denn entscheidet man sich, beide o. g. Methoden, von Behandlung zu Behandlung alternierend einzusetzen.

Pyelonephritis (akute)

Punktkombination B 64 Jing Gu, N 1 Yong Quan, MP 6 San Yin Jiao, Di 4 He Gu, N 10 Yin Gu (10 Nadeln) – Siehe Abb. –

B 64 am lateralen Fußrand unter der Tuberositas metatarsalis V. Quellpunkt des Blasenmeridians, er steht nach der Lehre der TCA über das Lo Transversale mit dem Lo-Punkt des Nierenmeridians N 4 in Verbindung. Bei akuter Entzündung des Nierenbeckens liegt eine Fülle des Nierenmeridians vor.

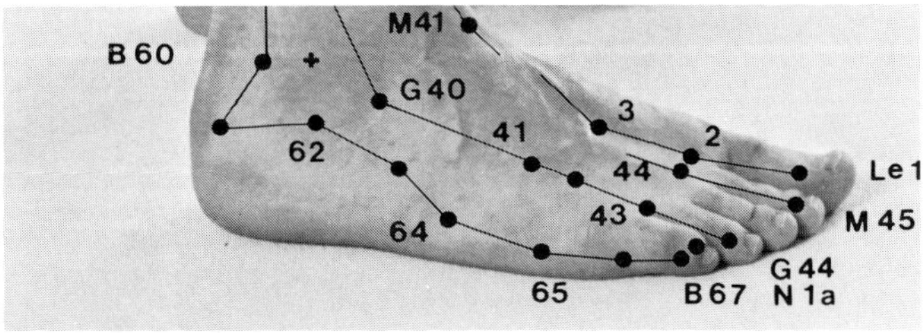

Vom selben Autor 1989 im Sommer-Verlag erschienen, Die aktuelle, traditionelle chinesische Akupunktur in der täglichen Praxis. In diesem Lehrbuch kann der Leser eine ausführliche Erläuterung der TCA-Regeln finden.

N 1 wegen seiner ungünstigen Lage im vorderen Drittel der Fußsohle, empfiehlt es sich, den Punkt am medialen Nagelwinkel der fünften Zehe (2 mm medial und über dem Nagelwinkel) zu stechen. Es besteht ein Verbindungsast zwischen dem eigentlichen N 1 und dem eben angegebenen Analogpunkt. Er ist der Sedierungspunkt des Nierenmeridians und unterstützt somit B 64.

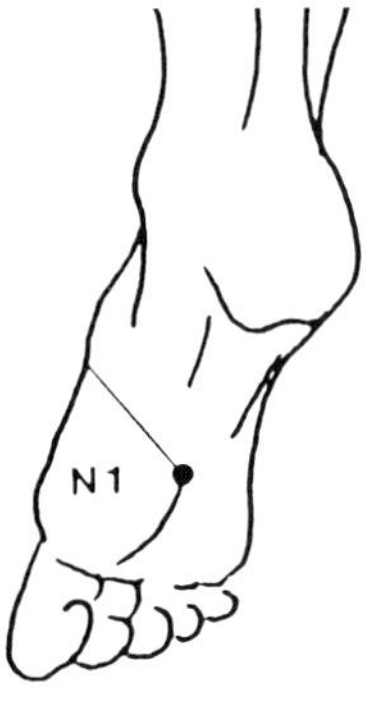

MP 6 3 cun über der Spitze des Innenknöchels hinter der Tibiakante. Immun-, Stoffwechsel- und Gruppen-Lo-Punkt. Unterstützt die antibiotische Behandlung bzw. wirkt der Abschwächung des Körpers bei Zustand nach der Behandlung mit Antibiotika entgegen.
Es ist anzunehmen, daß der Patient mit akuter Pyelonephritis unter antibiotischer Behandlung steht.

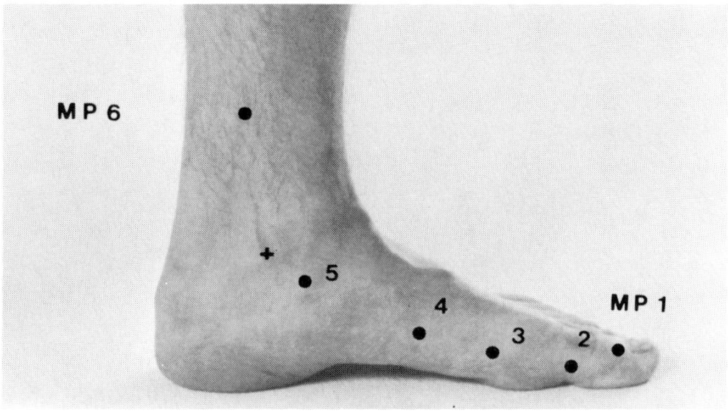

Di 4 radial der Mitte vom Metacarpale II. Ein allgemeiner Schmerz- und Stoffwechselpunkt.

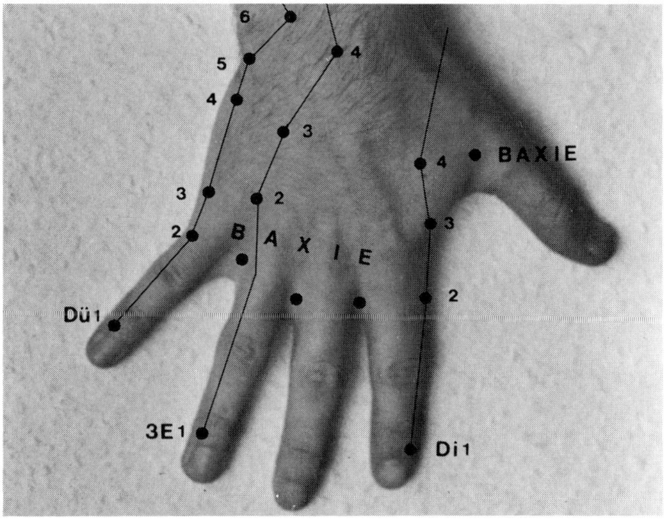

N 10 am medialen Ende der Kniegelenksfalte, hinter und etwas oberhalb von Le 8, zwischen den Sehnen der Muskeln semitendinosus und semimembranosus. Ho Punkt des Nierenmeridians. Er hat deshalb auf sein zugehöriges Organ die Niere direkten Einfluß.

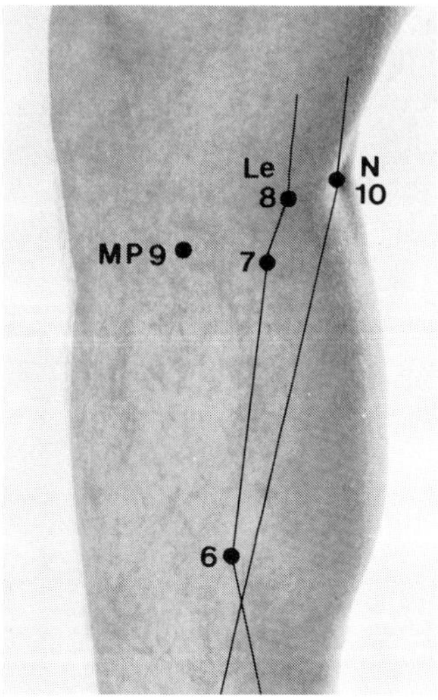

Bemerkungen

O. a. Punkte sind senkrecht, symmetrisch zu stechen und zu sedieren. 6 bis 8 Behandlungen 2 mal wöchentlich, evtl. 1 mal wiederholen.

Richtlinien zur Stimulation

– Grundstimulierung bzw. Grundausgleich der Energie ist nach dem Setzen der Nadeln immer erforderlich, sie erfolgt durch die mechanische und die schwache Gold-Silber Elektrostimulierung. Siehe hierzu unter Stimulationstechniken.

Weitere Stimulationsmethoden

– Elektrostimulation: nicht geeignet.

– Laserstimulation: Es empfiehlt sich, die Punkte mit dem Laserstrahl weiter zu stimulieren. Es wird nur mit der Schmerzfrequenz 8000 Hz stimuliert. Jeder vorgesehene Punkt wird für 20 bis 30 Sekunden stimuliert.

Diese Punktkombination ist bewußt auf die Wirkung der Fernpunkte gerichtet, unter Ausschluß der Lokalpunkte. Dies ist bei der akuten Pyelonephritis verständlich.

Sehr gute Alternative für die o. a. Punktkombination:

B 23 Shen Shu, B 28 Pang Guang Shu, B 31 Shang Liao und B 32 Ci Liao. In diesem Fall nur diese 4 Punkte (8 Nadeln) geben.

B 23 1.5 cun lateral der Spitze vom 2. LWD. Shu Punkt der Niere.

B 28 1.5 cun lateral und in Höhe vom Foramen sacrale II. Shu Punkt der Blase.

B 31 im Foramen sacrale 1, in Höhe und medial von B 27. Sakralgien bei urogenitalen Erkrankungen und bei klimakterischen Beschwerden. B 31 ist der Meisterpunkt des Klimakteriums.

B 32 im Foramen sacrale 2, in Höhe und medial von B 28. Bei Sakralgien, insbesondere wenn diese auf urogenitale Erkrankungen zurückzuführen sind.

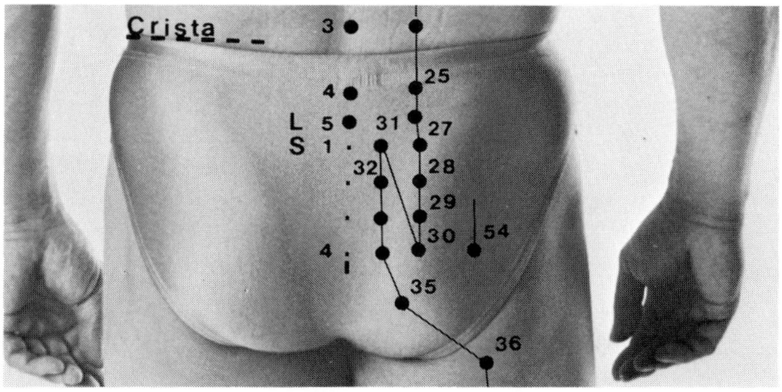

Diese Punkte werden mit der Schmerzfrequenz 8000 Hz des Lasers stimuliert.

Pyelonephritis (chronische)

Punktkombination N 3 Tai Xi, N 7 Fu Liu, G 25 Jing Men, B 23 Shen Shu, H 7 Shen Men, KG 7 Yin Jiao, (11 Nadeln) – Siehe Abb. –

N 3 in der Mitte zwischen der Spitze des Innenknöchels und dem Achillessehnenvorderrand. Quellpunkt des Nierenmeridians, da bei der chronischen Pyelonephritis eine Leere im Nierenmeridian zu erwarten ist.

N 7 2 cun oberhalb N 3 zur Unterstützung von N 3, da der Punkt der Tonisierungspunkt des Nierenmeridians ist.

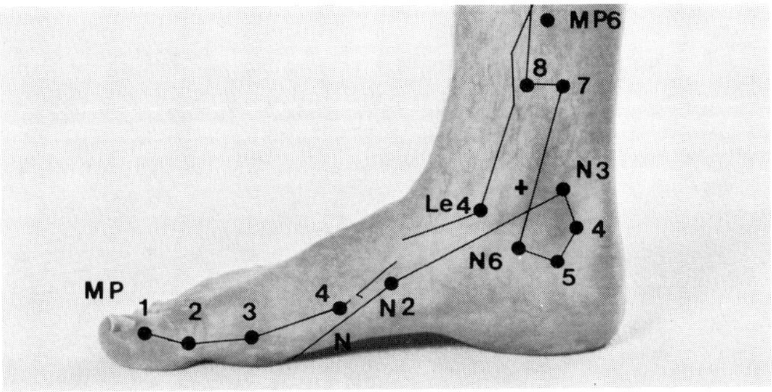

G 25 am freien Ende der 12. Rippe. Alarmpunkt der Niere. Der Punkt stimuliert auch das Immunsystem. Schräg nach vorne und unten stechen.

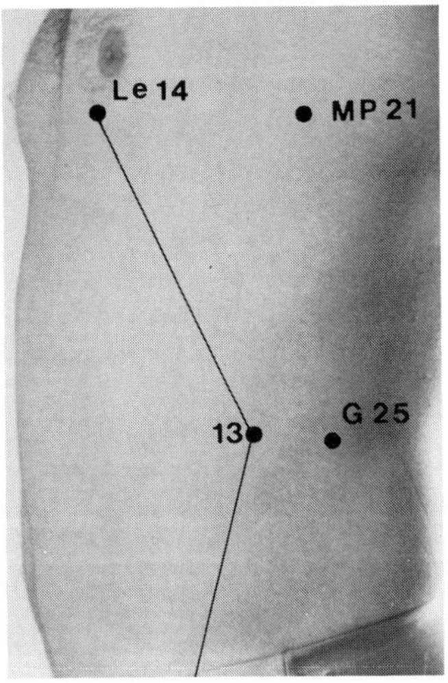

B 23 1.5 cun lateral der Spitze vom 2. LWD. Shu Punkt der Niere.

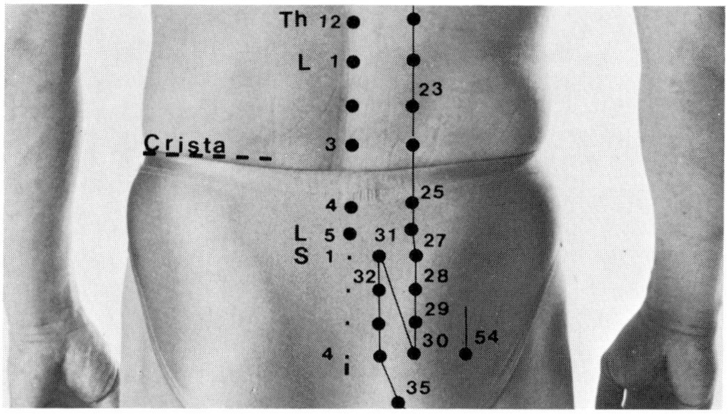

H 7 am ulnaren Ende der volaren Handgelenksquerfalte in einem Grübchen. Er reguliert den Kreislauf, Quell- und Sedierungspunkt des Herzmeridians. Der Herzmeridian ist der Achsenpartner des Nierenmeridians.

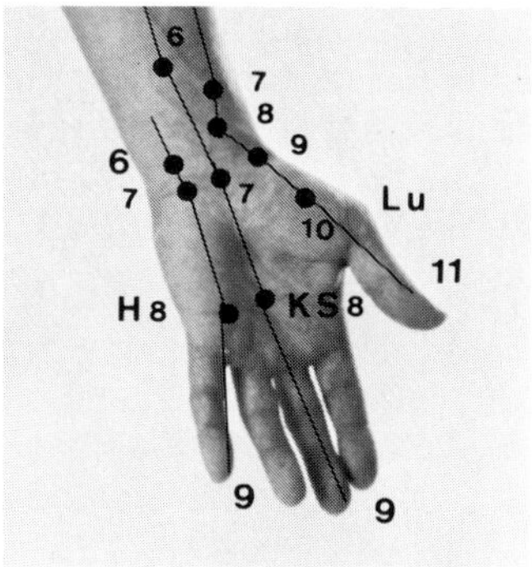

KG 7 1 cun unter dem Nabel in der Medianlinie. Mu Punkt des unteren Erwärmers für das Urogenitale.

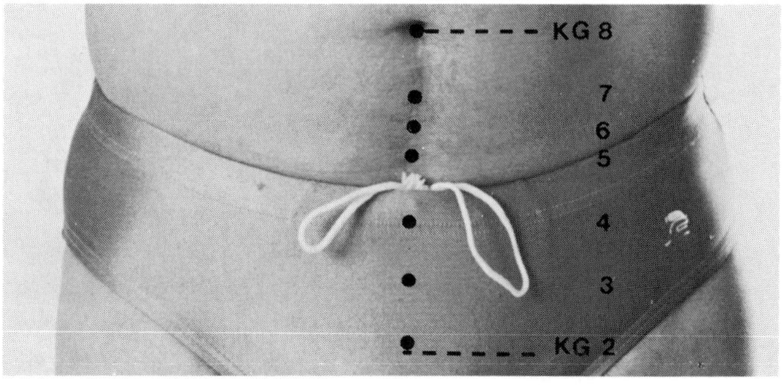

Bemerkungen

sollte eine Hypertonie der Pyelonephritis beigesellt sein empfiehlt es sich, N 7 durch N 8 zu ersetzen (siehe dort).

Wenn nicht anders angegeben, wird der Punkt senkrecht gestochen. Etwa 10 Behandlungen, 2 mal wöchentlich, Wiederholung nach ca. drei Monaten.

O. a. Punkte werden senkrecht gestochen und tonisiert, hier werden H 7 und KG 7 nur grundstimuliert (tonisiert). Siehe hierfür unten und unter Stimulationstechniken. Symmetrisch gelegene Punkte werden symmetrisch gegeben.

Richtlinien zur Stimulation

– Grundstimulierung bzw. Grundausgleich der Energie ist nach dem Setzen der Nadeln immer erforderlich, sie erfolgt durch die mechanische und die schwache Gold-Silber Elektrostimulierung. Siehe hierzu unter Stimulationstechniken.

Weitere Stimulationsmethoden

– Elektrostimulation: nicht geeignet

– Laserstimulation: Es empfiehlt sich, die Punkte mit dem Laserstrahl weiter zu stimulieren. Es werden die Ernährungsfrequenz 50 Hz und bei Schmerzen auch die Schmerzfrequenz 8000 Hz gegeben. Jeder vorgesehene Punkt wird für 20 bis 30 Sekunden stimuliert.

Reizkolon

Punktkombination H 7 Shen Men, M 36 Zu San Li, M 25 Tian Shu, MP 15 Da Heng, KG 15 Jiu Wei, LG 20 Bai Hui, (10 Nadeln) – Siehe Abb. –

H 7 am ulnaren Ende der volaren Handgelenksquerfalte. Quell- und Sedierungspunkt des Herzmeridians, wirkt ausgesprochen regulierend auf das gestörte Vegetativum bei Patienten, die unter dem Reizkolon leiden.

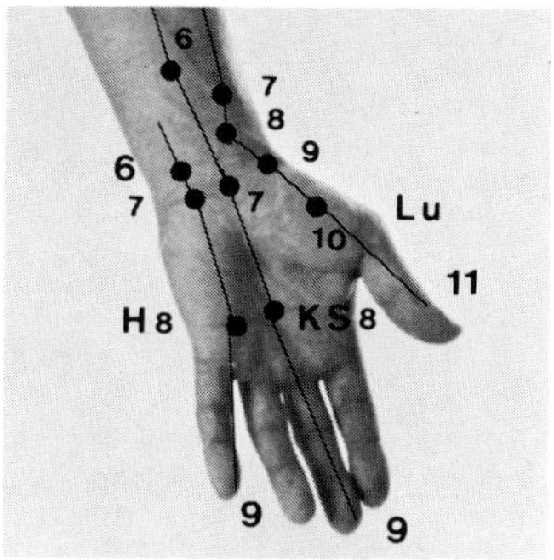

M 36 3 cun unter dem Patellaunterrand, 1 Querfingerbreite lateral der Tibiakante. Er wirkt spasmolytisch und psychisch tonisierend.

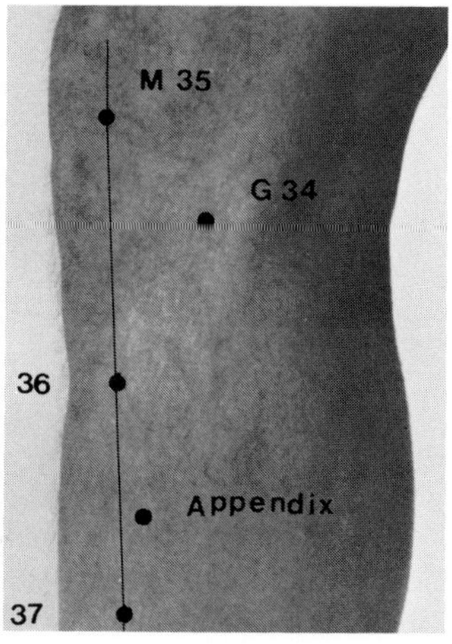

M 25 2 cun lateral des Nabels bzw. KG 8. Shu Punkt des Kolons.

MP 15 4 cun lateral vom und in Höhe des Nabels. Wichtiger Lokalpunkt bei Erkrankungen des Abdomens, er unterstützt die Wirkung von M 25.

KG 15 knapp unter der Xiphoidspitze, wenn keine vorhanden, befindet sich der Punkt im höchsten Punkt des Rippenbogenwinkels in der Mittellinie. Schräg nach oben oder unten stechen. Beeinflußt das Vegetativum.

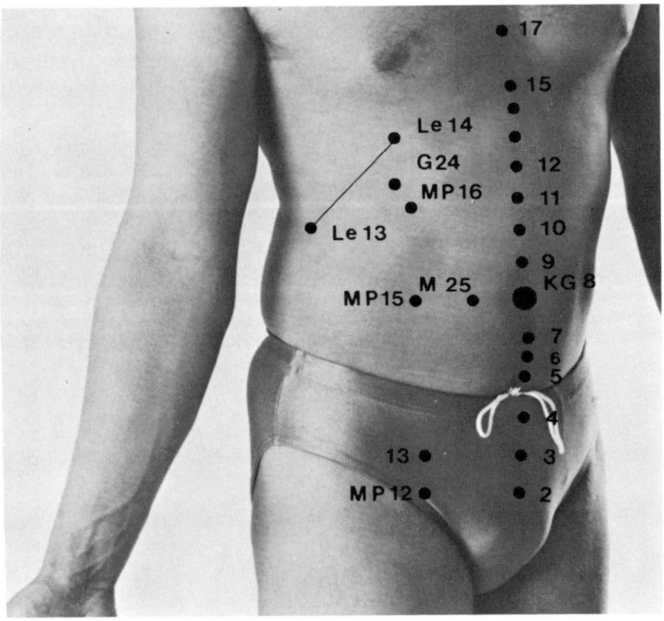

LG 20 in der Mittellinie und am höchsten Punkt des Schädels, er liegt im Schnittpunkt der von beiden Ohrmuschelspitzen zum Scheitel gezogenen Linien, wenn die Ohrmuscheln nach vorne geklappt werden. Allgemein sedierender Punkt mit Wirkung auf das Zentralnervensystem. Schräg zwischen Kopfhaut und Schädelknochen nach vorne oder hinten stechen.

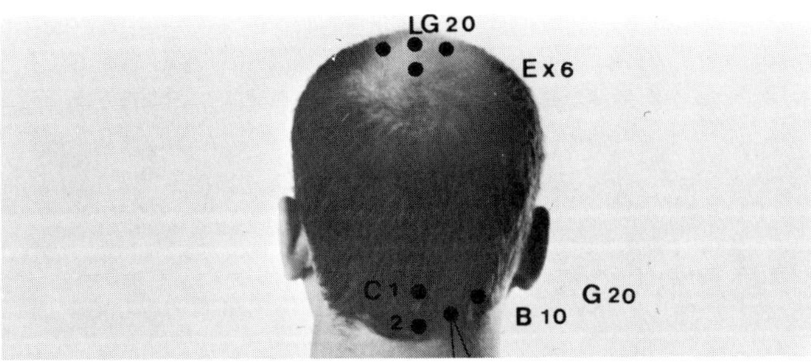

Bemerkungen Wenn nicht anders angegeben, wird der Punkt senkrecht gestochen. Symmetrisch gelegene Punkte werden symmetrisch gegeben. Bei LG 20 wird nur die Grundsedierung, d. h. die mechanische und die schwache Elektrostimulierung durchgeführt – siehe hierfür unten und unter Stimulationstechniken –. Alle anderen Punkte werden sediert. 8 bis 10 Behandlungen, Wiederholung nach etwa 4 Monaten.

Richtlinien zur Stimulation – Grundstimulierung bzw. Grundausgleich der Energie ist nach dem Setzen der Nadeln immer erforderlich, sie erfolgt durch die mechanische und die schwache Gold-Silber Elektrostimulierung. Siehe hierzu unter Stimulationstechniken.

Weitere Stimulationsmethoden – Elektrostimulation: nicht geeignet

– Laserstimulation: Es empfiehlt sich, die Punkte mit dem Laserstrahl weiter zu stimulieren. Es werden die Ernährungsfrequenz 50 Hz und bei Schmerzen auch die Schmerzfrequenz 8000 Hz gegeben. Jeder vorgesehene Punkt wird für 20 bis 30 Sekunden stimuliert. Bei fehlenden Schmerzen sollte die Frequenz der Psyche 6500 Hz anstelle der Schmerzfrequenz gegeben werden.

Schlaflosigkeit

Punktkombination LG 20 Bai Hui, KG 15 Jiu Wei, KG 6 Qi Hai, H 7 Shen Men, N 6 Zhao Hai, B 62 Shen Mai (9 Nadeln) – Siehe Abb. –

LG 20 in der Mittellinie und am höchsten Punkt des Schädels, er liegt im Schnittpunkt der von beiden Ohrmuschelspitzen zum Scheitel gezogenen Linien, wenn die Ohrmuscheln nach vorne geklappt werden. Allgemein sedierender Punkt mit Wirkung auf das Zentralnervensystem. Schräg zwischen Kopfhaut und Schädelknochen nach vorne oder hinten stechen.

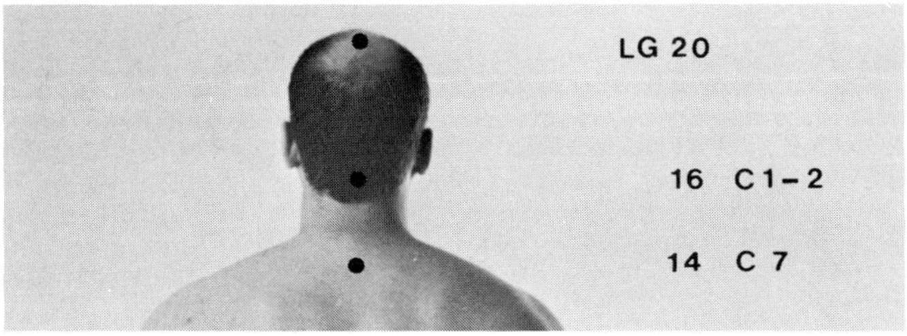

KG 15 in der ventralen Mittellinie unter der Xiphoidspitze oder im höchsten Punkt vom Brustkorbwinkel. Ein wichtiger Punkt bei der Behandlung des Vegetativums. Schräg nach unten oder oben stechen.

KG 6 1.5 cun unter dem Nabel in der ventralen Mittellinie, Punkt der „Lebensenergie". Bei Schlaflosigkeit indiziert, weil bei dieser Störung eine Energieschwäche zu Grunde liegt. Der Punkt ist hier, wie beim Schwindel, optimal mit KG 15 und LG 20 kombinierbar.

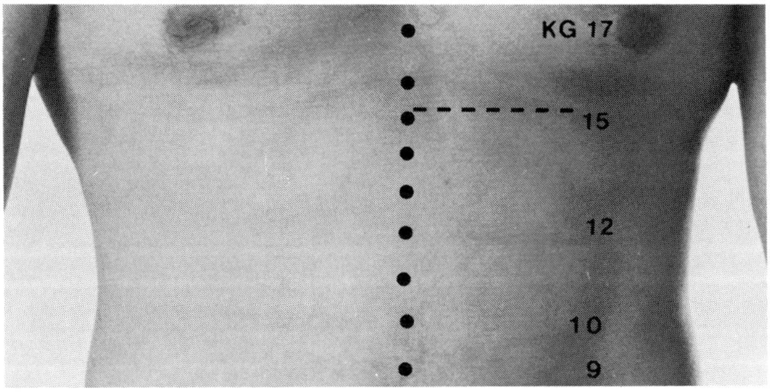

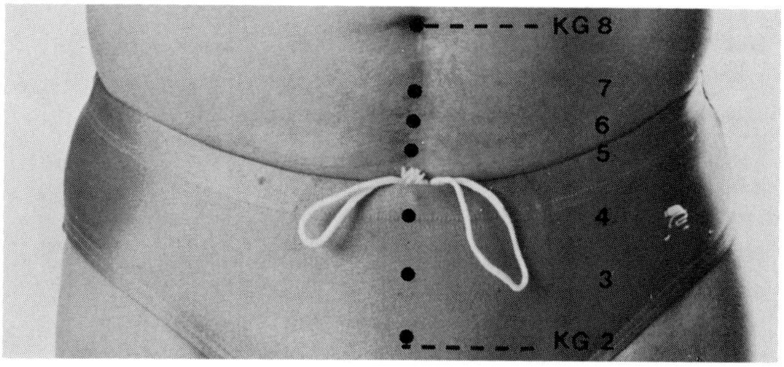

H 7 am ulnaren Ende der volaren Handgelenksquerfalte, wirkt allgemein sedierend, er ist der Quell- und Sedierungspunkt des Herzmeridians.

N 6 1.5 cun senkrecht unterhalb der Spitze des Innenknöchels, sehr gut bei Schlafstörungen wirksam. Schlüsselpunkt des Wundermeridians Yin Keo.

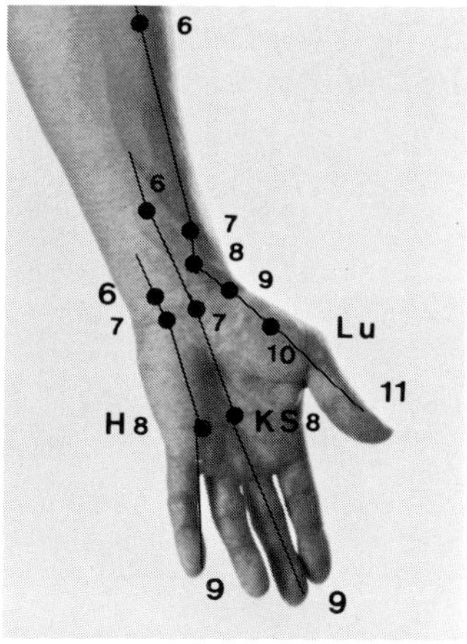

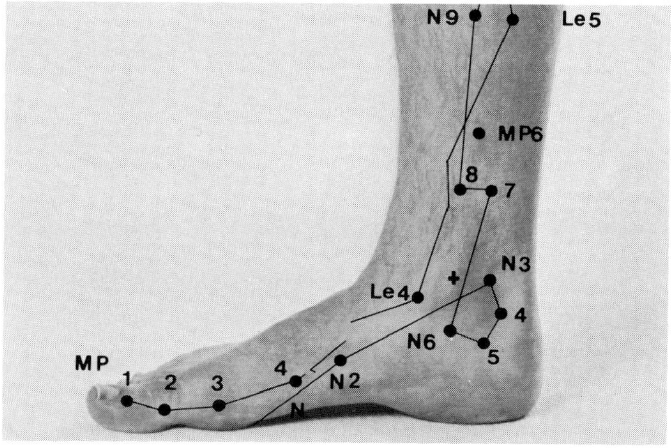

B 62 1.5 cun senkrecht unterhalb der Spitze des Außenknöchels, ebenfalls sehr gut bei Schlafstörungen wirksam. Schlüsselpunkt des Wundermeridians Yang Keo.

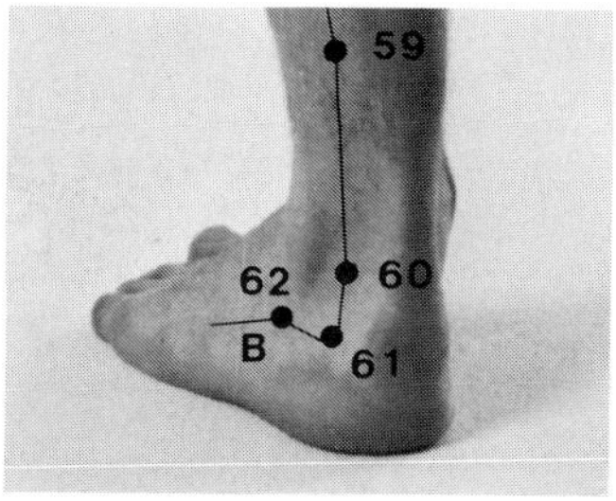

Bemerkungen Wenn nicht anders angegeben, wird der Punkt senkrecht gestochen. Symmetrisch gelegene Punkte werden symmetrisch gegeben. Bei LG 20 wird nur die Grundsedierung, d.h. die mechanische und die schwache Elektrostimulierung durchgeführt – siehe hierfür unten und unter Stimulationstechniken –. Alle anderen Punkte – mit Ausnahme von KG 6, der tonisiert wird – werden sediert. 8 bis 10 Behandlungen, Wiederholung nach etwa 4 Monaten.

Richtlinien zur Stimulation – Grundstimulierung bzw. Grundausgleich der Energie ist nach dem Setzen der Nadeln immer erforderlich, sie erfolgt durch die mechanische und die schwache Gold-Silber Elektrostimulierung. Siehe hierzu unter Stimulationstechniken.

Weitere Stimulationsmethoden – Elektrostimulation: nicht geeignet

– Laserstimulation: hier eignet sich die Frequenz der Psyche 6500 Hz sehr gut. Stimuliert werden bei Schlafstörungen die Punkte N 6, B 62 und H 7.

Schmerzsyndron bei diffusen Bauchschmerzen

Punktkombination Di 4 He Gu, Le 8 Qu Quan, KG 8 Shen Que nur mit Laser – siehe unten –, M 44 Nei Ting, LG 20 Bai Hui, KG 9 Shui Fen, KG 12 Zhong Wan (9 Nadeln) – Siehe Abb. –

Di 4 radial der Mitte vom Metacarpale II. Ein allgemeiner Schmerz- und Stoffwechselpunkt.

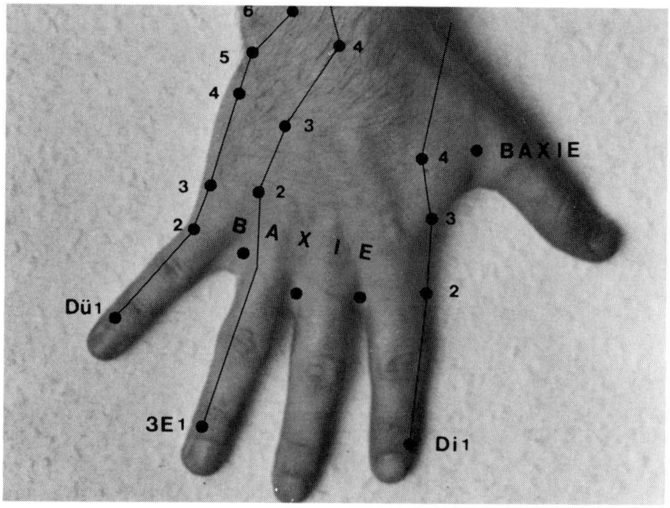

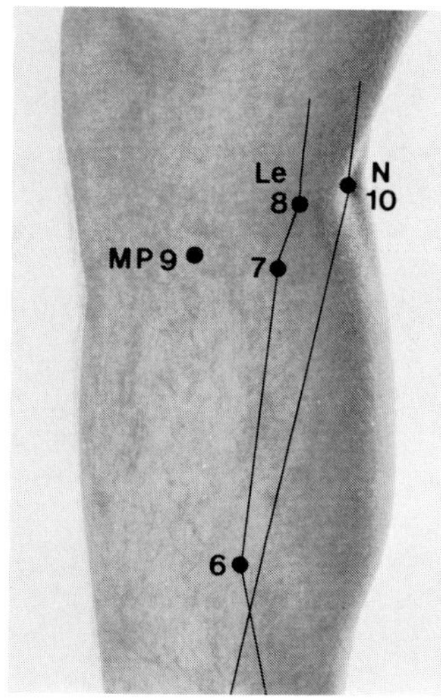

L 8 am medialen Ende der Kniebeugefalte. Ho-Punkt des Lebermeridians, er kann diffuse Bauchschmerzen günstig beeinflussen.

KG 8 Mitte des Nabels. Der Punkt wird auf Grund seiner Lokalisation nur mit dem Laser behandelt. Hierfür ist die Schmerzfrequenz 8000 Hz geeignet. Man kann auch den Punkt mit der regulierenden, in der Praxis bewährten Frequenz 10 Hz behandeln. Wie bei jeder Punktbehandlung, berührt die Spitze des senkrecht gehaltenen Lasergriffels die Haut. Es empfiehlt sich, KG 8 eine Minute lang mit einer Leistung, die relativ niedrig gehalten wird, z. B. 5 bis maximal 20 mW zu stimulieren.

M 44 0.5 cun proximal der Interdigitalfalte, zwischen Metatarsale II und III. Er wird hier als allgemeiner Analgesie bzw. Schmerzpunkt gegeben.

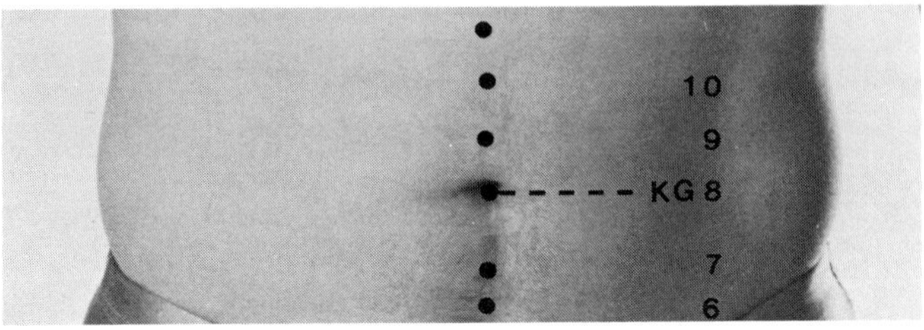

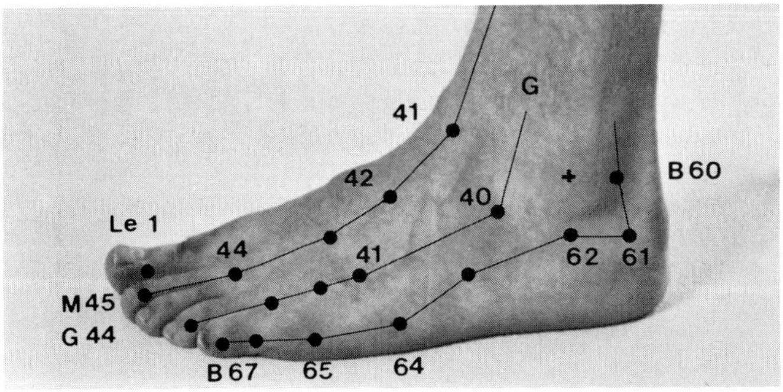

LG 20 In der Mittellinie des Schädeldachs, dort wo sich die von den Ohrspitzen gezogenen Linien treffen, wenn die Ohrmuscheln nach vorne geklappt werden. Der Punkt beeinflußt das Zentralnervensystem und wird deshalb oft in einer Punktkombination gegeben. Er wirkt allgemein beruhigend und ist deshalb bei diffusen Bauchschmerzen indiziert. Den Punkt nach vorne oder hinten schräg stechen.

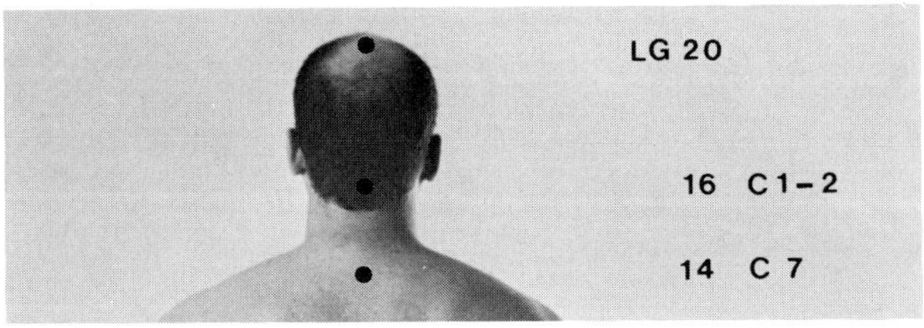

KG 9 1 cun oberhalb des Nabels in der Mittellinie. Der Punkt wirkt spasmolytisch und beruhigend.

KG 12 in der Mitte der Linie, die die Xiphoidspitze mit dem Mittelpunkt des Nabels (KG 8) verbindet. Alarmpunkt des Magens und des mittleren Erwärmers für die Verdauung. Der Punkt hat sich bei der Bauchsymptomatik sehr gut bewährt. Wenn kein Xiphoid vorhanden ist, vom obersten Rippenbogenwinkel ausgehen. KG 12 liegt auch 4 cun über KG 8 in der Medianlinie.

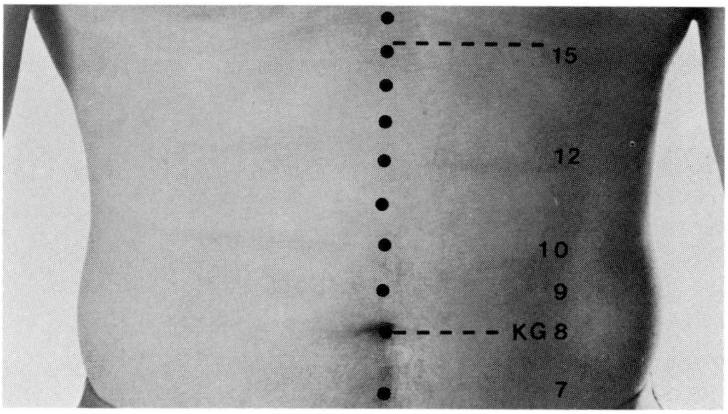

Bemerkungen

Wenn nicht anders angegeben, wird der Punkt senkrecht gestochen. Symmetrisch gelegene Punkte werden symmetrisch gegeben. Bei LG 20 wird nur die Grundsedierung, d. h. die mechanische und die schwache Elektrostimulierung durchgeführt – siehe hierfür unten und unter Stimulationstechniken –. Alle anderen Punkte werden sediert. Etwa 8 Behandlungen, Wiederholung nach ca. 4 Monaten.

Richtlinien zur Stimulation

– Grundstimulierung bzw. Grundausgleich der Energie ist nach dem Setzen der Nadeln immer erforderlich, sie erfolgt durch die mechanische und die schwache Gold-Silber Elektrostimulierung. Siehe hierzu unter Stimulationstechniken.

Weitere Stimulationsmethoden

– Elektrostimulation: nicht geeignet

– Laserstimulation: Es empfiehlt sich, die Punkte mit dem Laserstrahl weiter zu stimulieren. Es werden die Ernährungsfrequenz 50 Hz und die Schmerzfrequenz 8000 Hz gegeben. Jeder vorgesehene Punkt wird für 20 bis 30 Sekunden stimuliert.

KG 8 wird jedoch, wie oben angegeben, 1 Minute lang mit der 8000 Hz Frequenz oder der 10 Hz Frequenz stimuliert. Letztere ist im Laserpen eingebaut.

Schmerzsyndrom bei Cholezystopathie

Punktkombination

2 eigene Extrapunkte oder PAM, G 24 Ri Yue, M 21 Liang Men (bei der Cholezystopathie nur rechts geben), KG 9 Shui Fen, G 38 Yang Fu, Di 4 He Gu, (10 Nadeln) – Siehe Abb. –

Zwei eigene Extrapunkte bzw. 2 PAM auf der Abbildung ohne Nummernangaben

Ich habe vor Jahren die o. g. 2 Extra Punkte bzw. PAM bei der Behandlung der Colezystopathie festgestellt und seither auch bei vielen Patienten mit Oberbauchbeschwerden erfolgreich eingesetzt. Sie liegen im Bereich des Hypochondriums: 2.5 cun unter dem rechten Rippenbogen, jeweils 2.5 cun medial und lateral der in Richtung Bauch senkrecht durchgezogenen Mamillarlinie. Diese Punkte setzen sich von Le 13, M 19, M 20, M 21, MP 16 und anderen, nahe gelegenen Punkten ab.

Wie gesagt, haben sich die 2 oben genannten Punkte bei der Cholezystopathie und bei Oberbauchschmerzen sehr gut bewährt. Beide Punkte **schräg und in gegensätzlicher Richtung stechen:** der mediale Punkt nach lateral, der laterale nach medial.

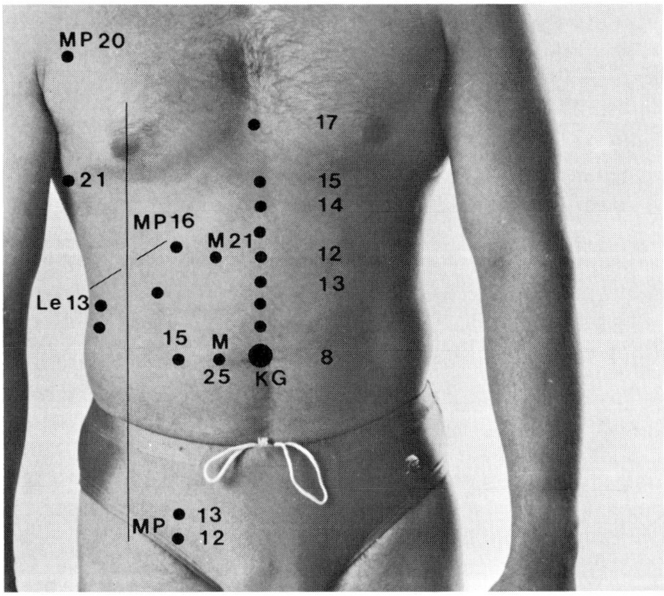

Zum Vergleich mit dem Schmerzsyndrom Oberbauch siehe bitte dort.

Vom selben Autor 1989 im Sommer-Verlag erschienen: Die aktuelle, traditionelle chinesische Akupunktur in der täglichen Praxis. In diesem Lehrbuch wurden die TCA-Regeln, und auf Seite 344 bis 346 die Cholezystopathie ausführlich erläutert.

G 24 in der Mamillarlinie, in Höhe vom ICR VII. Alarmpunkt der Gallenblase. Sein Einsatz ist besonders bei Störungen der Gallensekretion sehr nützlich. Schräg stechen, cave Pleura!

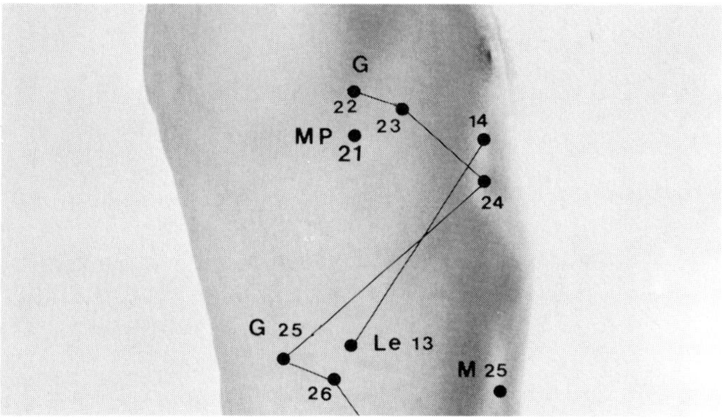

M 21 4 cun oberhalb und 2 cun lateral der ventralen Mittellinie, dort wo sich KG 12 befindet. Wie o. a. wird der Punkt bei der Cholezystopathie nur rechts gegeben. Es handelt sich um einen sehr wichtigen Lokalpunkt bei fast allen Erkrankungen des Oberbauchs.

KG 9 1 cun oberhalb des Nabels, in der ventralen Mittellinie. Bei der Cholezystopathie wirkt der Punkt spasmolytisch. Er ist ebenfalls bei der spastischen Obstipation indiziert

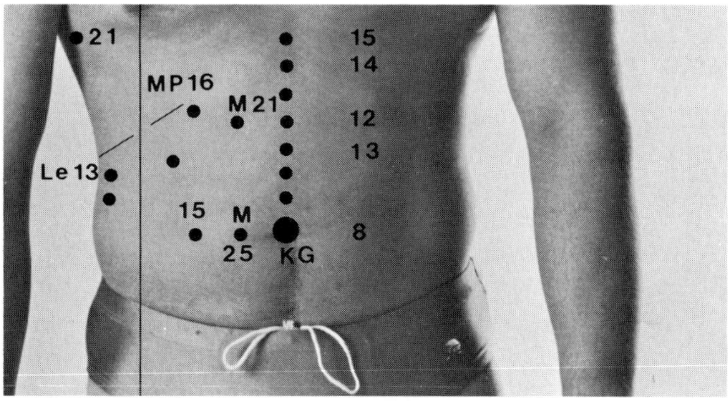

G 38 4 cun über der Spitze des Außenknöchels, vor dem Vorderrand der Fibula. Er ist der Sedativpunkt des Gallenblasenmeridians, wirkt bei chronischen Schmerzen der Gallenblase.

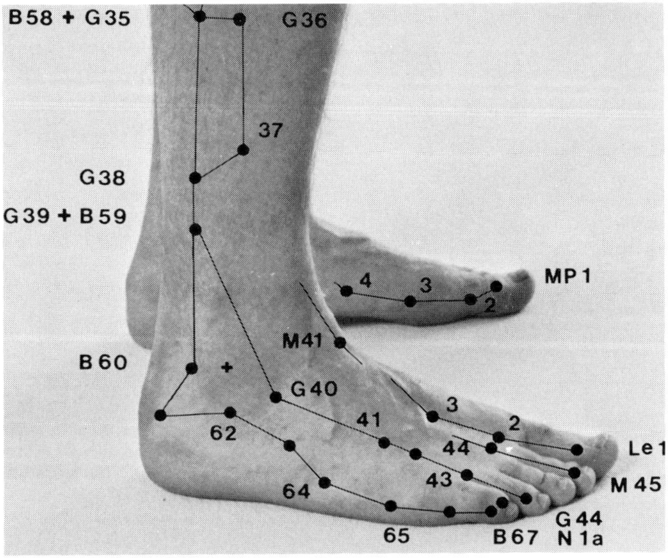

Di 4 radial der Mitte des Metakarpale II. Quellpunkt des Dickdarmmeridians, sowie ein allgemeiner Schmerzpunkt.

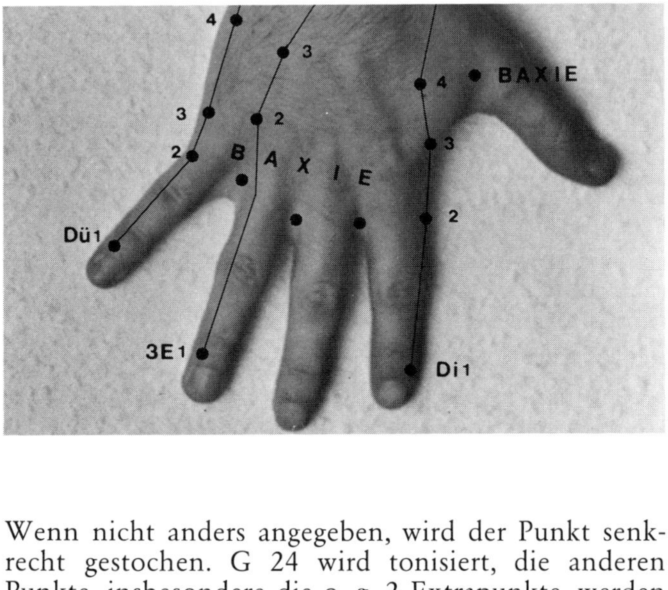

Bemerkungen Wenn nicht anders angegeben, wird der Punkt senkrecht gestochen. G 24 wird tonisiert, die anderen Punkte, insbesondere die o. g. 2 Extrapunkte, werden sediert. 8 bis 10 Behandlungen, Wiederholung nach ca. 4 Monaten. Bis auf die o. g. 2 Extrapunkte, M 21 und KG 9 werden die Punkte symmetrisch gegeben.

Richtlinien zur Stimulation

– Grundstimulierung bzw. Grundausgleich der Energie ist nach dem Setzen der Nadeln immer erforderlich, sie erfolgt durch die mechanische und die schwache Gold-Silber Elektrostimulierung. Siehe hierzu unter Stimulationstechniken.

Weitere Stimulationsmethoden

– Elektrostimulation: nicht geeignet.

– Laserstimulation: Es empfiehlt sich, die Punkte mit dem Laserstrahl weiter zu stimulieren. Es werden die Ernährungsfrequenz 50 Hz und die Schmerzfrequenz 8000 Hz gegeben. Jeder vorgesehene Punkt wird für 20 bis 30 Sekunden stimuliert.

Man kann hier zur stärkeren Sedierung die Frequenz 50 Hz 10 bis 20 % erhöhen.

Die Schmerzfrequenz 8000 Hz sollte nach meinen Feststellungen **nicht** variiert werden.

Schmerzen bei Coxarthrose

Punktkombination G 30 Huan Tiao, B 31 Shang Liao, B 32 Ciliao G 28 Wei Dau, G 29 Ju Liao, B 54 Zhibian (B 49 nach Bachmann), G 36 Wai Qiu, B 60 Kun Lun, (8 Nadeln) – Siehe Abb. –

G 30 knapp hinter dem Trochanter majus femoris bei gestrecktem Bein. Spezifischer Punkt bei allen Erkrankungen des Hüftgelenks.

B 31 im Foramen sacrale 1, in Höhe und medial von B 27. Sakralgien bei urogenitalen Erkrankungen und bei klimakterischen Beschwerden. B 31 ist meist als Lokalpunkt bei der Coxalgie mitbetroffen.

B 32 im Foramen sakrale 2, in Höhe und medial von B 28. Wie bei dem Punkt B 31 bei der Coxarthrose mitbetroffen.

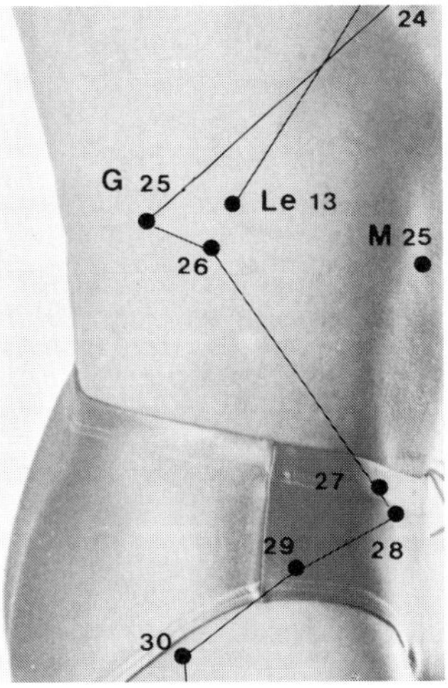

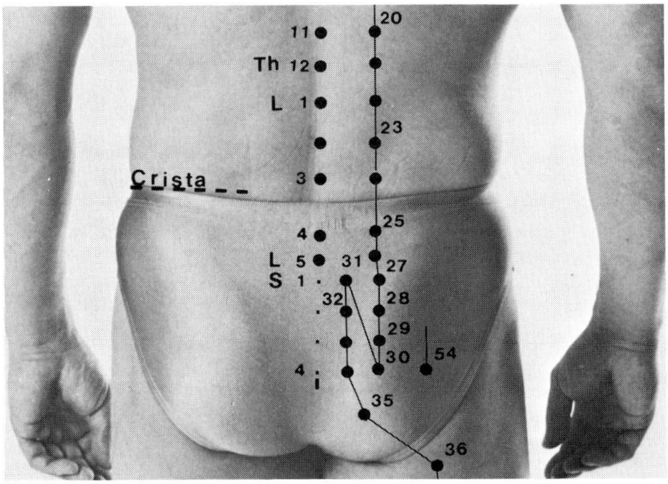

G 28 0.5 cun vor und unter **G 27 (Wu Shu),** letzterer liegt knapp vor der Spina iliaca anterior superior. G 28 und 27 unterstützen durch ihre lokale Wirkung – über die kleinen Lo's – den Punkt G 30.

G 29 am lateralen Ende der Leistenfalte oder in einer Vertiefung, die leicht zu finden ist bei angewinkeltem Bein, zwischen der Spina iliaca anterior superior und dem Femurkopf.

B 54 3 cun lateral der dorsalen Mittellinie, in Höhe vom 4. Foramen sacrale. Lokalpunkt bei der Coxalgie.

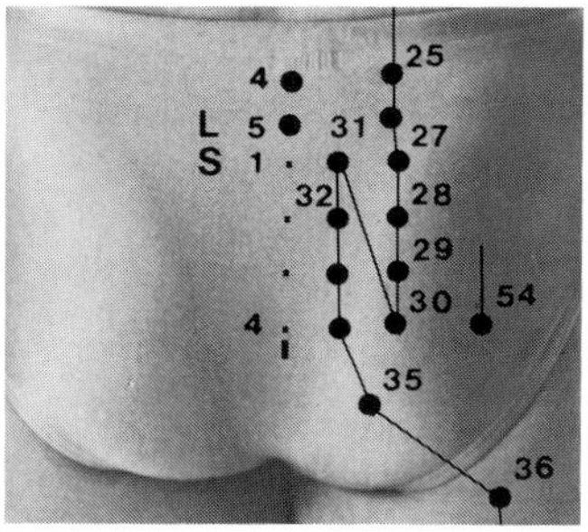

G 36 7 cun über der Spitze des Malleolus externus, 1 cun vor und in Höhe vom Punkt **G 35 (Yang Jiao),** letzterer liegt am Fibulahinterrand. Xi-Punkt des Gallenblasenmeridians. Bei Erkrankungen des Hüftgelenks ist G 36 i.d.R. druckschmerzhaft bzw. druckempfindlich.

B 60 in der Mitte der Linie, die den Vorderrand der Achillessehne mit der Spitze des Innenknöchels verbindet. Ein allgemeiner Schmerzpunkt.

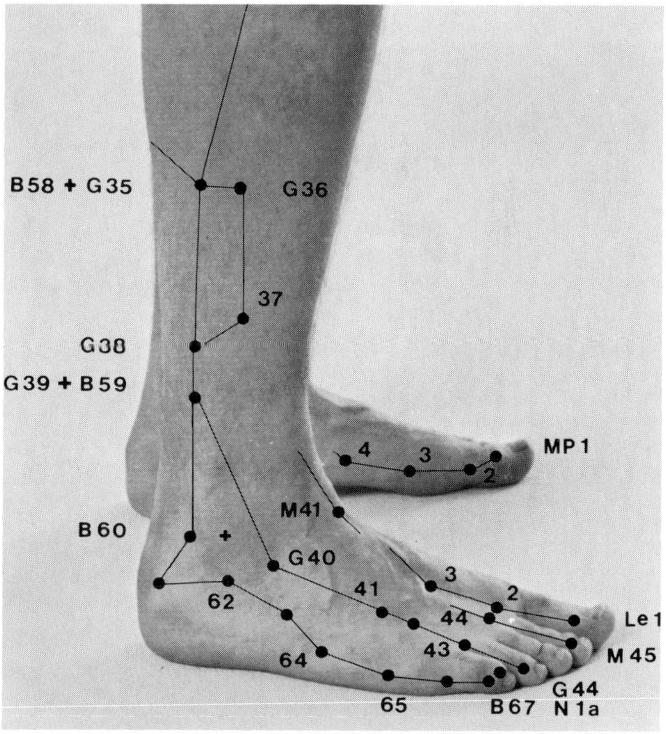

Bemerkungen O. a. Punkte werden senkrecht und einseitig gegeben, sie werden sediert. 10 bis 12 Behandlungen, Wiederholung je nach Schwere der Erkrankung, in ca. 3 Monaten.

Richtlinien zur Stimulation – Grundstimulierung bzw. Grundausgleich der Energie ist nach dem Setzen der Nadeln immer erforderlich, sie erfolgt durch die mechanische und die schwache Gold-Silber Elektrostimulierung. Siehe hierzu unter Stimulationstechniken.

Weitere Stimulationsmethoden – Elektrostimulation: die simultane Stimulierung von G 30 und B 60 ist besonders gut geeignet. Man wählt zur Sedierung hohe Frequenzen mit niedriger Impulsbreite und Leistung. Die simultane Stimulierung beider Punkte geschieht immer einseitig. Man kann hier je nach Verträglichkeit während 12 Minuten diese 2 Punkte stimulieren.

– Laserstimulation: Es empfiehlt sich, die Punkte mit dem Laserstrahl weiter zu stimulieren. Es werden die Ernährungsfrequenz 50 Hz und die Schmerzfrequenz 8000 Hz gegeben. Jeder vorgesehene Punkt wird für 20 bis 30 Sekunden stimuliert.

Man kann alternierend von Behandlung zu Behandlung die Elektro- oder Laserstimulation anwenden.

Schmerzen im Ellbogengelenk

Punktkombination Di 11 Qu Chi, Di 10 Shou San Li, 3E 10 Tian Ching, Dü 8 Xiao Hai, Di 4 He Gu, 3E 5 Wai Guan, B 60 Kun Lun (9 Punkte) – Siehe Abb. –

Di 11 am radialen Ende der Ellbogenfalte, Lokalpunkt für das Ellbogengelenk. Kombiniert mit Di 10 und Di 4 wirkt er entzündungs- und schmerzhemmend. Es handelt sich sonst um einen Immunpunkt.

Di 10 2 cun unter Di 11, auf der Linie Di 11-5, ein ellbogenspezifischer Punkt.

3E 10 knapp über dem Oberrand des Olecranon, er wirkt sedierend und zugleich für das Ellbogengelenk schmerzhemmend.

Dü 8 zwischen dem Olecranon der Ulna und dem Epicondylus medielis humeri. Wie bei 3E 10.

Di 4 radial vom Mittelpunkt des 2. Metacarpale, allgemeiner Schmerzpunkt.

3E 5 2 cun über der Mitte der dorsalen Handgelenksfalte, zwischen Radius und Ulna. Bei Neuralgien und rheumatischen Gelenkserkrankungen, insbesondere der oberen Extremität.

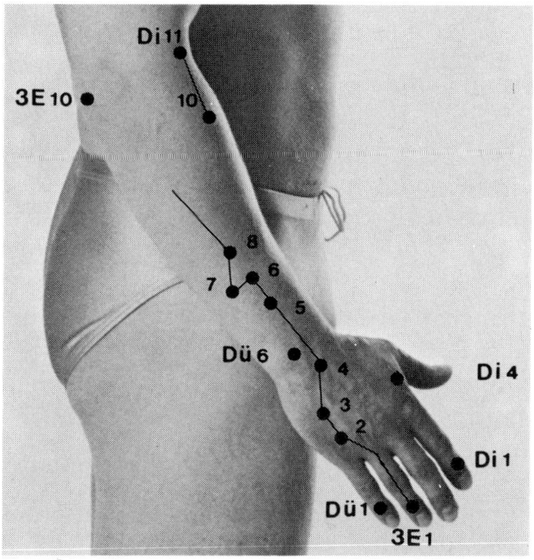

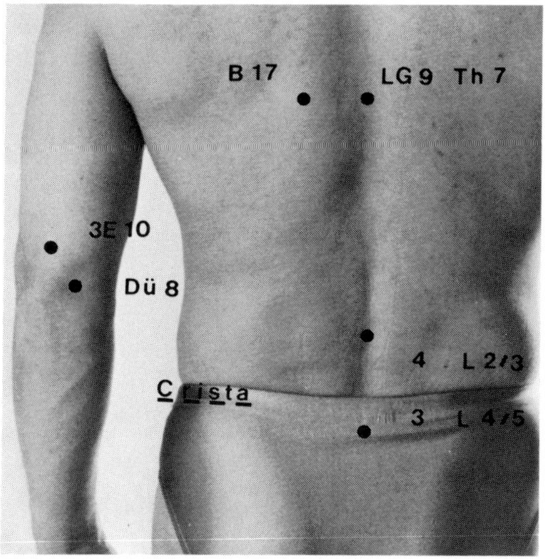

B 60 Mitte der Strecke, Spitze des Malleolus externus und dem Vorderrand der Achillessehne. Allgemeiner Schmerzpunkt.

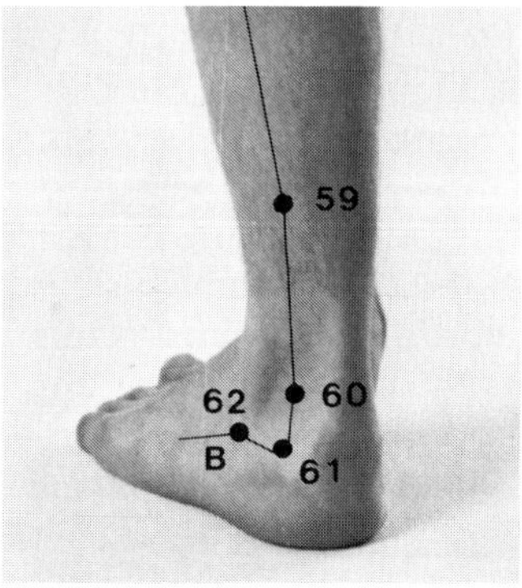

Bemerkungen O. a. Punkte werden senkrecht gestochen. Nur Di 4 und B 60 werden symmetrisch gegeben. Will man auf die allgemeine Schmerzbehandlung verzichten, was bei vielen Fällen durchaus zu empfehlen ist, müßte man auf B 60 verzichten und Di 4 nur einseitig geben. Die Punkte werden sediert. 8 bis 10 Behandlungen, Wiederholung in ca. 4 Monaten.

Richtlinien zur Stimulation – Grundstimulierung bzw. Grundausgleich der Energie ist nach dem Setzen der Nadeln immer erforderlich, sie erfolgt durch die mechanische und die schwache Gold-Silber Elektrostimulierung. Siehe hierzu unter Stimulationstechniken.

Weitere Stimulationsmethoden – Elektrostimulation: die simultane Stimulierung von Di 11 oder Di 10 und 3E 5 ist geeignet. Man wählt zur Sedierung hohe Frequenzen mit niedriger Impulsbreite und Leistung. Die simultane Stimulierung beider Punkte kann hier etwa 12 Minuten, je nach Verträglichkeit, andauern.

– Laserstimulation: Es empfiehlt sich, die Punkte mit dem Laserstrahl weiter zu stimulieren. Es werden die Ernährungsfrequenz 50 Hz und die Schmerzfrequenz 8000 Hz gegeben. Jeder vorgesehene Punkt wird für 20 bis 30 Sekunden stimuliert.

Bei Fehlen einer Arthrose erübrigt sich die Gabe der Ernährungsfrequenz.

Schmerzen bei Halswirbelsäulensyndrom I

Punktkombination Dü 2 Qian Gu, B 67 Zhi Yin, B 10 Tian Zhu, G 20 Feng Chi, 3E 15 Tian Liao, B 11 Da Shu, Dü 15 Jian Zhong Shu, LG 14 Da Zhui. (15 Nadeln) – Siehe Abb. –

Dü 2 knapp distal des 5. Fingergrundgelenks, am ulnaren Fingerrand. Yongpunkt des Dünndarmmeridians, fördert die Energie zur Schulter, dorthin, wo sie blockiert ist.

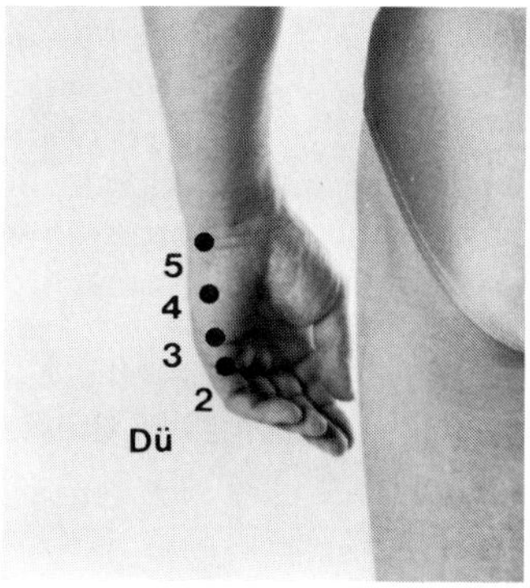

B 67 Tingpunkt des Blasenmeridians, Achsenpartner des Dünndarmmeridians, zieht die Energie vom Ort der Blockade nach unten.

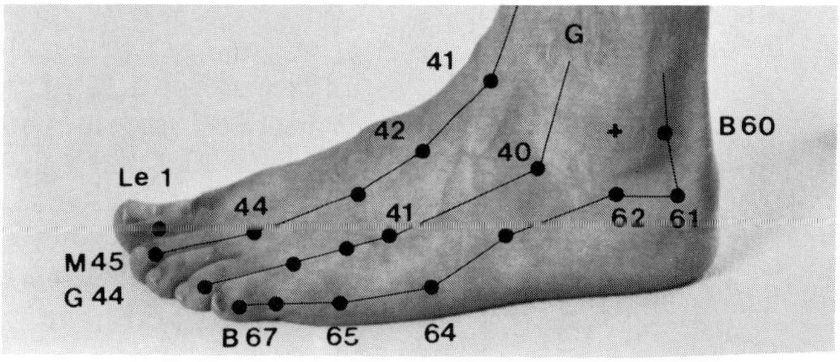

B 10 1.3 cun der dorsalen Mittellinie in Höhe von CI/CII, in einer Vertiefung, deshalb kann es sein, daß der Punkt, je nach Lage der Vertiefung, zwischen 1.3 und 1.5 cun lateral der Mittellinie liegt. Ein sehr wichtiger Punkt beim HWS-Syndrom, er ist sensibel auf atmosphärische Druckveränderungen und ist deshalb auch meist drukkempfindlich. Senkrecht oder schräg nach oben stechen.

G 20 medial und unterhalb des Os mastoid. Er ist ebenfalls ein Wetterpunkt und wird häufig mit B 10 beim HWS-Syndrom kombiniert. In Richtung Auge stechen.

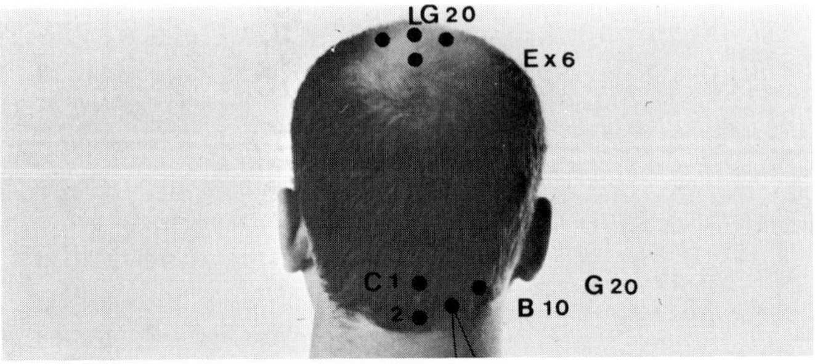

3E 15 in der Mitte der Verbindungslinie C 7-Akromionspitze. Er ist ein ausgeprochen wirksamer Punkt beim HWS-Syndrom. Ein Wetter- bzw. hygrotischer Punkt. Schräg nach oben und medial stechen.

B 11 1.5 cun lateral der dorsalen Mittellinie, in Höhe der Spitze vom BWD I. Meisterpunkt der Knochen. Schräg nach oben stechen.

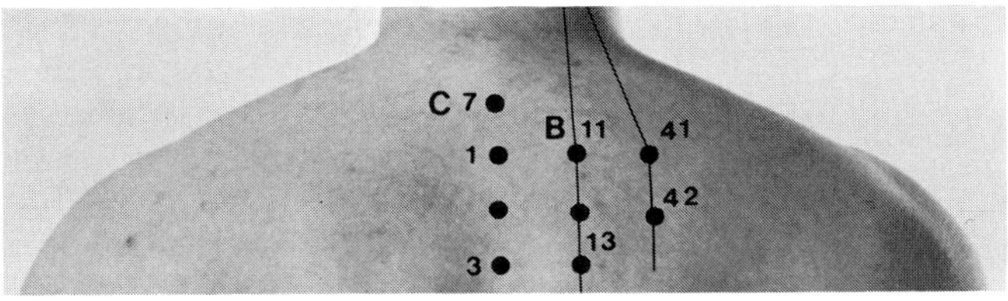

Dü 15 2 cun lateral der C 7-Spitze. Sein chin. Name bedeutet, daß er die Energie zur Schulter transportiert, wichtig zur Deblockade der Energie im Schulterbereich. Schräg nach oben und medial stechen.

LG 14 knapp unter der Spitze vom HWD 7. Reunionspunkt für alle Yangmeridiane. Ein wichtiger Punkt. Schräg nach oben stechen.

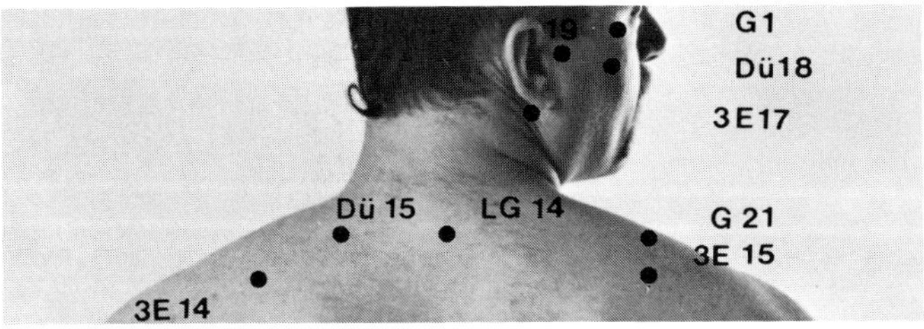

Bemerkungen Wenn nicht anders angegeben, wird der Punkt senkrecht gestochen. Die Lokalpunkte sedieren, die Fernpunkte: Dü 2 und B 67 tonisieren. Bis auf LG 14 werden die Punkte symmetrisch gegeben. Etwa 10 Sitzungen, Wiederholung nach 4 bis 6 Monaten.

LG 14 wird nur grundstimuliert – **hier tonisiert –**, siehe diesbezüglich unten.

Richtlinien zur Stimulation – Grundstimulierung bzw. Grundausgleich der Energie ist nach dem Setzen der Nadeln immer erforderlich, sie erfolgt durch die mechanische und die schwache Gold-Silber Elektrostimulierung. Siehe hierzu unter Stimulationstechniken.

Weitere Stimulationsmethoden – Elektrostimulation: wegen der Lage der Punkte nicht geeignet.

– Laserstimulation: Es empfiehlt sich, die Punkte mit dem Laserstrahl weiter zu stimulieren. Die Schmerzfrequenz 8000 Hz wird gegeben. Jeder vorgesehene Punkt wird für 20 bis 30 Sekunden stimuliert. **LG 14** wird nicht weiter stimuliert.

Schmerzen bei Halswirbelsäulensyndrom II

Punktkombination Die Punkte im lokalen Bereich: Occiput, paravertebral und Schulter sind identisch mit denen des HWS-Syndrom I, siehe dort. Da es sich hier um die Shao-Yang-Achse (3E/Gbl.) handelt, unterscheiden sich die Punkte in der Peripherie von denen der Tai-Yang-Achse (Dü/Bl.). (15 Nadeln) – Siehe Abb. –

3E 2 Ye Men, G 44 Qiao Yin

3E 2 knapp proximal der 4. und 5. Fingergrundgelenke, zwischen dem Os Metakarpale IV und V. Yongpunkt des 3 Erwärmermeridians, er fördert die Energie zur schmerzhaften Körperregion, dorthin wo die Energie blockiert ist. Senkrecht und symmetrisch stechen.

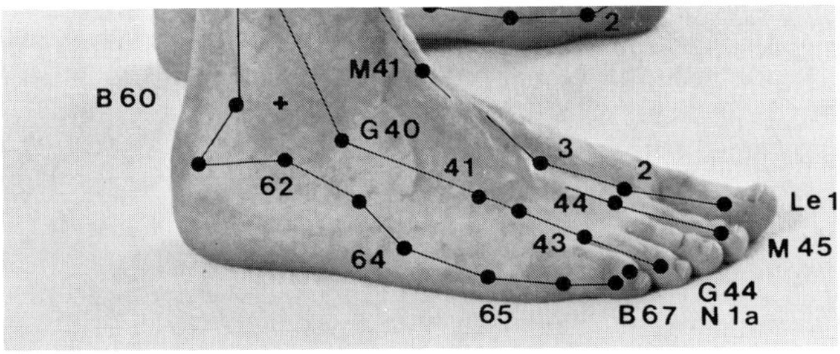

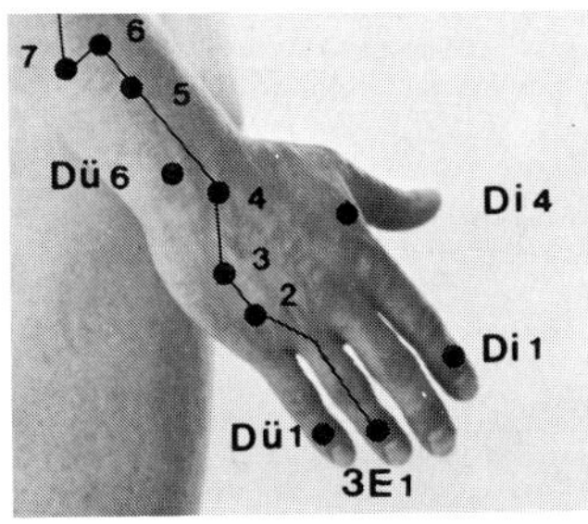

G 44 2 mm lateral und oberhalb des Nagelwinkels der 4. Zehe. Er zieht die Energie vom Ort der Blockade nach unten. Senkrecht und symmetrisch stechen.

Bemerkungen Wie bei HWS-Syndrom I, siehe bitte dort.

Bei der Behandlung des Bewegungsapparates sind oft viele Nadeln erforderlich. Bei der kombinierten Behandlung mit dem Laser kann je nach Fall, auf das Stechen des einen oder anderen Punktes verzichtet werden.

Vom selben Autor 1989 im Sommer-Verlag erschienen, Die aktuelle, traditionelle chinesische Akupunktur in der täglichen Praxis. In diesem Lehrbuch kann der Leser eine ausführliche Erläuterung der TCA-Regeln finden. Die Behandlung über die Meridianachsen sind in diesem Buch besonders ausführlich bei der Besprechung des Bewegungsapparates erläutert.

Schmerzen im Handgelenk

Punktkombination 3E 4 Yang Chi, Lu 9 Tai Yuan, H 7 Shen Men, KS 7 Da Ling, Di 4 He Gu, Dü 4 Wan Gu, 3E 5 Wai Guan, (7 Nadeln) – Siehe Abb. –

3E 4 am dorsalen Handgelenk in einer Vertiefung, knapp unter und radial des Processus styloideus ulnae, wirksamer Punkt bei allen Erkrankungen des Handgelenks. Quellpunkt des 3 Erwärmers.

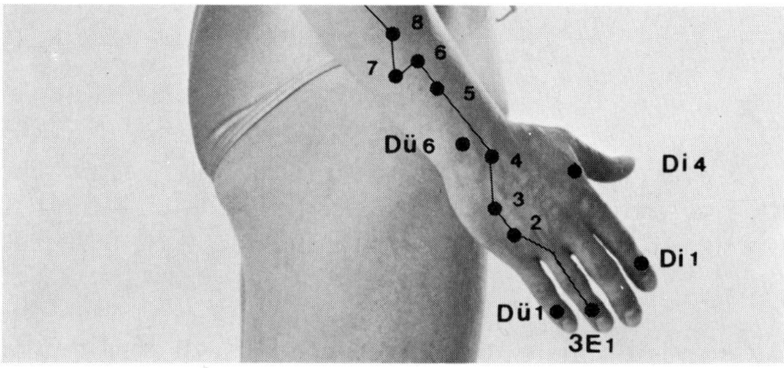

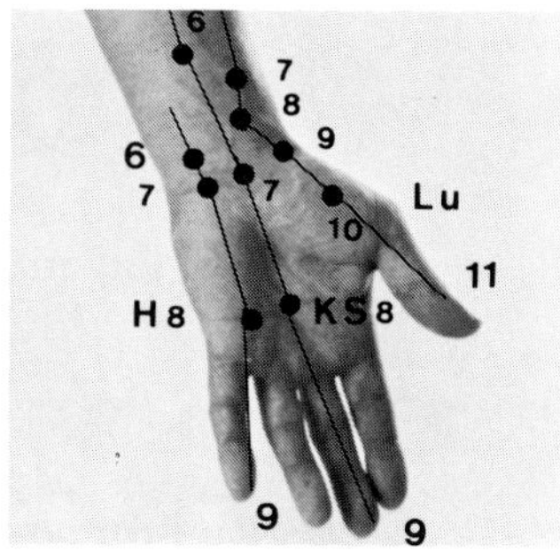

Lu 9 am radialen und volaren Ende der Handgelenksquerfalte, lokaler Punkt für das Handgelenk und zugleich Meisterpunkt der Gefäße. Er fördert dadurch die Heilung von entzündlichen und z. T. degenerativen Prozessen. Schräg oder wegen der Nähe der Arteria radialis vorsichtig senkrecht stechen.

H 7 am ulnaren und volaren Ende der Handgelenksquerfalte, Lokalpunkt für das Handgelenk. Der Punkt hat jedoch eine allgemein psychische Wirkung, er ist zugleich der Quell- und Sedierungspunkt des Herzmeridians.

KS 7 in der Mitte der volaren Handgelenksfalte, ebenfalls ein Lokalpunkt für das Handgelenk. Sedierungs- und Quellpunkt des Kreislaufmeridians, er wirkt dadurch gut schmerzlindernd.

Di 4 radial der Mitte vom Os Metacarpale II, Schmerzpunkt.

Dü 4 am ulnaren Handrand, zwischen dem Os hamatum und dem 5. Metacarpale. Bei Handgelenkserkrankungen. Es handelt sich um den Quellpunkt des Dünndarmmeridians.

3E 5 2 cun über der Mitte der dorsalen Handgelenksfalte, am radialen Ulnarand. Bei rheumatoiden Gelenkserkrankungen wirksam.

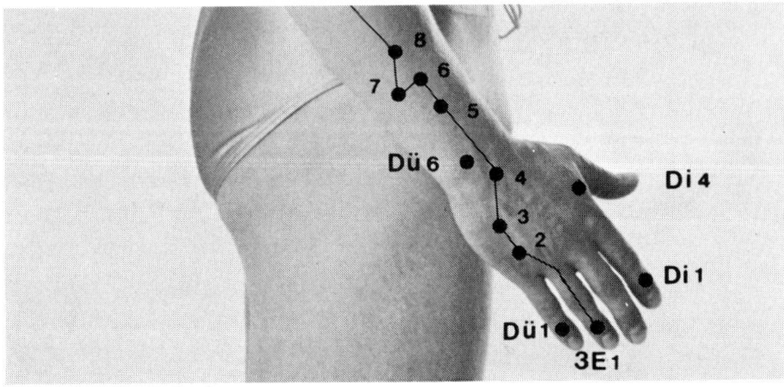

Bemerkungen: O. a. Punkte werden senkrecht und einseitig gestochen. 3E 5 wird tonisiert, die anderen Punkt werden sediert. 8 bis 10 Behandlungen, Wiederholung nach 4 bis 6 Monaten.

Richtlinien zur Stimulation – Grundstimulierung bzw. Grundausgleich der Energie ist nach dem Setzen der Nadeln immer erforderlich, sie erfolgt durch die mechanische und die schwache Gold-Silber Elektrostimulierung. Siehe hierzu unter Stimulationstechniken.

Weitere Stimulationsmethoden – Elektrostimulation: wegen der Lage der Punkte nicht geeignet.

– Laserstimulation: Es empfiehlt sich, die Punkte mit dem Laserstrahl weiter zu stimulieren. Es werden die Ernährungsfrequenz 50 Hz und die Schmerzfrequenz 8000 Hz gegeben. Jeder vorgesehene Punkt wird für 20 bis 30 Sekunden stimuliert.

Bei Fehlen einer Arthrose erübrigt sich die Gabe der Ernährungsfrequenz.

Schmerzbehandlung bei Karzinompatienten

Punktkombination Di 4 He Gu, M 44 Nei Ting, Lu 11 Shao Shang, B 60 Kun Lun, (8 Nadeln) – Siehe Abb. –

Di 4 Mitte vom radialen Rand des 2. Metakarpale, ein sehr gut wirksamer Analgesie-, Stoffwechsel- u. Quellpunkt des Dickdarmmeridians.

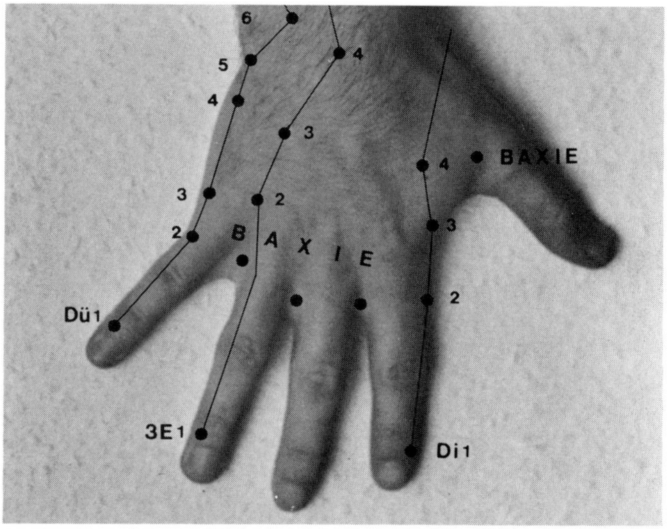

M 44 0.5 cun proximal der Interdigitalfalte, zwischen dem 2. und 3. Os Metatarsale. Ebenfalls ein Analgesiepunkt, besonders gut mit Di 4 kombinierbar.

B 60 in der Mitte der Linie, die den Vorderrand der Achillessehne mit der Spitze des Innenknöchels verbindet. Ein allgemeiner Schmerzpunkt.

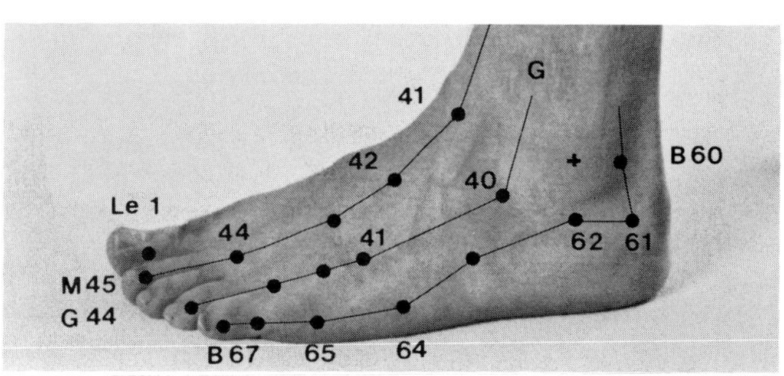

Lu 11 2 mm über und radial vom radialen Daumennagelwinkel. Der Punkt wirkt in Kombination mit Di 4 und M 44 analgetisch.

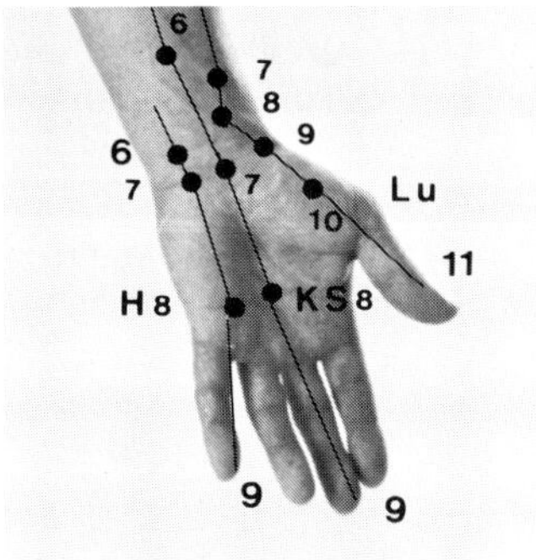

Bemerkungen O. a. Punkte werden senkrecht und symmetrisch gestochen, sowie sediert. Man behandelt 3- bis 4mal wöchentlich. Nach etwa 10 bis 15 Behandlungen kann eine Reduzierung der Schmerzmittel erzielt werden. Der Patient fühlt sich während und nach der Behandlung wohler.

Der Tumorbereich, auch wenn es sich um bereits operierte Tumoren handelt, sollte vom Laserstrahl ausgespart bleiben. Dies ist **nicht** der Fall bei der Elektrostimulation, bei der zum Zwecke der Analgesie, Nadeln im lokalen Tumorbereich eingesetzt werden können. Siehe hierzu unten.

Richtlinien zur Stimulation – Grundstimulierung bzw. Grundausgleich der Energie ist nach dem Setzen der Nadeln immer erforderlich, sie erfolgt durch die mechanische und die schwache Gold-Silber Elektrostimulierung. Siehe hierzu unter Stimulationstechniken.

Weitere Stimulationsmethoden – Elektrostimulation: wegen der Lage der o. a. Punkte (Fernpunkte) empfiehlt es sich, auf die Laserstimulation auszuweichen.

Man kann, wie oben bereits gesagt, die Elektrostimulation zum Zwecke der Analgesie im lokalen Tumorbereich einsetzen. Hiefür werden Nadeln in den dort befindlichen Punkten eingesetzt und elektrostimuliert. Man wählt so die Punkte, daß jeweils 2 Nadeln einseitig simultan stimuliert werden. Für die Schmerzbehandlung sind hohe Frequenzen erforderlich, deshalb wählt man dazu wegen der Verträglichkeit niedrige Impulsbreite und Leistung. Die Dauer der Stimulierung richtet sich nach der Zahl der zu stimulierenden Punkte, etwa 3 bis 8 Minuten je 2 Punkte.

– Laserstimulation: Es empfiehlt sich, die o. a. Fernpunkte mit dem Laserstrahl weiter zu stimulieren. Die Schmerzfrequenz 8000 Hz wird gegeben. Jeder Punkt wird für 30 Sekunden stimuliert. Bei guter Verträglichkeit kann die Stimulationsdauer auf 1 Minute je Punkt verlängert werden.

Schmerzen im Kniegelenk

Punktkombination M 35 Doubi, Extra 32 Xi Yan, Extra 31 Heding, oft sind 2 weitere Punkte außerhalb des Meridians (PAM) jeweils oberhalb von M 35 und Extra 32 in einer Vertiefung, M 36 Zu San Li, M 34 Liang Qiu, MP 10 Xue Hai, B 40 Wei Zhong, B 60 Kun Lun (bds.), (11 Nadeln) – Siehe Abb. –

M 35 „äußeres Knieauge", im lateralen Foramen Patellae, einer der wichtigen Punkte für das Kniegelenk.

Extra 32 „inneres Knieauge", spiegelbildlich zu M 35 in Höhe des Patellaunterrandes in einer Vertiefung; ein wichtiger Lokalpunkt für das Kniegelenk.

Extra 31 knapp proximal der Mitte vom Patellaoberrand, ein von Bachmann angegebener Lokalpunkt für die Behandlung des Kniegelenks.

2 weitere PAM-Punkte oberhalb von M 35 und Extra 32 diese haben nur eine Bedeutung, wenn jeweils eine Vertiefung in der angegebenen Lokalisation zu finden ist. Auf diese Punkte kann oft verzichtet werden.

M 36 3 cun unterhalb von M 35, 1 Querfingerbreite lateral der Tibiakante; ein ebenfalls gut verwertbarer Punkt für die Therapie des Kniegelenks. Will man seine allgemein tonisierende Wirkung ausnutzen, müßte man den Punkt symmetrisch stechen. In der Regel wird der Punkt bei lokalisierten Knieschmerzen nur einseitig gestochen.

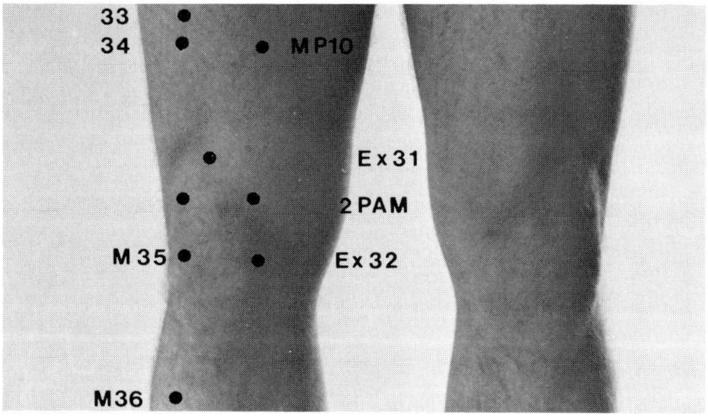

M 34 2 cun oberhalb vom lateralen Ende des Patellaoberrands. Der Punkt liegt noch im lokalen Bereich des Kniegelenks.

MP 10 2 cun oberhalb vom medialen Ende des Patellaoberrands. Wie bei M 34. Der Punkt wird sonst gegen Allergie eingesetzt.

B 40 in der Mitte der Kniegelenksfalte. Lokalpunkt für das Kniegelenk. Will man sich seine ausgeprägte Stoffwechselwirkung zu Nutze machen, müßte man den Punkt symmetrisch stechen.

B 60 Mitte der Verbindungslinie, Spitze des Malleolus externus – Vorderrand der Achillessehne. Der Punkt ist ein allgemeiner Schmerzpunkt und sollte **hier** entweder symmetrisch oder gar nicht gegeben werden.

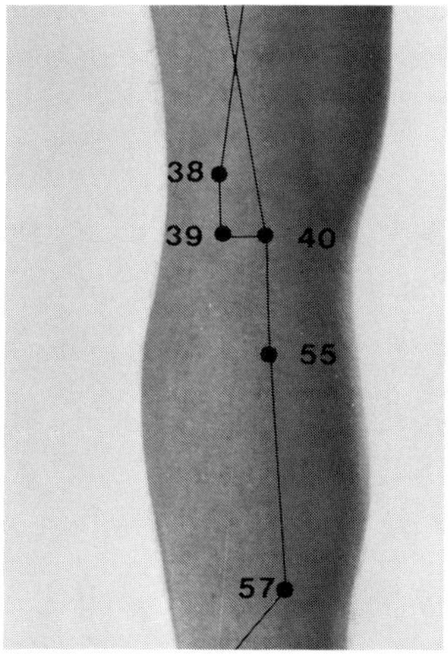

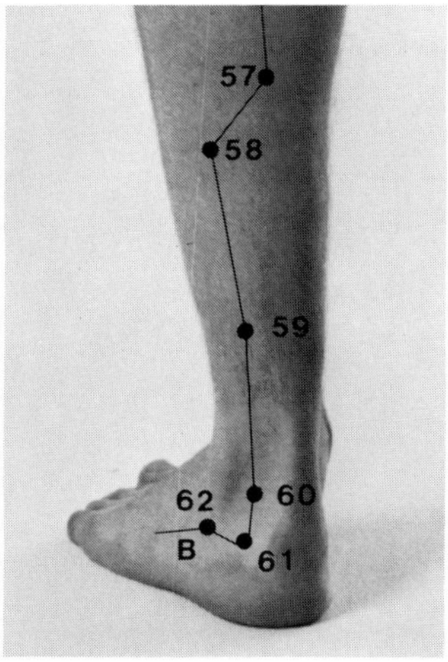

Bemerkungen O. a. Punkte werden senkrecht in Richtung Mitte der Kniegelenksquerfalte gestochen. Außer B 60, der symmetrisch gestochen wird, werden die Punkte einseitig gestochen. Die Punkte werden sediert. 8 bis 10 Behandlungen, Wiederholung in 4 bis 6 Monaten.

Richtlinien zur Stimulation – Grundstimulierung bzw. Grundausgleich der Energie ist nach dem Setzen der Nadeln immer erforderlich, sie erfolgt durch die mechanische und die schwache Gold-Silber Elektrostimulierung. Siehe hierzu unter Stimulationstechniken.

Weitere Stimulationsmethoden

– Elektrostimulation: B 40 und B 60 sind für die Stimulation geeignet. Man stimuliert während 12 Minuten. Zur Sedierung wählt man hohe Frequenzen mit niedriger Impulsbreite und Leistung.

– Laserstimulation: Es empfiehlt sich, die Punkte mit dem Laserstrahl weiter zu stimulieren. Es werden die Ernährungsfrequenz 50 Hz und die Schmerzfrequenz 8000 Hz gegeben. Jeder Punkt wird für 20 bis 30 Sekunden stimuliert.

Bei Fehlen einer Arthrose erübrigt sich die Gabe der Ernährungsfrequenz.

Schmerzen bei Lendenwirbelsäulensyndrom

Punktkombination Dü 2 Qian Gu, B 67 Zhi Yin, B 31 Shang Liao, B 32 Ci Liao, B 33 Zhong Liao **oder** B 28 Pang Guang Shu, B 40 Wei Zhong, LG 4 Ming Men, (13 Nadeln) – Siehe Abb. –

Dü 2 distal und unterhalb des Grundgelenks des 5. Fingers am ulnaren Fingerrand. Yong-Punkt des Dünndarmmeridians, Achsenpatner des Blasenmeridians, er verstärkt den Energiefluß zum Kopf, dort wo sich der Dünndarm- und sein Achsenpartner der Blasenmeridian treffen.

B 67 2 mm lateral und oberhalb vom Nagelwinkel der kleinen Zehe. Er zieht die Energie, die im Lendenwirbelsäulenbereich blockiert ist nach unten.

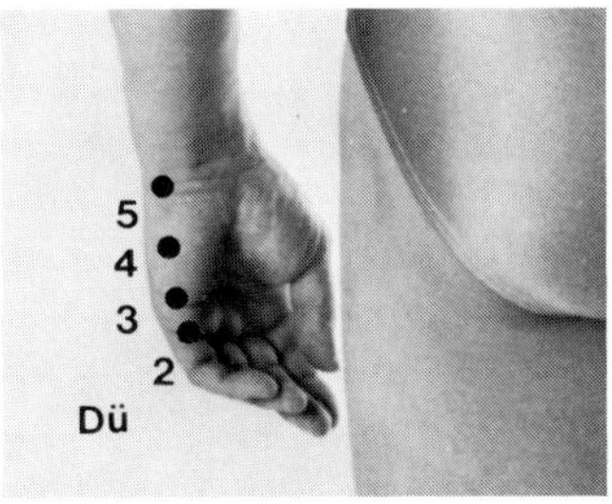

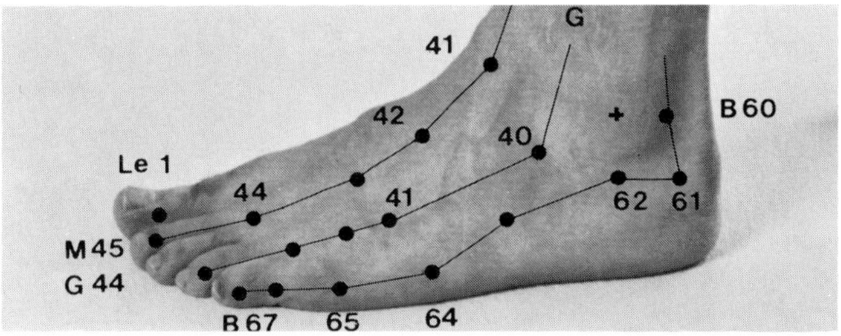

B 31 im 1. Foramen sacrale, medial und in Höhe von B 27. Der Punkt ist zur Behandlung des LWS-Syndroms unterschiedlicher Genese sehr geeignet, insbesondere wenn das Syndrom auf das Klimax zurückzuführen ist.

B 32 im 2. Foramen sacrale, medial vom B 28. Der Punkt hat dieselbe Indikationen wie B 31. Seine Wirkung ist jedoch vielmehr auf die Lendenwirbelsäule bezogen.

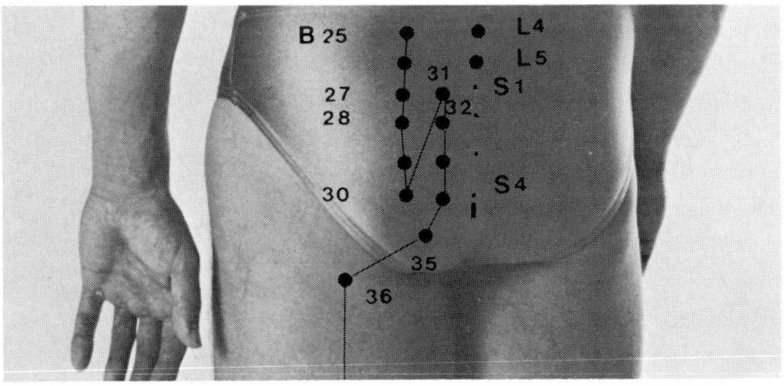

B 33 im 3. Foramen sacrale. Indikationen: Wie bei B 31 und B 32.

B 28 1.5 cun lateral der dorsalen Mittellinie, in Höhe vom 2. Foramen sacrale. Shu-Punkt der Blase, geeignet für urogenitale Erkrankungen, diese sind oft Ursache des LWS-Syndroms, deshalb empfiehlt sich vor der Behandlung, das Syndrom schulmedizinisch abzuklären.

B 40 in der Mitte der Kniegelenksquerfalte. Der Punkt liegt im regionalen Bereich des LWS-Syndroms. Es handelt sich um einen einflußreichen Stoffwechselpunkt, er wirkt deshalb günstig bei Entzündungen. Als Ho-Punkt des Blasenmeridians, hat der Punkt großen Einfluß auf den Bewegungsapparat.

LG 4 zwischen LWD 2 und 3, in der dorsalen Mittellinie. Bei Lumbalgien und urogenitalen Erkrankungen.

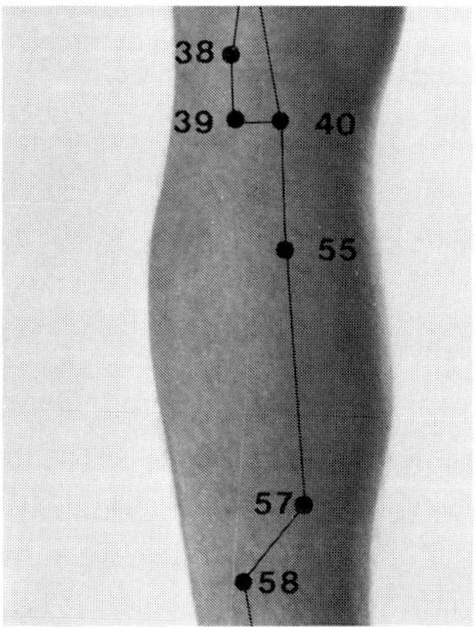

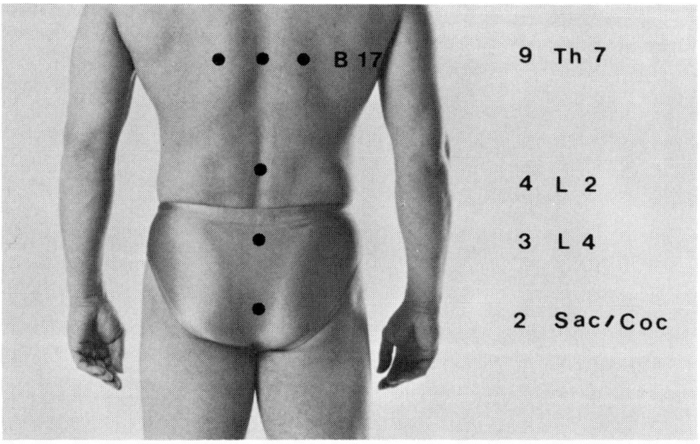

Bemerkungen O. a. Punkte werden senkrecht gestochen und, bis auf LG 4, symmetrisch gegeben. Die Lokalpunkte (Sakralbereich) werden sediert, die peripher gelegenen dagegen tonisiert (Dü 2 und B 67). I.d.R. 10 Behandlungen, Wiederholung nach Ablauf von 3 bis 6 Monaten.

Richtlinien zur Stimulation – Grundstimulierung bzw. Grundausgleich der Energie ist nach dem Setzen der Nadeln immer erforderlich, sie erfolgt durch die mechanische und die schwache Gold-Silber Elektrostimulierung. Siehe hierzu unter Stimulationstechniken.

Weitere Stimulationsmethoden

– Elektrostimulation: man kann B 40 zusammen mit 32 oder 33 stimulieren. Wie immer, für die Sedierung hohe Frequenzen, niedrige Impulsbreite und Leistung wählen. Die Punkte während 8 bis 12 Minuten, je nach Verträglichkeit und Reaktion des Patienten stimulieren.

– Laserstimulation: Es empfiehlt sich, die Punkte mit dem Laserstrahl weiter zu stimulieren. Es werden die Ernährungsfrequenz 50 Hz und die Schmerzfrequenz 8000 Hz gegeben. Je Punkt wird für 20 bis 30 Sekunden stimuliert.

Man kann auf die Ernährungsfrequenz bei Fehlen arthrotischer Veränderungen verzichten.

Schmerzsyndrom „Nabelkolik"

Punktkombination KG 8 Shen Que (Laser), KG 9 Shui Fen (1 Nadel) – Siehe Abb. –

KG 8 **im Nabelzentrum, deshalb wird der Punkt nur gelasert.**

KG 9 1 cun oberhalb des Nabels in der Mittellinie. Der Punkt wirkt spasmolytisch und beruhigend. Senkrecht stechen.

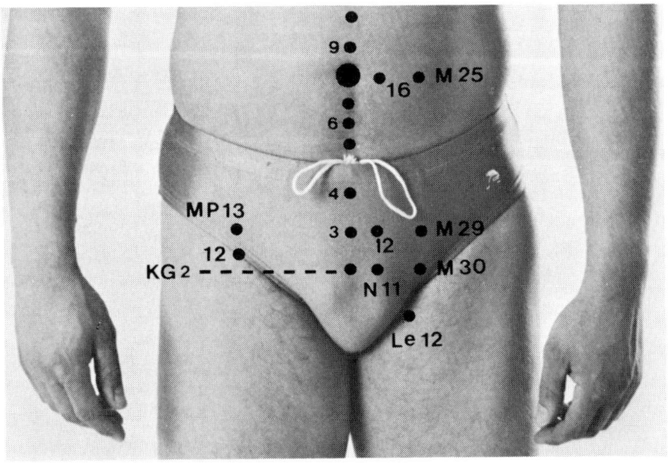

Bemerkungen Es handelt sich meist um heranwachsende Kinder, aber auch um vegetative Störungen bei Jugendlichen.

Mit der Schmerzfrequenz 8000 Hz bei 5 bis 10 mW Leistung, oder der regulierenden 10 Hz Frequenz die Punkte KG 8 und KG 9, wobei letzterer genadelt oder ungenadelt sein kann, stimulieren.

Man kann hier die Dauer der Stimulation bei beiden Punkten auf 1 Minute verlängern. Die Frequenz 10 Hz ist im Laserpen eingebaut.

Weitere Punkte zu geben ist bei Schmerzen, die nur im Nabelbereich empfunden werden, überflüssig.

Sechs Behandlungen, Wiederholung bei Rezidiv.

Schmerzsyndrom Oberbauch

Punktkombination KS 6 Nei Guan, Le 8 Qu Quan, M 44 Nei Ting, KG 12 Zhong Wan, M 21 Liang Men, 2 eigene Extra-Punkte, (11 Nadeln), – Siehe Abb. –

KS 6 2 cun oberhalb der Mitte der volaren Handgelenksquerfalte. Bei Oberbauchbeschwerden könnte man ihn als Meisterpunkt bezeichnen. Er reguliert den Kreislauf und beseitigt somit funktionelle Oberbauch- und Herzbeschwerden. Er ist der Lo-Punkt des Kreislaufmeridians und der Schlüsselpunkt für den Wundermeridian Yin Oe.

L 8 am medialen Ende der Kniequerfalte. Ho-Punkt des Lebermeridians, er kann somit Oberbauchschmerzen günstig beeinflussen.

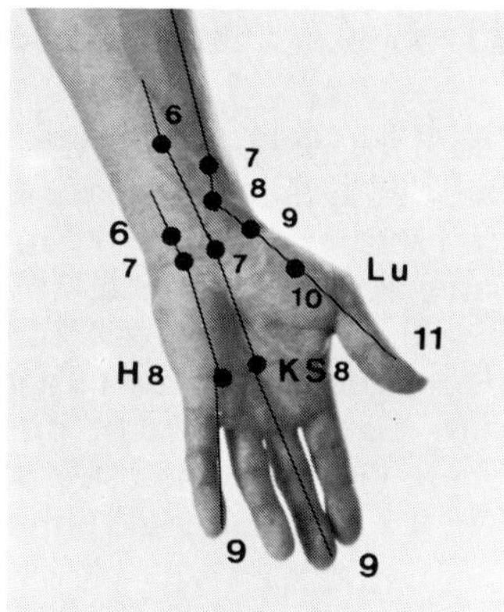

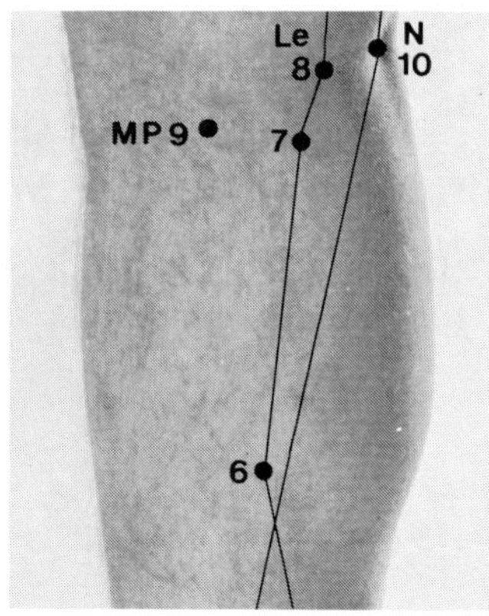

M 44 0.5 cun proximal der Interdigitalfalte, zwischen Metatarsale II und III. Er wird hier als allgemeiner Analgesie bzw. Schmerzpunkt gegeben.

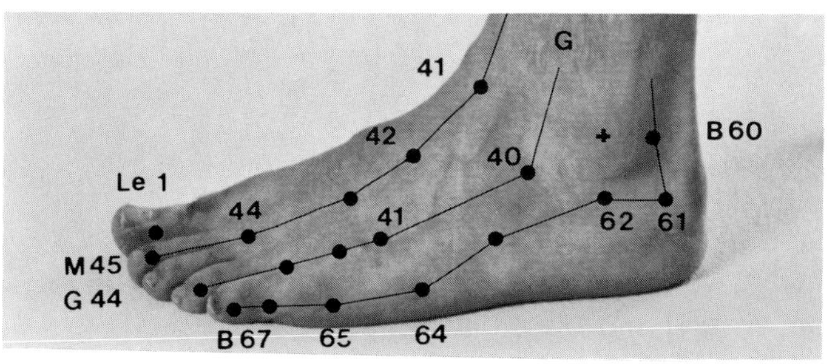

KG 12 in der Mitte der Linie, die die Xiphoidspitze mit dem Mittelpunkt des Nabels (KG 8) verbindet. Alarmpunkt des Magens und des mittleren Erwärmers für die Verdauung. Der Punkt sollte bei der Oberbauchsymptomatik nicht fehlen. Wenn kein Xiphoid vorhanden ist, vom obersten Rippenbogenwinkel ausgehen. KG 12 liegt auch 4 cun über dem Nabel (KG 8).

M 21 2 cun lateral von KG 12 bzw. 4 cun über dem Nabel (KG 8). Der Punkt ist als Lokalpunkt bei allen Oberbauchbeschwerden indiziert, insbesondere jedoch bei Magenerkrankungen.

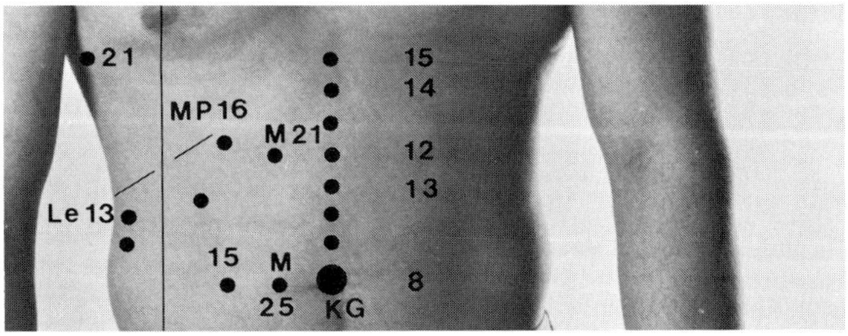

Zwei eigene Extrapunkte bzw. 2 PAM auf der Abbildung ohne Nummernvorgabe

Ich habe vor Jahren die o. g. 2 Extra Punkte bzw. PAM bei der Behandlung der Cholezystopathie festgestellt und seither auch bei vielen Patienten mit Oberbauchbeschwerden erfolgreich eingesetzt. Sie liegen im Bereich des Hypochondriums: 2.5 cun unter dem rechten Rippenbogen, jeweils 2.5 cun medial und lateral der in Richtung Bauch senkrecht durchgezogenen Mamillarlinie. Diese Punkte setzen sich von Le 13, M 19, M 20, M 21, MP 16 und anderen, nahe gelegenen Punkten ab.

Wie gesagt, haben sich die 2 oben genannten Punkte bei der Cholezystopathie und bei Oberbauchschmerzen sehr gut bewährt. Beide Punkte **schräg und in gegensätzlicher Richtung stechen:** der mediale Punkt nach lateral, der laterale nach medial.

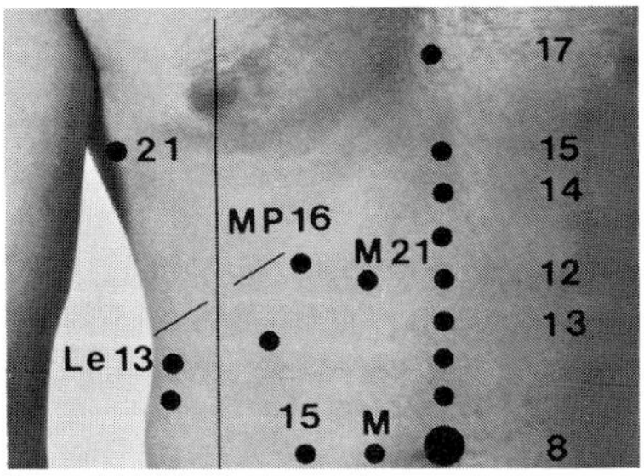

Zum Vergleich mit der Cholezystopathie siehe bitte dort.

Bemerkungen

Wenn nicht anders angegeben, wird der Punkt senkrecht gestochen. Bis auf KG 12 und den o. a. eigenen Extrapunkten, werden die Punkte symmetrisch gestochen. Alle Punkte sedieren. Etwa 8 Behandlungen, Wiederholung nach ca. 3 Monaten.

Richtlinien zur Stimulation

– Grundstimulierung bzw. Grundausgleich der Energie ist nach dem Setzen der Nadeln immer erforderlich, sie erfolgt durch die mechanische und die schwache Gold-Silber Elektrostimulierung. Siehe hierzu unter Stimulationstechniken.

Weitere Stimulationsmethoden

– Elektrostimulation: nicht geeignet.

– Laserstimulation: Es empfiehlt sich, die Punkte mit dem Laserstrahl weiter zu stimulieren. Es werden die Ernährungsfrequenz 50 Hz und gegebenenfalls auch die Schmerzfrequenz 8000 Hz gegeben. Jeder vorgesehene Punkt wird für 20 bis 30 Sekunden stimuliert.

Man kann hier die Frequenz 50 Hz zur stärkeren Sedierung der Punkte um 10 bis 20 %erhöhen. Die **Schmerzfrequenz 8000 Hz** sollte nach meinen Feststellungen **nicht variiert** werden.

Für die Punkte am Bauch sollte die Leistung realtiv niedrig gehalten werden, z. B. 5 bis 20 mW.

Schmerzsyndrom bei Pankreopathie

Punktkombination MP 3 Tai Bai, Lu 9 Tai Yuan, KG 12 Zhong Wan, M 21 Liang Men (nur links), Le 13 Zhang Men, B 20 Pi Shu, (10 Nadeln) – Siehe Abb. –

MP 3 knapp proximal vom Großzehengrundgelenk, am medialen Fußrand. Quellpunkt des Milzmeridians. Sein Einsatz ist durch die Schwäche bzw. Leere des Milzpankreasmeridians, die i. d. R. bei der chronischen Bauchspeicheldrüsenentzündung vorhanden ist, begründet.

Lu 9 am radialen Ende der Handgelenksquerfalte, volar. Quell- und Tonisierungspunkt des Lungenmeridians, sowie Meisterpunkt der Durchblutung. Sein Einsatz ist in den angegebenen 3 Funktionen begründet. Hinzu kommt, daß der Lungen- und Milzmeridian die sog. Tai-Yin-Achse bildet. Darüber hinaus ist der Einsatz des Quell-bzw. Yunn-Punktes 2er Yinmeridiane (MP 3 und Lu 9) durch ihre Meridianentsprechungen begründet. – Hierzu vom selben Autor 1989 im Sommer-Verlag erschienen: Die aktuelle, traditionelle chinesische Akupunktur in der täglichen Praxis. In diesem Lehrbuch kann der Leser eine ausführliche Erläuterung der TCA-Regeln finden.

Der Punkt Lu 9 wird schräg gestochen wegen der Nähe zur Arteria radialis.

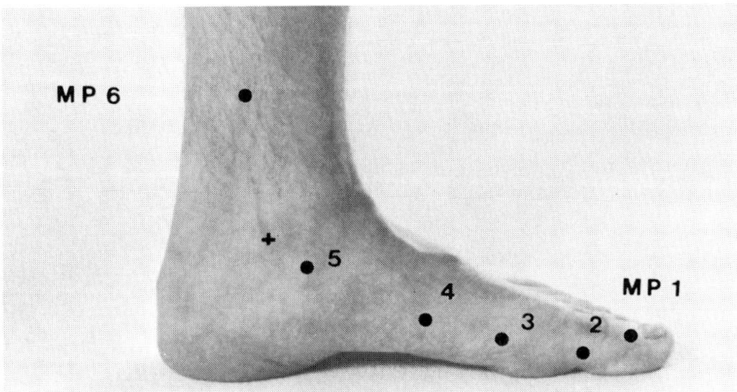

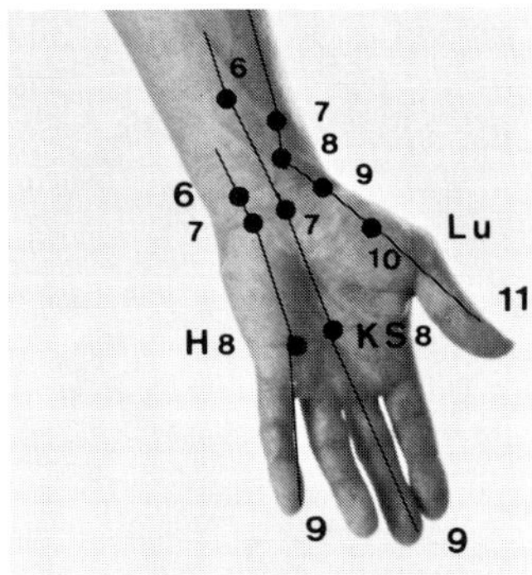

KG 12 4 cun oberhalb des Nabels (KG 8), in der ventralen Mittellinie, wird wegen seiner Doppelfunktion als Alarmpunkt des Magens und des mittleren Erwärmers eingesetzt.

M 21 2 cun lateral von KG 12 bzw. 4 cun über dem Nabel (KG 8). Der Punkt ist als Lokalpunkt bei Oberbauchbeschwerden, besonders jedoch bei Magenerkrankungen, indiziert. Er wird bei der Pankreopathie nur links gegeben.

Le 13 am freien Ende der 11. Rippe, wird in seiner Funktion als Alarmpunkt des Milz-Pankreas, sowie als Stoffwechselpunkt in die Behandlung eingesetzt. Schräg nach vorne und unten stechen.

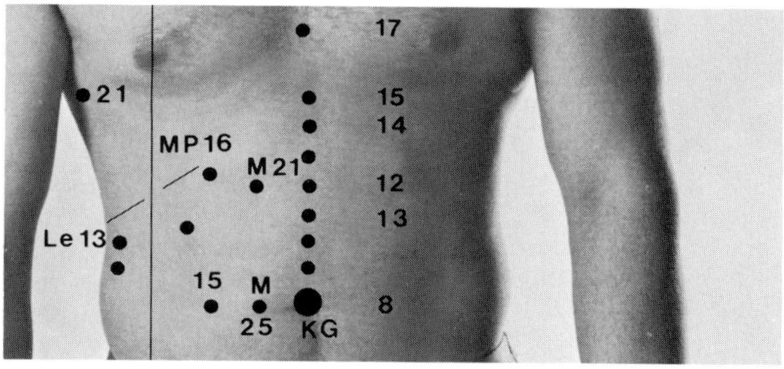

B 20 1.5 cun bds. lateral der dorsalen Mittellinie in Höhe der Spitze vom 11. Brustwirbeldornfortsatz. B 20 ist der Shu-Punkt des Organs Milz-Pankreas. Schräg nach oben stechen.

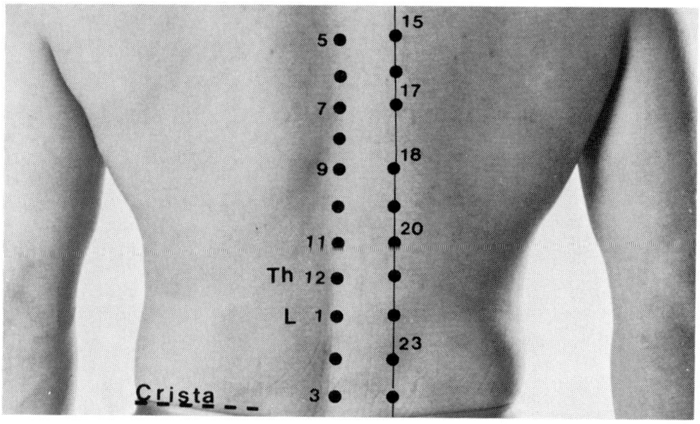

Bemerkungen Wenn nicht anders angegeben, wird der Punkt senkrecht gestochen. Symmetrisch gelegene Punkte, sowie M 21 werden symmetrisch gegeben. KG 12 und M 21 sedieren, die anderen Punkte tonisieren. 8 bis 10 Behandlungen, Wiederholung nach etwa 4 Monaten.

Richtlinien zur Stimulation

– Grundstimulierung bzw. Grundausgleich der Energie ist nach dem Setzen der Nadeln immer erforderlich, sie erfolgt durch die mechanische und die schwache Gold-Silber Elektrostimulierung. Siehe hierzu unter Stimulationstechniken.

Weitere Stimulationsmethoden

– Elektrostimulation: nicht geeignet

– Laserstimulation: Es empfiehlt sich, die Punkte mit dem Laserstrahl weiter zu stimulieren. Es werden die Ernährungsfrequenz 50 Hz und die Schmerzfrequenz 8000 Hz gegeben. Jeder vorgesehene Punkt wird für 20 bis 30 Sekunden stimuliert.

Schmerzen bei Schulterarmsyndrom (SAS), vorne-hinten

Punktkombination Di 2 Erjian, M 45 Li Dui, M 38 Tiaokou, Di 15 Jian Yu, 3E 15 Tian Liao, G 21 Jian Jing, Dü 9 Jian Zhen, G 20 Feng Chi, 3E 14 Jian Liao (9 Nadeln) – Siehe Abb. –

Di 2 knapp distal, unterhalb und radial vom Zeigefingergrundgelenk. Yongpunkt des Dickdarmmeridians, er fördert die Energie zur Schulter. Die dort blockierte Energie wird von zu stechenden Lokalpunkten deblokkiert bzw. rekanalisiert. Dadurch können die Schmerzen beseitigt werden.

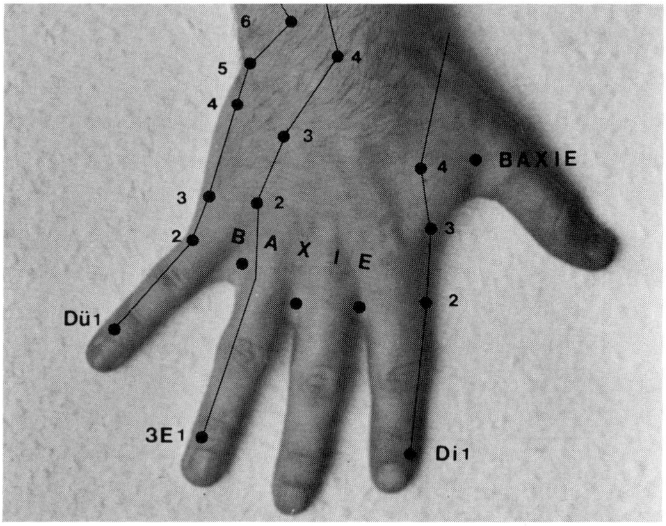

M 45 2 mm lateral und proximal vom Nagelwinkel der 2. Zehe. Tingpunkt des Magenmeridians, er zieht die blokkierte Energie nach unten.

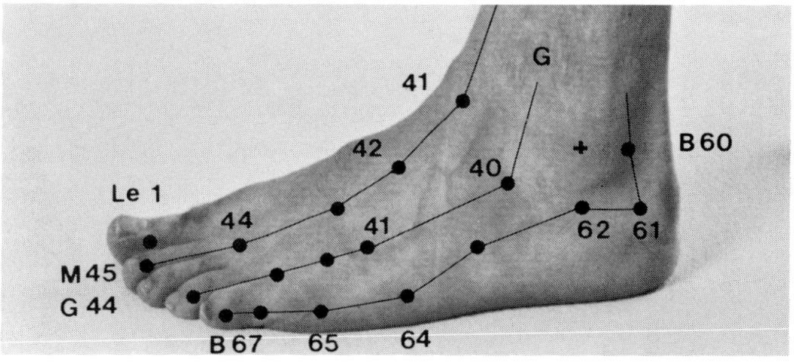

M 38 8 cun unter M 35, hat eine schulterspezifische Wirkung.

Di 15 knapp unterhalb vom Tuberculum majus in einer Vertiefung. Er stellt den wichtigsten Lokalpunkt bei SAS bei einer Schmerzlokalisation vorne.

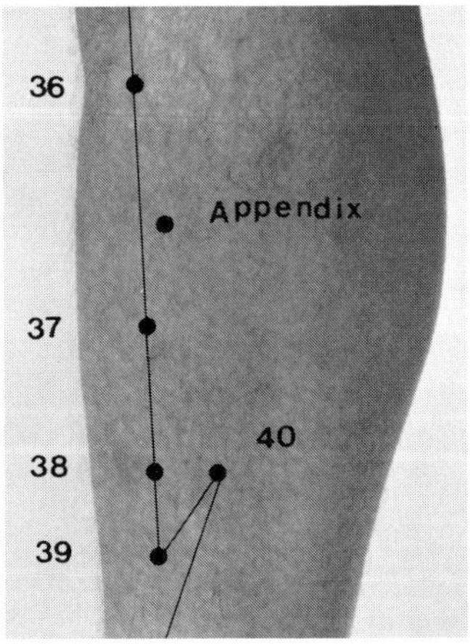

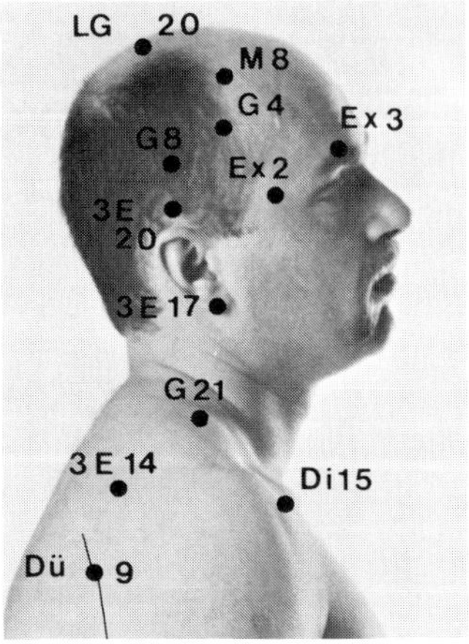

3E 15 Mitte der Strecke C 7 (LG 14)-Akromionspitze. Der Punkt ist besonders indiziert bei hinten lokalisierter Schmerzsymptomatik. Er ist ein Wetterpunkt in weitem Sinne, da er auf atmosphärische Druckveränderungen sensibel wird. Schräg nach oben und medial stechen. Die eigentlichen Wetterpunkte sind Antike Punkte.

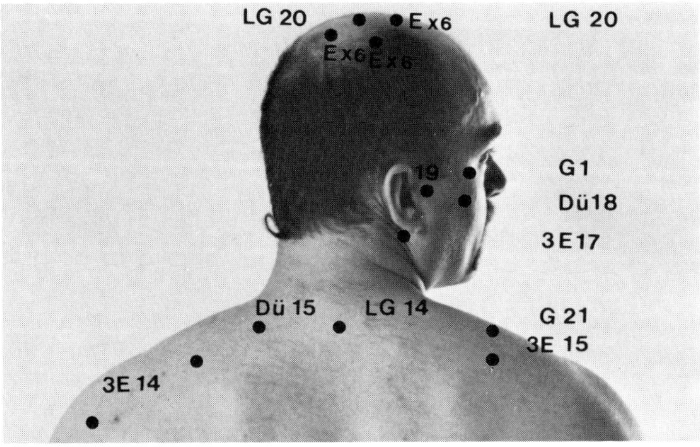

G 21 1 cun senkrecht und oberhalb von 3E 15, höchste Stelle der Schulter. Er ist bei Schulterschmerzen, die vorne und hinten auftreten, indiziert. Schräg nach oben und medial stechen.

Dü 9 1 cun oberhalb der hinteren Achselfalte, indiziert bei Schulterschmerzen, die hinten auftreten.

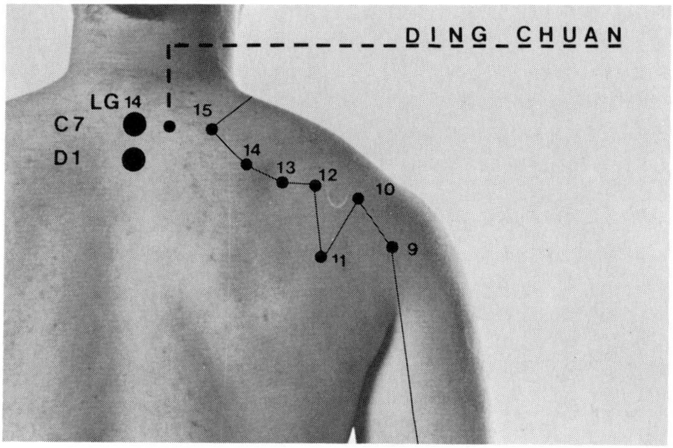

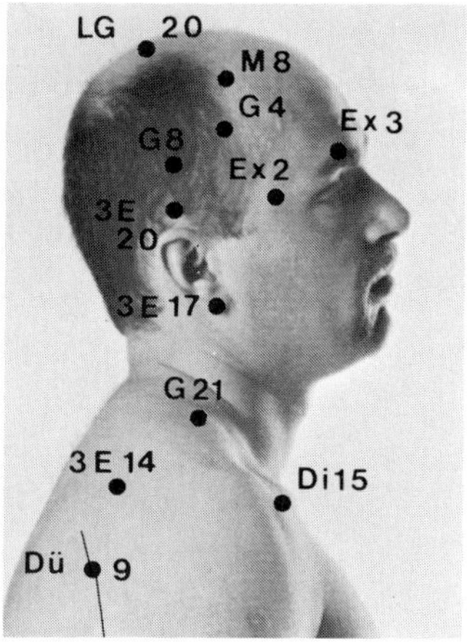

G 20 in einer Delle medial und unter dem Os mastoid. Der Punkt ist fast immer bei Schulterschmerzen beteiligt. Wie 3E 15 ein Wetterpunkt. In Richtung Auge stechen.

3E 14 in einer Delle unter dem Akromion. Bei Schmerzen, die hinten auftreten. Analog vorne ist der Di 15.

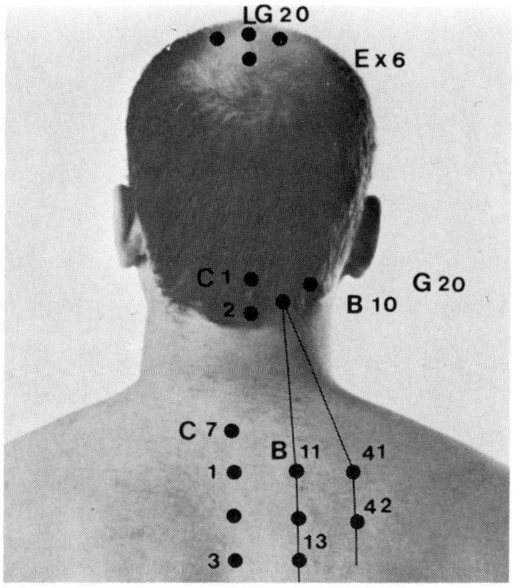

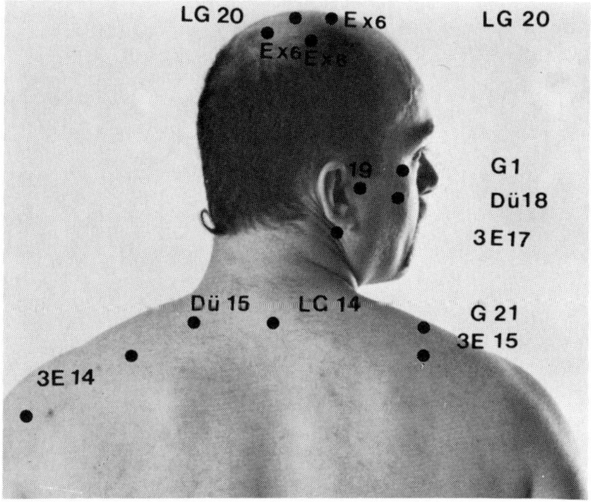

Bemerkungen Wenn nicht anders angegeben, wird der Punkt senkrecht gestochen. Die Punkte werden einseitig gegeben, da hier vorausgesetzt wird, daß der Prozeß ausschließlich eine Schulter betrifft. 8 bis 10 Behandlungen, Wie-

derholung in etwa 4 Monaten. Die lokal gelegenen Punkte werden mit dem Fernpunkt G 38 sediert.
Di 2 und M 45 werden tonisiert, obwohl beide Sedierungspunkte ihrer Meridiane sind. Hier werden sie eben als „Mobilisatoren“ der Energie in der Yang Ming Achse verwendet.

Richtlinien zur Stimulation

– Grundstimulierung bzw. Grundausgleich der Energie ist nach dem Setzen der Nadeln immer erforderlich, sie erfolgt durch die mechanische und die schwache Gold-Silber Elektrostimulierung. Siehe hierzu unter Stimulationstechniken.

Weitere Stimulationsmethoden

– Elektrostimulation: die simultane Stimuliereng von Di 2 und Di 15 oder Di 2 und 3E 14 ist geeignet. Man wählt zur Sedierung hohe Frequenzen mit niedriger Impulsbreite und Leistung.

– Laserstimulation: Es empfiehlt sich, die Punkte mit dem Laserstrahl weiter zu stimulieren. Es werden die Ernährungsfrequenz 50 Hz und die Schmerzfrequenz 8000 Hz gegeben. Jeder vorgesehene Punkt wird für 20 bis 30 Sekunden stimuliert.

Schmerzen im Sprunggelenk

Punktkombination B 60 Kun Lun, N 3 Tai Xi, M 41 Jiexi, N 6 Zhao Hai, B 63 Jin Men, B 40 Wei Zhong (kann bds. gegeben werden), (7 Nadeln) – Siehe Abb. –

B 60 Mitte der Linie Außenknöchelspitze und Vorderrand der Achillessehne. Lokalpunkt bei Erkrankungen des Sprunggelenks, sowie allgemeiner Schmerzpunkt.

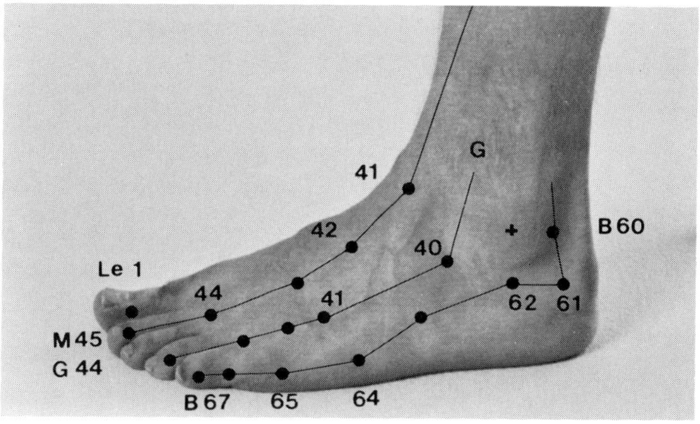

N 3 Mitte der Linie Innenknöchelspitze u. Vorderrand der Achillessehne, Lokalpunkt bei Erkrankungen des Sprunggelenks, Quellpunkt der Niere.

M 41 volar am Fußgelenk, in der Mitte zwischen den Muskelsehnen, die bei der Extention (Vorderfuß zeigt nach vorne und oben) sichtbar werden. Ebenfalls Lokalpunkt bei Erkrankungen des Fußgelenks, Tonisierungspunkt des Magenmeridians.

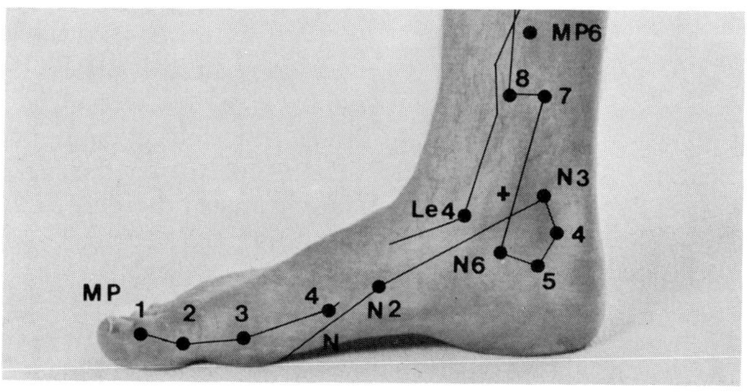

N 6 1.5 cun unterhalb der Spitze des Malleolus medialis, oder 0.5 cun unter dessen Unterrand. Lokalpunkt bei Erkrankungen des Fuß- bzw. Sprunggelenks, Schlüsselpunkt des Wundermeridians Yin-Koe.

B 63 in einer Vertiefung hinter und oberhalb der Tuberositas des 5. Os Metatarsale, im Kalkaneokuboidgelenk. Lokalpunkt bei Erkrankungen des Spunggelenks, Xi-Punkt des Blasenmeridians, er ist bei der Erkrankung des Spunggelenks betroffen.

B 40 in der Mitte der Kniegelenksquerfalte, bei Neuralgien und Schmerzen der unteren Extremität, wichtiger Stoffwechselpunkt.

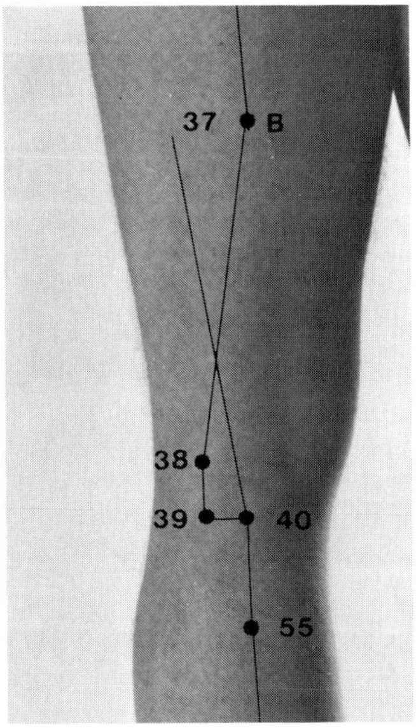

Bemerkungen Alle o. a. Punkte werden senkrecht gestochen, sie werden einseitig gegeben, wobei B 40 beidseitig gegeben werden kann. B 40 wird tonisiert, die anderen Punkte werden sediert. 8 bis 10 Behandlungen, Wiederholung nach ca. 3 Monaten.
Meist handelt es sich beim Sprunggelenk um chronische Belastungsschmerzen oder Schwellung bei Verstauchung. In beiden Fällen wirkt die Akupunkturbehandlung sehr gut.

Behandlung von Gelenkserkrankungen, die auf rheumatischer Genese beruhen, siehe unter Polyarthitis chronica.

Richtlinien zur Stimulation

– Grundstimulierung bzw. Grundausgleich der Energie ist nach dem Setzen der Nadeln immer erforderlich, sie erfolgt durch die mechanische und die schwache Gold-Silber Elektrostimulierung. Siehe hierzu unter Stimulationstechniken.

Weitere Stimulationsmethoden

– Elektrostimulation: die simultane Stimuliereng von B 40 und B 60 ist geeignet. Man wählt zur Sedierung hohe Frequenzen mit niedriger Impulsbreite und Leistung. Die simultane Stimulierung beider Punkte geschieht immer einseitig, z. B. links dann rechts für jeweils ca. 5 Minuten **(In diesem Fall einseitige Behandlung).** Da es sich hier nur um 2 Punkte die simultan stimuliert werden handelt, kann die Dauer der Stimulation auf etwa 12 Minuten verlängert werden.

– Laserstimulation: Es empfiehlt sich, die Punkte mit dem Laserstrahl weiter zu stimulieren. Es werden die Ernährungsfrequenz 50 Hz und die Schmerzfrequenz 8000 Hz gegeben. Je Punkt wird für 20 bis 30 Sekunden stimuliert.

Bei **Fehlen einer Arthrose,** wie dies z. B. bei der akuten Verstauchung der Fall sein kann, erübrigt sich die Gabe der Frequenz 50 Hz.

Schmerzen im Thoraxbereich (diffuse)

Punktkombination KG 17 Shan Zhong, Lu 1 Zhong Fu, MP 21 Da Bao, Lu 10 Yu Ji, MP 1 Yin Bai, (9 Nadeln). Ah Shi Punkte im Thoraxbereich sollten noch – wenn vorhanden – gegeben werden. – Siehe Abb. –

KG 17 in der ventralen Mittellinie in Höhe vom 4. Interkostalraum. Schräg nach oben oder unten stechen. Der Punkt kann auch senkrecht gestochen werden, wenn das Qi-Gefühl dabei auftritt.

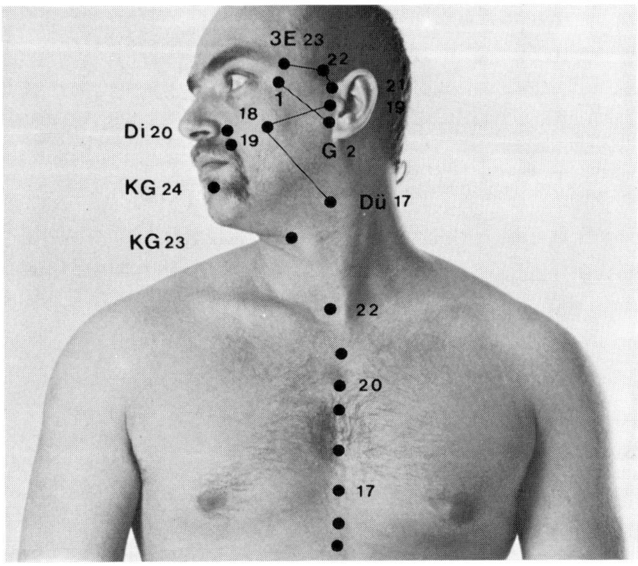

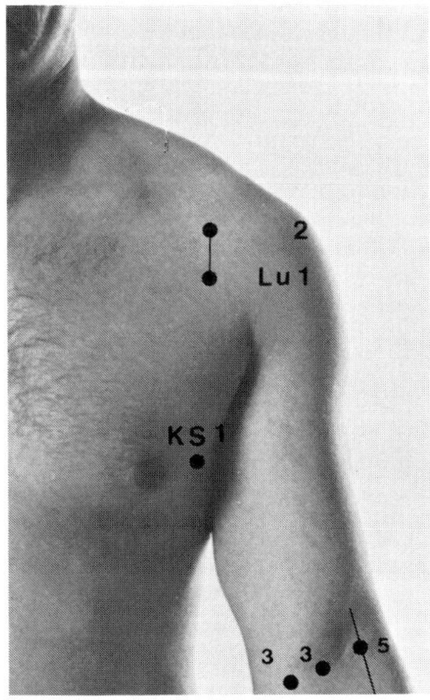

Lu 1 in Höhe vom 1. Interkostalraum, 6 cun lateral der ventralen Mittellinie. Indizierter Lokalpunkt bei Thoraxschmerzen. Alarmpunkt der Lunge. Schräg nach oben und medial stechen.

MP 21 in der mittleren Axillarlinie in Höhe vom 6. Interkostalraum. Der Punkt wird „großes Bündel“ bezeichnet, da er viele Verästelungen hat die den BrustkQrb versorgen. Bei allen Thoraxschmerzen indiziert. Schräg nach unten und vorne stechen

Lu 10 knapp radial der Mitte vom 1. Os metacarpale. Yongpunkt des Lungenmeridians, steht in Verbindung mit dem Tingpunkt des Achsenpartners MP 1.

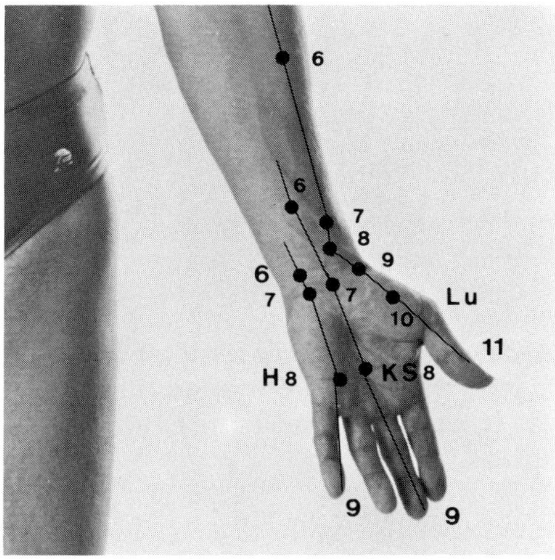

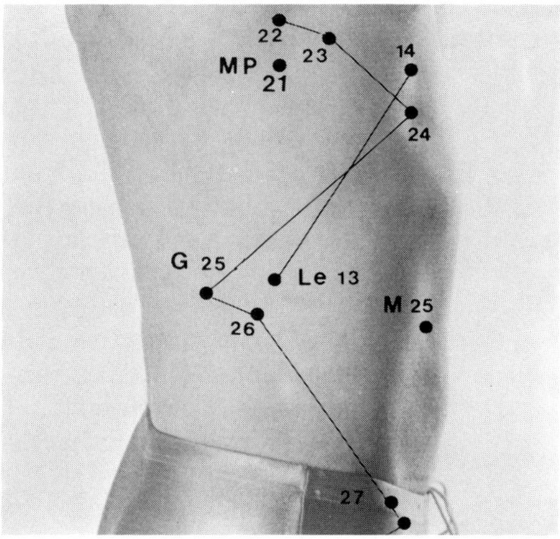

MP 1 2 mm medial und proximal vom Nagelwinkel der 1. Zehe. Tingpunkt des Milzmeridians.

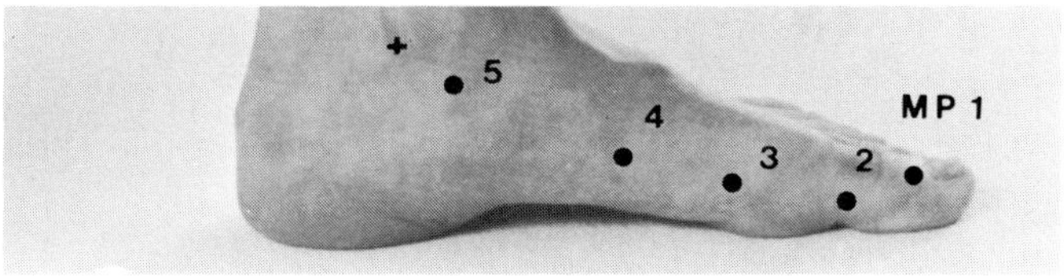

Bemerkungen Wenn nicht anders angegeben, wird der Punkt senkrecht gestochen. Symmetrisch gelegene Punkte werden symmetrisch gegeben. MP 1 und Lu 10 tonisieren, die anderen Punkte sedieren. Sechs bis acht Behandlungen. Bei Rezidiv, vor einer evtl. Wiederholung der Akupunkturbehandlung, den Fall klären lassen.

Richtlinien zur Stimulation – Grundstimulierung bzw. Grundausgleich der Energie ist nach dem Setzen der Nadeln immer erforderlich, sie erfolgt durch die mechanische und die schwache Gold-Silber Elektrostimulierung. Siehe hierzu unter Stimulationstechniken.

Weitere Stimulationsmethoden – Elektrostimulation: nicht geeignet

– Laserstimulation: Es empfiehlt sich, die Punkte mit dem Laserstrahl weiter zu stimulieren. Die Schmerzfrequenz 8000 Hz ist indiziert. Jeder vorgesehene Punkt wird für 20 bis 30 Sekunden stimuliert.

Schmerzen im Unterbauch

Punktkombination Lu 9 Tai Yuan, MP 6 San Yin Jiao, KG 4 Guan Yuan, KG 3 Zhong Ji, Extra 16 auch Point curieux genannt, B 60 Kun Lun, (10 Nadeln) – Siehe Abb. –

Lu 9 am radialen Ende der volaren Handgelenksquerfalte. Er wirkt wegen seiner durchblutungsfördernden Wirkung (Meisterpunkt der Gefäße) bei Entzündungen und Schmerzen. Er ist ferner Quell- und Tonisierungspunkt des Lungenmeridians. Schräg stechen.

MP 6 3 cun oberhalb der medialen Knöchelspitze hinter der Tibiakante. Gruppenlo-Punkt der Yin-Meridiane des Fußes, er ist praktisch Meisterpunkt bei Erkrankungen der Beckenorgane.

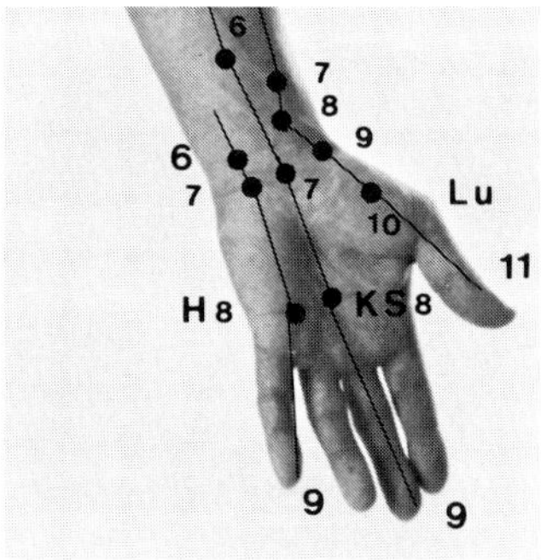

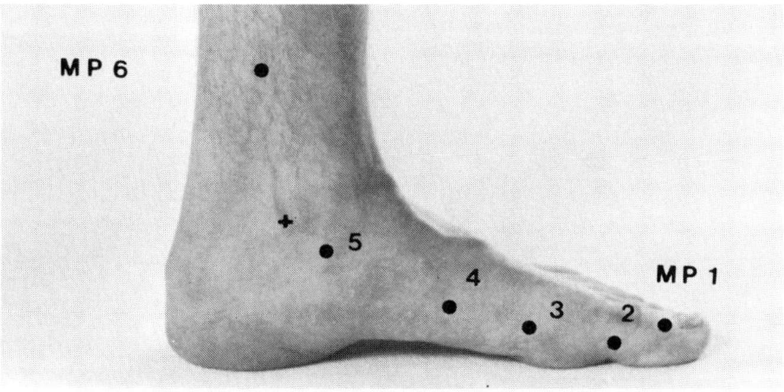

KG 4 2 cun oberhalb des Symphysenoberrandes (KG2), in der ventralen Mittellinie. Alarmpunkt des Dünndarms. Bei Energieschwäche und Erkrankungen des Unterbauches.

KG 3 1 cun oberhalb von KG 2. Alarmpunkt der Blase, wirksam bei vielen urogenitalen Erkrankungen.

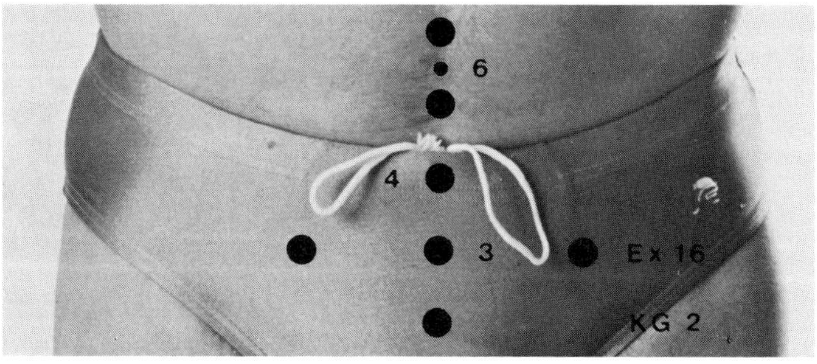

Extra 16 (Point curieux) 3 cun lateral von KG 3 **bds.** Er hat sich bei Entzündungen im Unterbauchbereich, insbesondere bei Entzündungen der Urogenitalorgane sehr bewährt.

B 60 in der Mitte der Linie, die die Spitze des lateralen Knöchels mit dem Vorderrand der Achillessehne verbindet. Ein allgemeiner Schmerzpunkt.

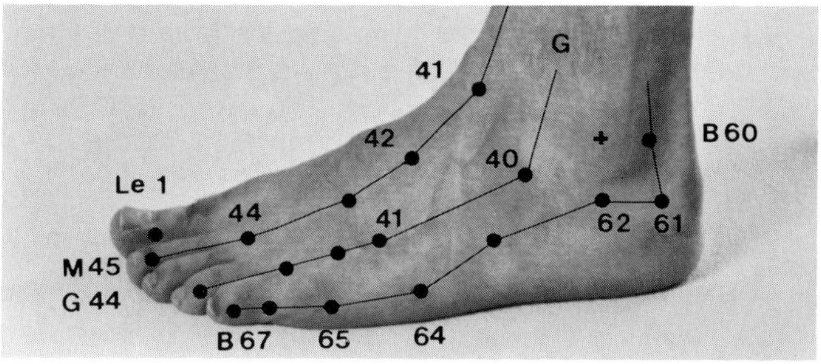

Bemerkungen Wenn nicht anders angegeben, wird der Punkt senkrecht gestochen. MP 6 und Lu 9 werden tonisiert, die anderen Punkte dagegen sediert. Bis auf KG 3 und KG 4 werden die Punkte symmetrisch gegeben. 6 bis 8 Behandlungen, Wiederholung nach ca. 3 Monaten.

Richtlinien zur Stimulation – Grundstimulierung bzw. Grundausgleich der Energie ist nach dem Setzen der Nadeln immer erforderlich, sie erfolgt durch die mechanische und die schwache Gold-Silber Elektrostimulierung. Siehe hierzu unter Stimulationstechniken.

Weitere Stimulationsmethoden – Elektrostimulation: nicht geeignet

– Laserstimulation: Es empfiehlt sich, die Punkte mit dem Laserstrahl weiter zu stimulieren. Es werden die Ernährungsfrequenz 50 Hz und die Schmerzfrequenz 8000 Hz gegeben. Jeder vorgesehene Punkt wird für 20 bis 30 Sekunden stimuliert.

Man kann hier die Frequenz 50 Hz zur stärkeren Tonisierung der Punkte um 10 bis 20 %reduzieren, oder diese zur stärkeren Sedierung ebenfalls um 10 bis 20 % erhöhen.

Die Schmerzfrequenz 8000 Hz sollte nach meinen Feststellungen nicht variiert werden.

Schnupfen

Punktkombination Di 4 He Gu, Di 11 Qu Chi, **oder** B 2 Zan Zhu, M 44 Neiting, MP 10 Xue Hai, Di 20 Ying Xiang, Yin Tang, G 14 Yang Bai (13 Nadeln), – Siehe Abb. –

Di 4 in der Mitte knapp radial des 2. Metakarpalknochens. Er ist ein wichtiger Analgesie- und Stoffwechselpunkt. Bei Schnupfen sehr wirksam.

Di 11 am Ende der radialen Ellbogenfalte. Wichtiger Immunpunkt.

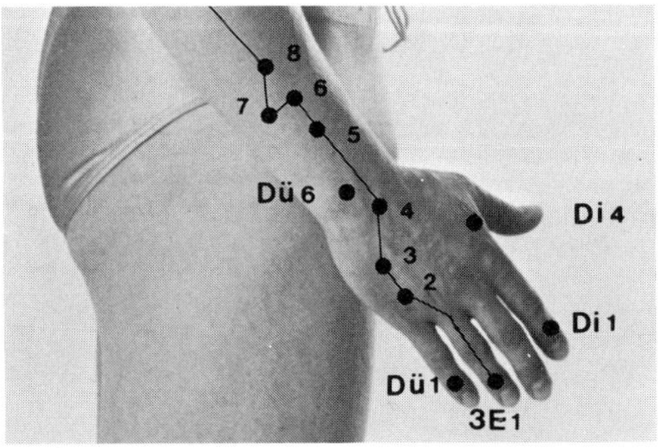

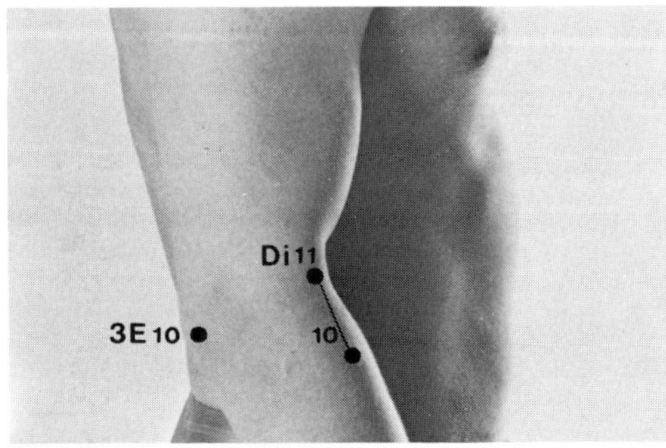

B 2 am medialen Ende der Augenbraue. Bei Schnupfen und Sinusitis wirksam.

M 44 0.5 cun proximal der Interdigitalfalte zwischen 2. und 3. Os metatarsale. Analgesiepunkt bzw. allgemeiner Schmerzpunkt. Gute Kombination mit Di 4.

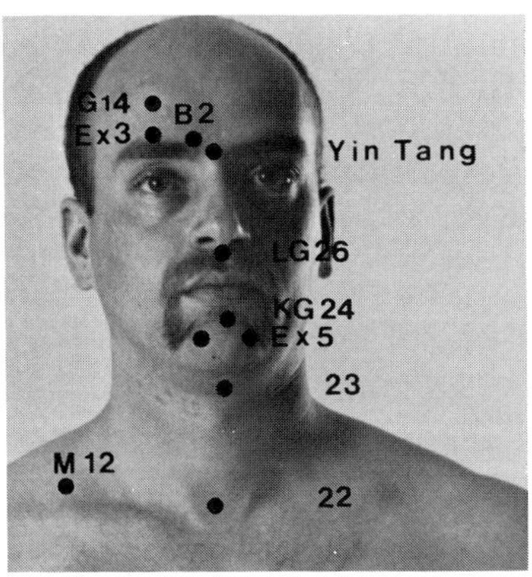

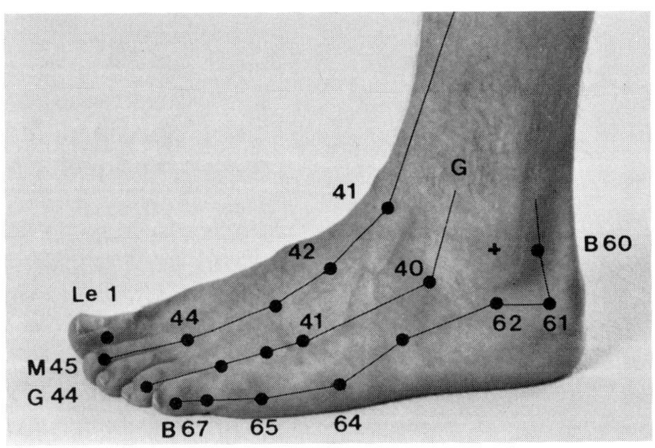

MP 10 2 cun oberhalb vom medialen Oberrand der Patella. Er wirkt antiallergisch.

Di 20 in der nasolabialen Falte, lateral der Nasenflügel. Wichtiger Lokalpunkt bei Schnupfen.

Yin Tang in der vorderen Mittellinie zwischen den Augenbrauen. Psychisch tonisierender Punkt, der ebenfalls gegen Sinusitis und Schnupfen wirksam ist.

G 14 1 cun oberhalb der Mitte vom Augenbrauenrand. Er wirkt unter anderem gegen Schnupfen und Sinusitis frontalis, schräg stechen.

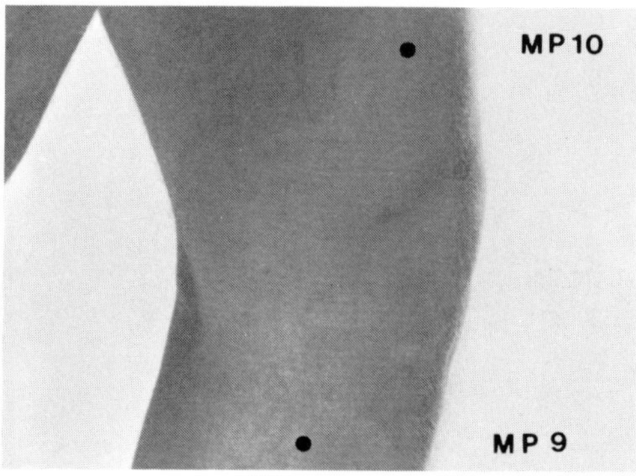

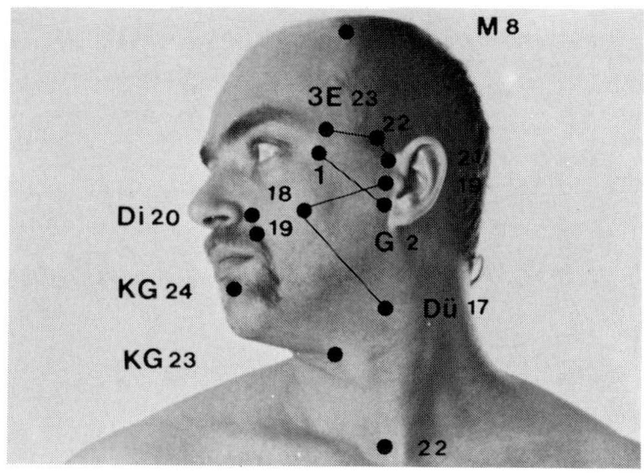

Bemerkungen Mit Ausnahme vom Punkt Yin Tang, werden o. g. Punkte symmetrisch gestochen. Bei allergischem Schnupfen sollten die Behandlungen bereits vor der Blütezeit abgeschlossen sein. MP 10 und Di 11 werden tonisiert, die anderen Punkte sediert. Acht bis zehn Behandlungen. Wiederholung vor der Blütezeit.

Richtlinien zur Stimulation – Grundstimulierung bzw. Grundausgleich der Energie ist nach dem Setzen der Nadeln immer erforderlich, sie erfolgt durch die mechanische und die schwache Gold-Silber Elektrostimulierung. Siehe hierzu unter Stimulationstechniken.

Weitere Stimulationsmethoden – Elektrostimulation: nicht geeignet

– Laserstimulation: Es empfiehlt sich, die Punkte mit dem Laserstrahl weiter zu stimulieren. Es wird die Ernährungsfrequenz 50 Hz gegeben. Jeder vorgesehene Punkt wird für 20 bis 30 Sekunden stimuliert.

Schwindel bei vegetativen Störungen

Punktkombination LG 20 Bai Hui, KG 15 Jiu Wei, KG 6 Qi Hai, G 20 Feng Chi, M 36 Zu San Li, KS 6 Nei Guan, N 3 Tai Xi, (11 Nadeln) – Siehe Abb. –

LG 20 höchste Stelle in der Mittellinie vom Schädeldach, Mittelpunkt der Verbindungslinie beider Ohrmuschelspitzen, wenn die Ohrmuscheln nach vorne geklappt werden. Er beeinflußt über seinen Verbindungsast zum Hirn den Schwindel. Schräg nach hinten oder vorne stechen.

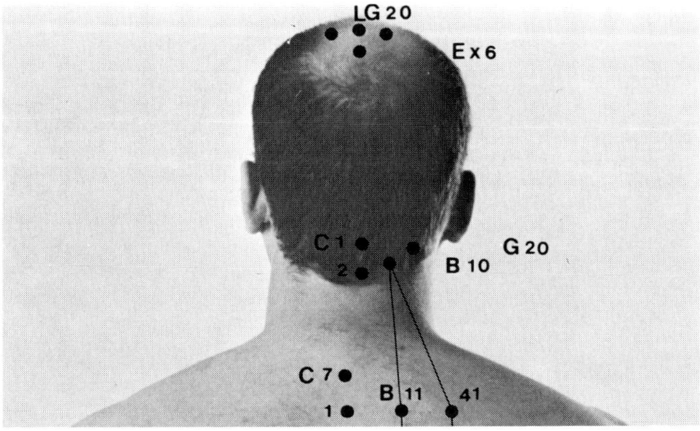

KG 15 knapp unter der Xiphoidspitze in der Mittellinie. Ein auf das Vegetativum wirksamer Punkt insbesondere, wenn er mit LG 20, sowie evtl. auch mit KG 6 kombiniert wird. Schräg stechen.

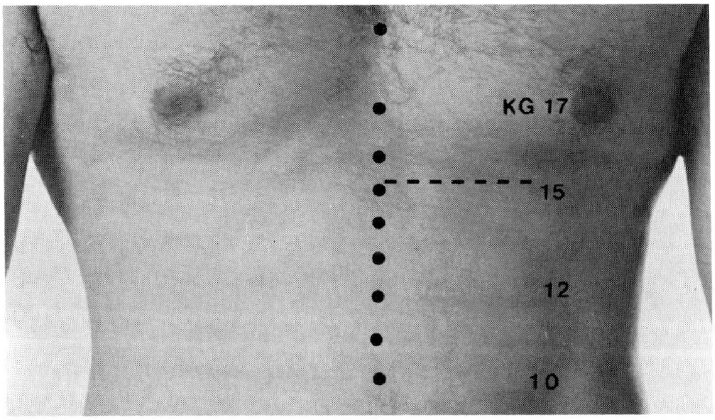

KG 6 1.5 cun unter dem Nabel in der Mittellinie. Ein energiewirksamer und regulierender Punkt. Seine Kombination mit LG 20 und KG 15 ist optimal für die Regulierung des Vegetativums. Diese 3 Punkte müssen nicht immer bei der o. a. Indikation zusammen gegeben werden. Bei Gabe von nur 2 der o. g. Punkte, wählt man immer den LG 20 und dazu je nachdem, entweder KG 15 oder KG 6.

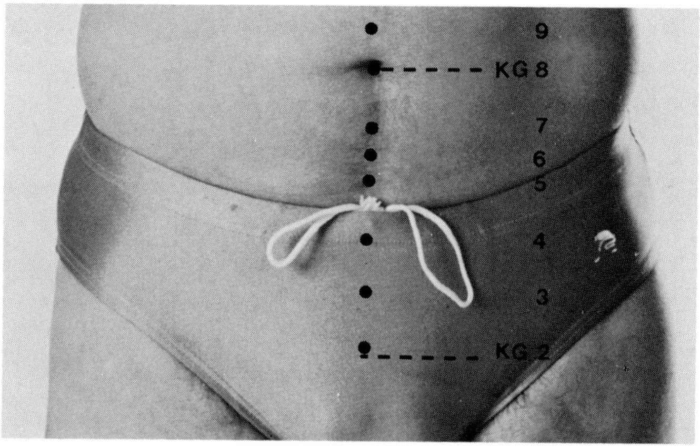

G 20 medial und knapp unter dem Os mastoid in einer Vertiefung. Ein wichtiger Punkt, sowohl bei Kopfschmerzen wie auch bei Schwindel. In Richtung Auge stechen.

M 36 3 cun unterhalb von M 35, 1 Querfingerbreite lateral der Tibiakante. Ein wichtiger spasmolytischer und allgemein psychisch tonisierender Punkt. In seiner Funktion als Ho Punkt des Magenmeridians hat er einen direkten Einfluß auf das zugehörige Organ Magen, somit auch auf die Psyche.

KS 6 2 cun über der Mitte der volaren Handgelenksquerfalte. Ein äußerst wirksamer Punkt bei Kreislauf- und vegetativen Störungen.

N 3 Mittelpunkt der Verbindungslinie, Vorderrand der Achillessehne und Spitze des Innenknöchels. Quellpunkt der Niere, reguliert den Wasser- und Elektrolytenhaushalt (Homöostase). Der Nierenmeridian ist nach der TCA über einen tiefen Ast mit dem Kreislaufmeridian verbunden.

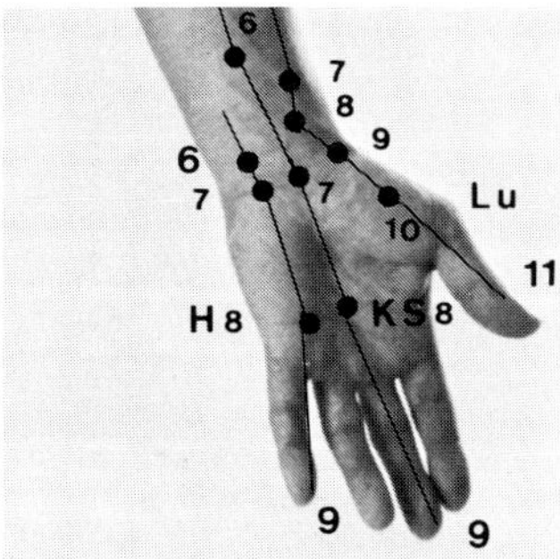

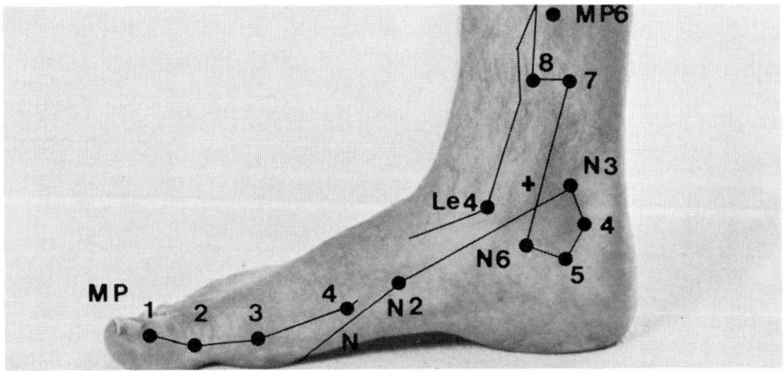

Bemerkungen Wenn nicht anders angegeben, wird der Punkt senkrecht gestochen. Symmetrisch gelegene Punkte werden symmetrisch gegeben. LG 20, KG 15 und KG 6 werden grundsediert, die anderen Punkte tonisiert. Es sind etwa 8 Behandlungen beim vegetativ bedingten Schwindel erforderlich, Wiederholung nach ca. 4 Monaten.

Richtlinien zur Stimulation – Grundstimulierung bzw. Grundausgleich der Energie ist nach dem Setzen der Nadeln immer erforderlich, sie erfolgt durch die mechanische und die schwache Gold-Silber Elektrostimulierung. Siehe hierzu unter Stimulationstechniken.

Weitere Stimulationsmethoden – Elektrostimulation: nicht geeignet

– Laserstimulation: G 20, M 36, KS 6 und N 3 werden stimuliert. Hierfür ist die Frequenz der Ernährung 50 Hz zuständig. Je Punkt wird ca. 20 bis 30 Sekunden stimuliert.

Die Frequenz 50 Hz wird dabei nicht variiert.

Bei psychischer Überlagerung sollte man die Frequenz der Psyche 6500 Hz zusätzlich zur o. g. Ernährungsfrequenz geben.

Schwindel bei Morbus Ménière bzw. dem Ménière ähnliche Symptomatik, wie Drehschwindel, Übelkeit, Tinnitus u. a., sowie Schwerhörigkeit

Punktkombination G 2 Ting Hui, Dü 19 Ting Gong, 3E 21 Er Men, 3E 17 Yi Feng, G 20 Feng Chi, 3E 3 Zhong Zu Hu, N 7 Fu Liu, (14 Nadeln) – Siehe Abb. –

Für den Punkt G 20 **siehe unter Schwindel bei vegetativen Störungen.**

G 2 vor der Incisura intertragica in einer Vertiefung. Bei otogenem Schwindel und bei Schwerhörigkeit indiziert.

Dü 19 in einer Vertiefung knapp vor dem Tragus bei halbgeöffnetem Mund. Wirkung wie bei G 2.

3E 21 knapp vor der Incisura supratragica, in einer Vertiefung. Der 3 Erwärmer ist bei jeder Symptomatik, die auf das Innenohr zurückzuführen ist, indiziert. 3E 21 ist hierfür ein sehr gut geeigneter Lokalpunkt.

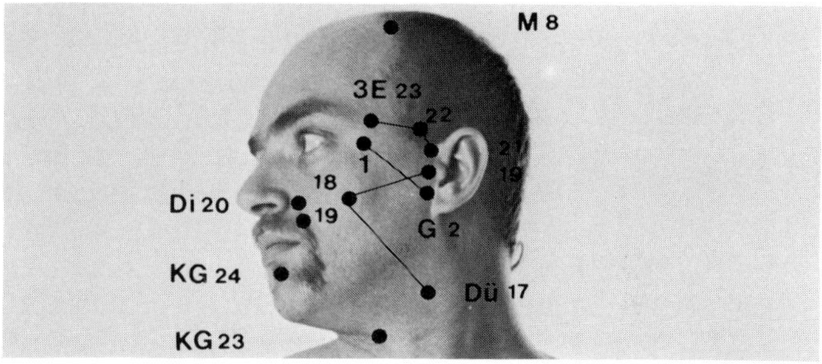

3E 17 er liegt knapp vor dem Processus mastoideus hinter dem Ohrläppchen. Wie 3E 21 ein sehr guter Lokalpunkt für das Innenohr.

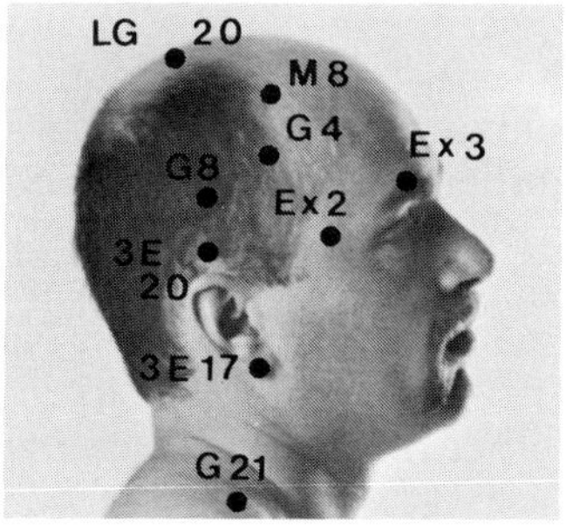

3E 3 im Berührungswinkel der Metacarpale IV und V. Er ist der Tonisierungspunkt des 3 Erwärmers und ist deshalb hier indiziert.

N 7 2 cun über der Spitze des Innenknöchels auf der Linie mit und über N 3. Das Ohr entspricht nach der TCA der Niere. Der Fernpunkt N 7 ist der Tonisierungspunkt der Niere.

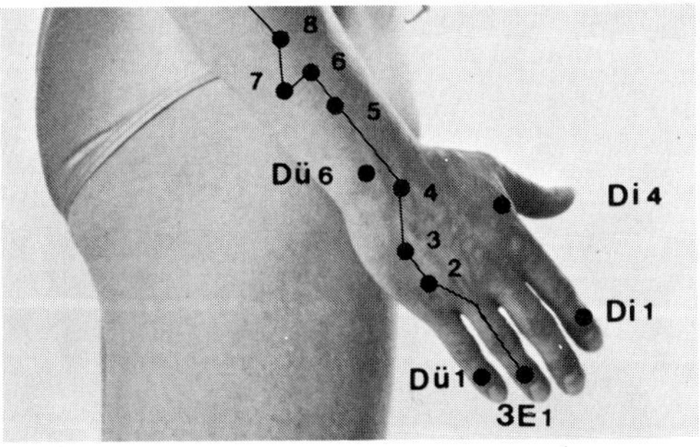

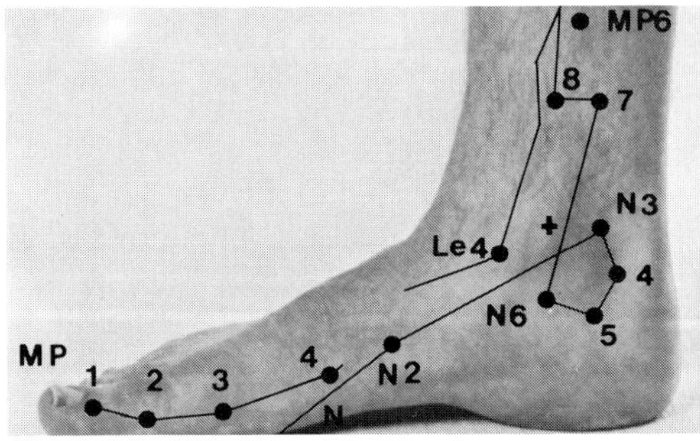

Bemerkungen Wenn nicht anders angegeben, wird der Punkt senkrecht gestochen. LG 20, G 20 und 3 E 17 werden sediert, die anderen Punkte werden tonisiert, insbesondere jedoch N 7 und 3 E 3. Symmetrisch gelegene Punkte werden symmetrisch gegeben.

Bei der Ménière bedingten Symptomatik sind viele Behandlungen erforderlich. Durchschnittlich werden ca. 15 Behandlungen 2 mal wöchentlich durchgeführt. Wiederholung je nach Ansprechbarkeit, nach 3 bis 5 Monaten. Ein Versuch, die Ménière Krankheit mit Akupunktur zu behandeln, ist in jedem Falle nützlich, da mit der medikamentösen Behandlung keine befriedigende Ergebnisse erzielt werden können.

14 Nadeln sind viel, die dafür vorgesehenen Punkte sind jedoch erforderlich. Es empfiehlt sich, in den ersten 2 Sitzungen die o. a. Punkte zu reduzieren oder einige Punkte durch den Laser zu ersetzen. Die genadelten Punkte können natürlich zusätzlich mit dem Laser stimuliert werden. Siehe hierfür unten.

Richtlinien zur Stimulation – Grundstimulierung bzw. Grundausgleich der Energie ist nach dem Setzen der Nadeln immer erforderlich, sie erfolgt durch die mechanische und die schwache Gold-Silber Elektrostimulierung. Siehe hierzu unter Stimulationstechniken.

Weitere Stimulationsmethoden

– Elektrostimulation: nicht geeignet

– Laserstimulation: Es empfiehlt sich, die Frequenz 50 Hz der Ernährung, die auch für den Stoffwechsel zuständig ist, zu geben.

Darüber hinaus kann, je nachdem, z. B. beim Vorliegen psychischer Komponenten, insbesondere wenn diese ausgeprägt in Erscheinung treten, die für die Psyche vorgesehene Frequenz 6500 Hz, zusätzlich gegeben werden.

Treten die psychischen Komponenten nur diskret auf, wäre die Frequenz des peripheren Nervensystems 2800 Hz indiziert. Sie kann hier anstelle der psychischen Frequenz zusätzlich zur Ernährungsfrequenz gegeben werden.

Stimuliert werden die Punkte 3E 21, Dü 19, G 2, 3E 3 und N 7. Die Frequenzen werden dabei nicht variiert.

Singultus bzw. Schluckauf

Punktkombination B 17 Ge Shu, LG 20 Bai Hui, LG 26 Ren Zhong, KG 17 Shan Zhong, KS 6 Nei Guan, (7 Nadeln) – Siehe Abb. –

Man sollte auf die Punkte KG 22 Tian Tu und KG 23 Lian Quan unbedingt verzichten, da die Nadeln in den 2 letztgenannten Punkten das dort befindliche Gewebe beim Schluckauf verletzen können.

B 17 1.5 cun lateral der Spitze des 7. Brustwirbeldornfortsatzes. Er ist der Shu Punkt des Zwerchfells, beeinflußt dadurch seine Kontraktilität. Schräg nach oben stechen.

LG 20 an höchster Stelle in der Mittellinie des Schädeldachs, Mittelpunkt der Verbindungslinie beider Ohrmuschelspitzen, wenn diese nach vorne geklappt werden. Er beeinflußt den Schluckauf über das Zentralnervensystem. Schräg nach hinten oder vorne stechen.

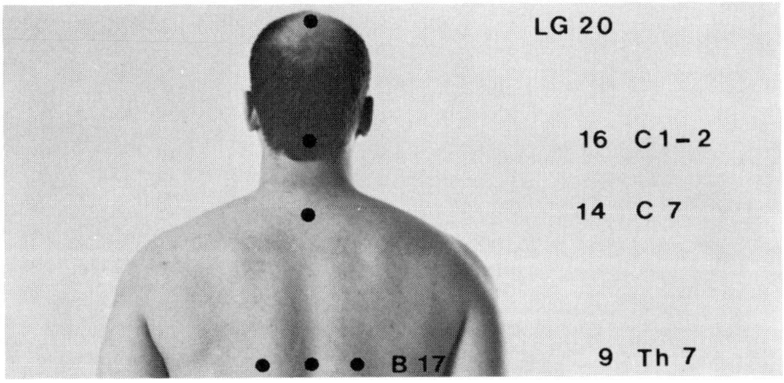

LG 26 Mittelpunkt zwischen Nasenseptum und Oberlippenrand. Es handelt sich um einen Suchtpunkt, der auch sehr gut beim Schluckauf wirksam ist.

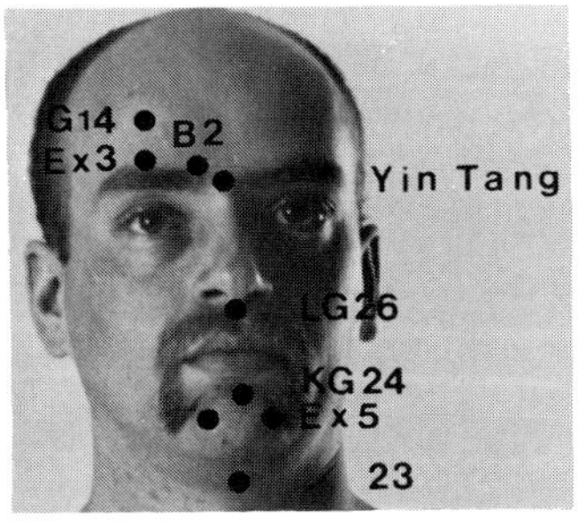

KG 17 Mittelpunkt der Verbindungslinie beider Brustwarzen, in Höhe vom 4. ICR. Er beeinflußt die Thoraxorgane. Schräg stechen.

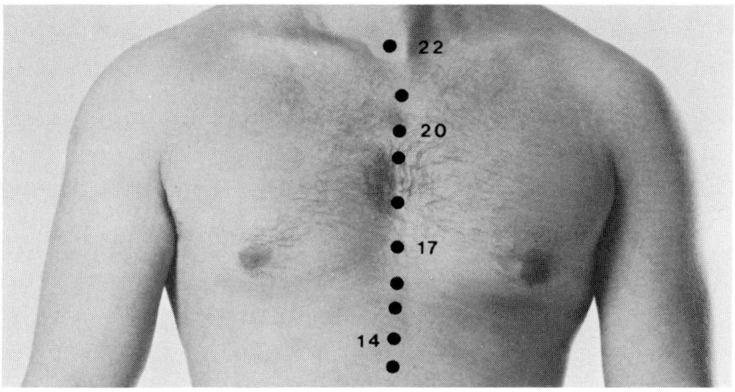

KS 6 2 cun oberhalb der Mitte der Handgelenksquerfalte volar. Wichtiger Kreislaufpunkt, er ist der Lo-Punkt seines Meridians Kreislauf-Sexualität und Schlüsselpunkt des Wundermeridians Yin-Oe. Er ist bei Erkrankungen des Oberbauches wirksam.

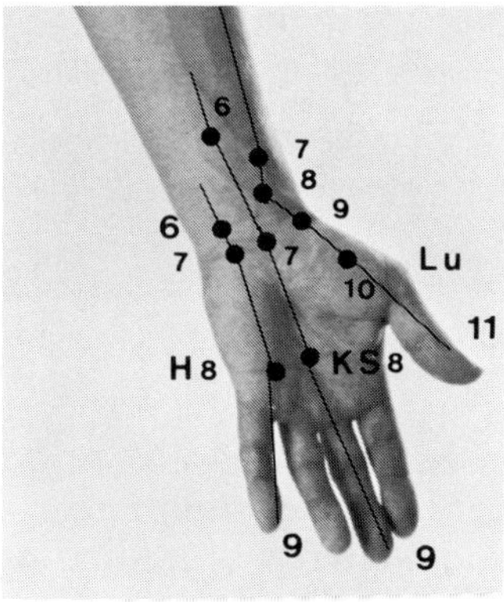

Bemerkungen Wenn nicht anders angegeben, wird der Punkt senkrecht gestochen. Symmetrisch gelegene Punkte werden symmetrisch gegeben. Alle Punkte sedieren. 3 bis 4 Behandlungen. Beim Singultus nur die mechanische und die Gold-Silber Elektrostimulation durchführen. Siehe hierfür unter Stimulationstechniken.

Gelingt es nicht den Singultus mit der o. a. Punktkombination zu kupieren, empfiehlt es sich, die Behandlung abzubrechen und den Singultus abzuklären.

Sinusitis

Punktkombination **Alle Punkte,** die bei der Behandlung des Schnupfens angegeben wurden, mit **Ausnahme von MP 10**, werden bei der Behandlung der Sinusitis verwendet.
– Siehe Schnupfen-, 13 Nadeln, – siehe Abb. –

An Stelle von MP 10 wird **B 2 Zan Zhu** gegeben.

B 2 am medialen Ende der Augenbrauen. Der Punkt wirkt im lokalen Bereich der Erkrankung sehr gut bei Sinusitis.

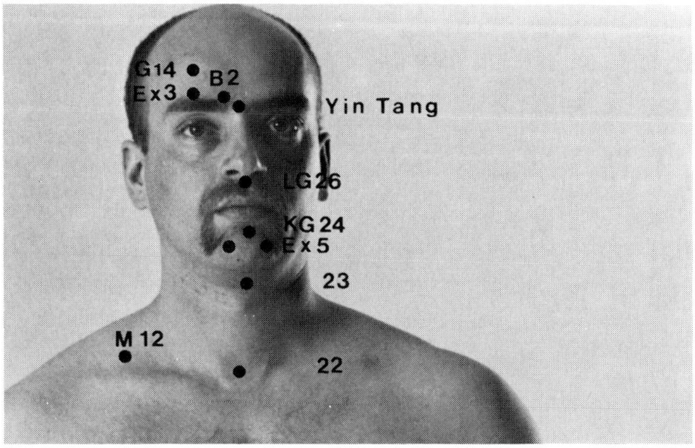

Bemerkungen in bezug auf Tonisierung, Sedierung, Stechweise und Zahl der Behandlungen, sowie bei Grundstimulation und weiteren Stimulierungen wie bei Schnupfen vorgehen. Siehe dort.

Straffung der Gesichtshaut

Punktkombination Es sind insgesamt 16 Punkte, die nur am Gesicht gegeben werden. Da es sich dabei nicht um eine Krankheit handelt und demnach anzunehmen ist, daß keine Energiestörung vorhanden ist, erübrigt es sich hier, Fernpunkte zu geben. Will man trotzdem aus gegebenen Gründen Fernpunkte geben, empfiehlt es sich, **Lu 9 Taiyuan und MP 6 San Yin Jiao** jeweils beidseitig zu geben und entsprechend am Gesicht 4 Punkte, sprich 4 Nadeln, weniger zu stechen. Man verzichtet in diesem Fall auf die Punkte 6 und 13 (mit Dü 18 bds. identisch), sowie auf die Punkte 8 und 11 (mit M 4 bds. identisch). Siehe die Erläuterungen unten.

Die Punkte am Gesicht habe ich zur Vereinfachung von **1 bis 16** nummeriert: – Siehe Abb. –

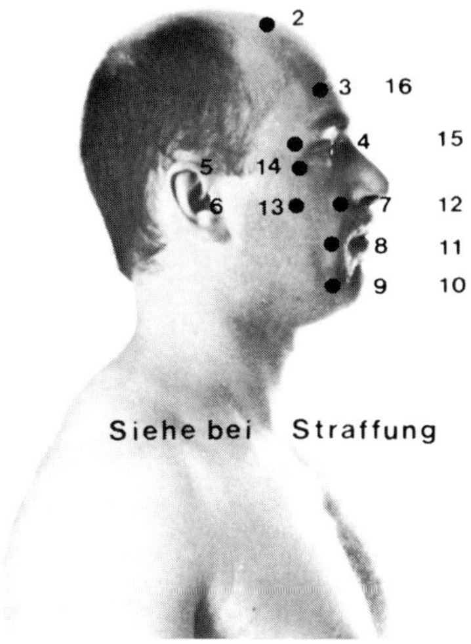

Punkt 1 **mit Extra 1 Yin Tang identisch.** Er liegt in der Nasenwurzel bzw. in der Mitte der Linie, die die medialen Enden der Augenbrauen verbindet. Dort liegen meist eine bzw. zwei Falten. Den Punkt senkrecht stechen.

Punkt 2 **mit LG 23 Shang Xing identisch.** Er liegt 1 cun über dem vorderen Haaransatz in der Mittellinie.

Punkt 3 und 16 **sie entsprechen dem symmetrisch gelegenen G 14 Yang Bai.** Er liegt jeweils 1 cun über der Mitte der

Augenbraue, meist in einer Stirnfalte. Liegt der Punkt G 14 nicht in einer Stirnfalte, so werden die Nadeln, je eine in der dort befindlichen Stirnfalte, auf einer senkrechten Linie mit G 14 gestochen. Die Nadel sollte in diesem Fall in Richtung G 14 vorgeschoben werden.

Punkt 4 und 15 sie sind identisch mit dem symmetrisch gelegenen Punkt **3E 23 Si Zhu Kong.** Er liegt jeweils am lateralen Ende der Augenbraue.

Punkt 5 und 14 sie sind mit dem symmetrisch gelegenen Punkt **G 1 Tong Ziliao – Krähenfüße – identisch.** Er liegt am lateralen Ende der Augenwinkeln. Schräg nach unten stechen.

Punkt 6 und 13 sie sind mit dem symmetrisch gelegenen Punkt **Dü 18 Quan Liao identisch.** Er liegt in einem Grübchen knapp unterhalb vom Jochbein auf einer Linie mit dem lateralen Augenwinkel. Den Punkt senkrecht stechen.

Punkt 7 und 12 sie sind identisch mit dem symmetrisch gelegenen Punkt **Di 20 Ying Xiang.** Er liegt in der Nasolabialfalte knapp oberhalb von **Di 19 He Liao.** Den Punkt schräg in die Richtung der nach unten und außen verlaufenden Gesichtsfalte stechen.

Punkt 8 und 11 sie sind identisch mit dem symmetrisch gelegenen Punkt **M 4 Dicang.** Er liegt 0.4 cun lateral vom Mundwinkel. Den Punkt schräg in die Richtung der nach unten und außen verlaufenden Gesichtsfalte stechen.

Punkt 9 und 10 sie entsprechen dem unteren Ende der Falte die vom o. g. Punkt **M 4** entspringt. Die Punkte 9 und 10 liegen etwa in Höhe und lateral vom jeweiligen Foramen mentale, in dem der symmtrisch gelegene **Extrapunkt 5 Ja Cheng Jiang liegt.**

Oben angegebene Fernpunkte:

Lu 9 am radialen und volaren Ende der Handgelenksquerfalte. Meisterpunkt der Gefäße, er hat dadurch Einfluß auf die Durchblutung des Bindegewebes. Außerdem ist der Punkt der Quell-und Tonisierungspunkt des Lungenmeridians. Er kann demnach durch Aktivierung der Atmung den Gewebestoffwechsel verbessern.

MP 6 3 cun über der Spitze des Innenknöchels hinter der Tibiakante. Reunionspunkt und Gruppen Lo Punkt der 3 Yinmeridiane des Fußes, er hat dadurch einen großen Einfluß auf das Bindegewebe.

Bemerkungen Alle Punkte tonisieren! Zweimal wöchentlich behandeln, 10 bis 12 Behandlungen. Wiederholung ca. 3 mal jährlich.

Richtlinien zur Stimulation – Grundstimulierung bzw. Grundausgleich der Energie ist nach dem Setzen der Nadeln immer erforderlich, sie erfolgt durch die mechanische und die schwache Gold-Silber Elektrostimulierung. Siehe hierzu unter Stimulationstechniken.

Weitere Stimulationsmethoden – Elektrostimulation: nicht geeignet

– Laserstimulation: es ist vorteilhaft mit der Ernährungsfrequenz 50 Hz die Punkte: 2, 6 und 13, 7 und 12, 8 und 11, 9 und 10 für je 20 Sekunden zu stimulieren. Man wählt dabei die Leistung 5 bis 10 mW.

Wenn die Gabe der spezifischen Ernährungsfrequenz nicht möglich ist, kann diese, durch Verwendung der regulierenden Frequenz 10 Hz, die im Laserpen eingebaut ist, ersetzt werden.

Tonsillitis, Pharyngitis, sowie auch Heiserkeit

Punktkombination Dü 17 Tian Rong, Dü 19 Ting Gong, Di 4 He Gu, M 44 Nei Ting, Di 11 Qu Chi, (10 Nadeln) – Siehe Abb. –

Dü 17 am Vorderrand des Muskels sterno-cleido-mastoideus, knapp hinter und unter dem Unterkieferwinkel. Indizierter Lokalpunkt bei Tonsillo-Pharyngitiden. In Richtung Pharynx stechen.

Dü 19 zwischen 3E 21 (Er Men) und G 2 (Ting Hui), knapp vor dem Tragus in einer Vertiefung bei halbgeöffnetem Mund. Der Punkt hat eine Verbindung zum Innenohr und somit über die Ohrtrompete bzw. Tuba auditiva bzw. Tuba Eustachii – Luftdruckausgleich – zum Pharynx. Dies beeinflußt die Schmerzen im Bereich des Pharynx und Innenohrs und begünstigt den Heilungsprozeß.

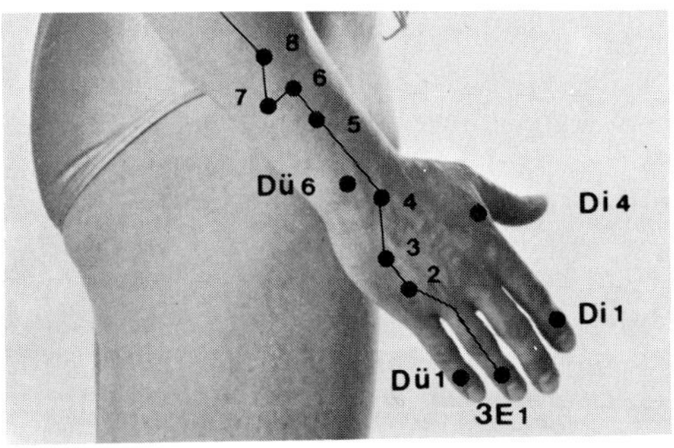

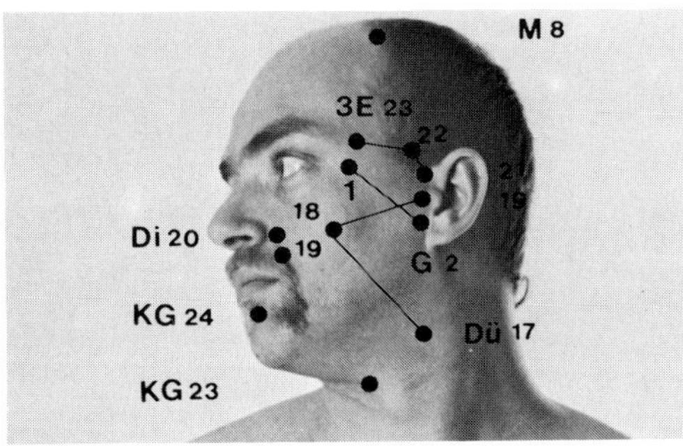

Di 4 am radialen Rand vom 2. Os metakarpale. Analgesie- und Stoffwechselpunkt, er unterstützt die Immunwirkung von Di 11.

M 44 0.5 cun proximal der Interdigitalfalte zwischen dem 2. und 3. Os metatarsale. Analgesie- und Schmerzpunkt. Gute Kombination mit Di 4.

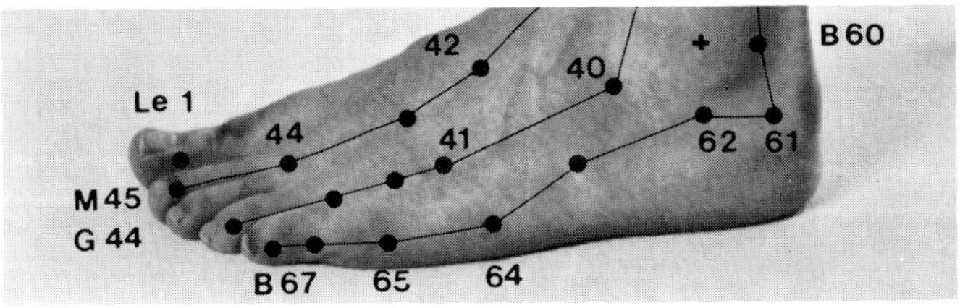

Di 11 am radialen Ende der Ellbogenbeugefalte. Immunpunkt.

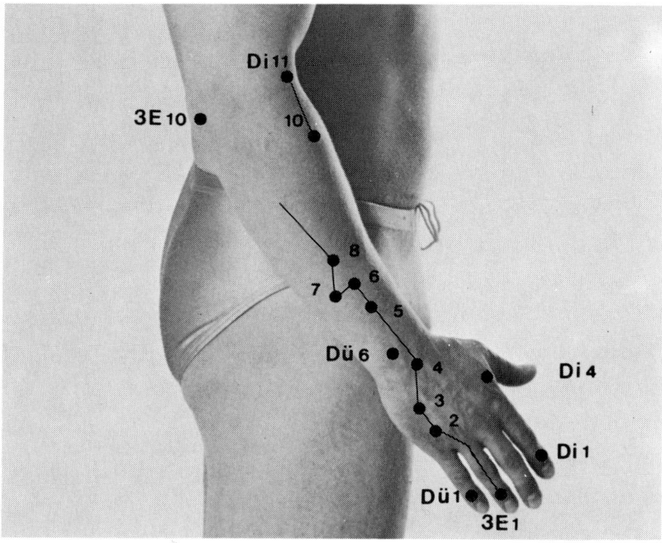

Bemerkungen Wenn nicht anders angegeben, wird der Punkt senkrecht gestochen. M 44, Dü 17 und Dü 19 werden sediert. Di 4 und Di 11 werden dagegen tonisiert. Die Punkte symmetrisch geben. 8 bis 10 Behandlungen. Die erforderlichen Medikamente sollten eingenommen werden. Wiederholung nach ca. 4 Monaten. Bei Streuung sollte die Tonsillektomie in Erwägung gezogen werden. Eine immunstimulierende medikamentöse Behandlung kann unterstützend gegeben werden.

Richtlinien zur Stimulation – Grundstimulierung bzw. Grundausgleich der Energie ist nach dem Setzen der Nadeln immer erforderlich, sie erfolgt durch die mechanische und die schwache Gold-Silber Elektrostimulierung. Siehe hierzu unter Stimulationstechniken.

Weitere Stimulationsmethoden – Elektrostimulation: nicht geeignet

– Laserstimulation: Mit der Ernährungsfrequenz 50 Hz, die auch für den Stoffwechsel zuständig ist, alle o. a. Punkte stimulieren.

Trigeminusneuralgie, V/I

Punktkombination V/I: G 14 Yang Bai, B 2 Zan Zhu, Extra 3 Yu Yao, Extra 1 Yin Tang, G 1 Tong Ziliao, M 8 Tou Wei, Di 4 He Gu, M 44 Nei Ting, (10 Nadeln, siehe unter Bemerkungen) – Siehe Abb. –

G 14 1 cun über der Mitte der Augenbraue, er liegt im Bereich des 1. Trigeminusastes, wirkt bei frontalen Kopfschmerzen verschiedener Genese. Einseitig, die kranke Seite bei leichten Schmerzen, die Gegenseite bei starken Schmerzen bzw. im Anfall, geben. Schräg nach medial oder lateral stechen.

B 2 am medialen Ende der Augenbraue, wie bei G 14. Einseitig wie bei G 14 geben.

Ex 3 Mitte der Augenbraue in einem Grübchen, wichtiger Punkt bei der Neuralgie V/I. Einseitig wie bei G 14 geben.

Ex 1 **Yin Tang,** in der Mitte zwischen den Enden der medialen Augenbrauen in der Nasenwurzel, ein allgemein psychisch wirksamer Punkt, außerdem liegt er im Bereich des 1. Trigeminus Astes. Da der Punkt in der Mittellinie bzw. nicht symmetrisch liegt, darf er im Anfall **nicht** geben werden (siehe bei Bemerkungen).

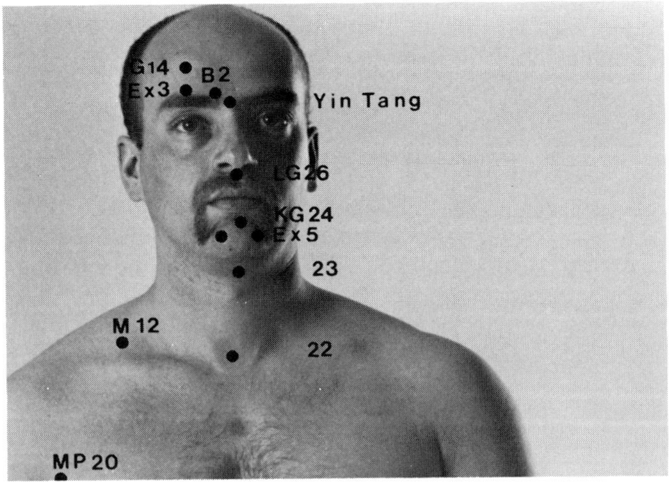

G 1 am lateralen Ende vom Augenwinkel, ähnliche Wirkung wie bei Extra 3. Einseitig wie bei G 14 geben.

M 8 (1 nach Bachmann) im Stirnwinkel etwa 0.5 cun innerhalb des Haaransatzes, in jedem Falle liegt der Punkt dort in einem Grübchen. Nach unten, bei dieser Indikation **auch** nach vorne, schräg stechen.

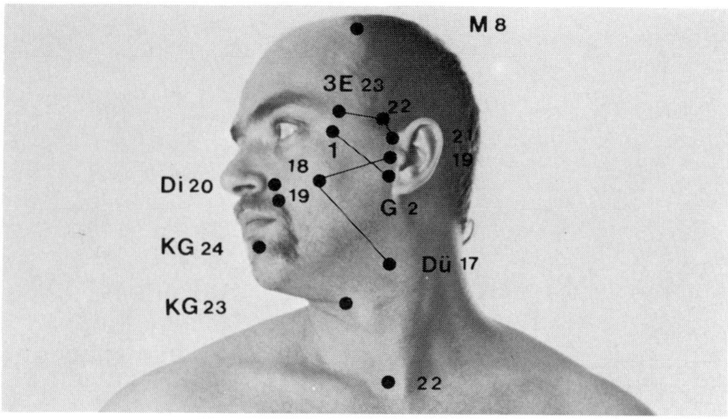

Sehr wichtiger Lokalpunkt bei der Behandlung der Trigeminusneuralgie aller 3 Äste. Er liegt genau im Grenzgebiet welches von den 3 Trigeminusästen versorgt wird. Einseitig wie bei G 14 geben.

Di 4 radial der Mitte vom 2. Metakarpale, Analgesiepunkt. Beidseitig geben.

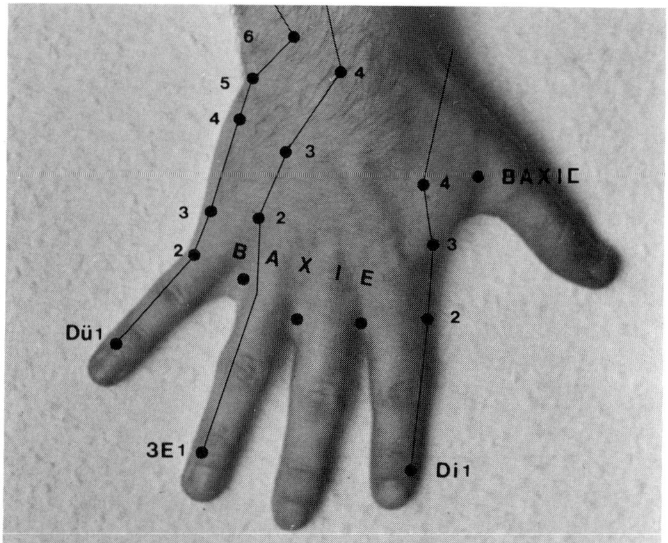

M 44 0.5 cun proximal der Interdigitalfalte zwischen Metatarsale II u. III, Analgesiepunkt. Beidseitig geben.

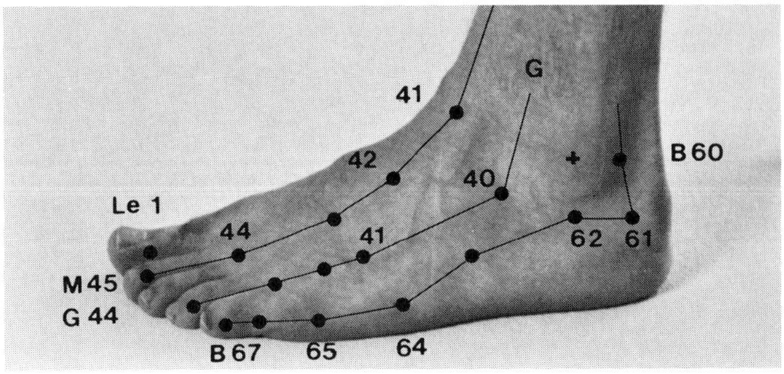

Bemerkungen Wenn nicht anders angegeben, wird der Punkt senkrecht gestochen. Nur die peripher gelegenen Punkte, Di 4 und M 44 werden symmetrisch gegeben. Alle Punkte werden sediert. Acht bis zehn Behandlungen, Wiederholung nach etwa 4 Monaten.

Richtlinien zur Stimulation – Grundstimulierung bzw. Grundausgleich der Energie ist nach dem Setzen der Nadeln immer erforderlich, sie erfolgt durch die mechanische und die schwache Gold-Silber Elektrostimulierung. Siehe hierzu unter Stimulationstechniken.

Weitere Stimulationsmethoden – Elektrostimulation: nicht geeignet

– Laserstimulation: mit der Schmerzfrequenz 8000 Hz die Punkte, G 14, Di 4, M 8, M 44, für je 30 Sekunden stimulieren. Man beginnt mit der Leistung 5 und steigert sie bis 30 mW, dabei die Reaktion des Patienten berücksichtigen.

Die anderen Punkte sollten, trotz Laserschutzbrille, wegen ihrer Nähe zum Auge mit dem Laser nicht stimuliert werden.

In der Regel wird im Anfall nur die Gegenseite (gesunde Seite) behandelt, dabei werden identische Punkte gegeben und nur mit den o. g. Frequenzen stimuliert. Man kann jedoch auch mit den angegebenen Laserfrequenzen, ohne Nadelung, die kranke Seite behandeln.

Trigeminusneuralgie V/II

Punktkombination V/II: die peripher gelegenen Punkte sind wie bei der Trigeminusneuralgie des 1. Astes: Di 4 und M 44, siehe dort. Unter den Lokalpunkten der V/II-Form sind welche, die im Grenzgebiet zwischen V/I und V/II liegen. Sie sind deshalb bei beiden Neuralgieformen indiziert. M 8 Tou Wei ist hier ausnahmsweise bei allen 3 Neuralgieformen indiziert, da er im Grenzgebiet aller 3 Äste liegt. Siehe dort bei M 8.

Extra 2 Tai Yang, G 1 Tong Ziliao, M 8 Tou Wei, M 3 Juliao, M 4 Dicang (9 Nadeln), – Siehe Abb. –

Für die Punkte **G 1, M 8, Di 4 und M 44 siehe bitte die Tigeminusneuralgie Form V/I**

Extra 2 im Schnittpunkt der Verlängerung vom Unterlid und der Augenbraue nach lateral. Wichtiger Punkt bei Schmerzen bzw. Neuralgien im Schläfenbereich. Dieser Punkt liegt sehr nahe zum Versorgungsgebiet vom 3. Ast des Trigeminus. Er kann je nach Ausdehnung des Schmerzes auch in beiden Neuralgieformen, II und III, gegeben werden.

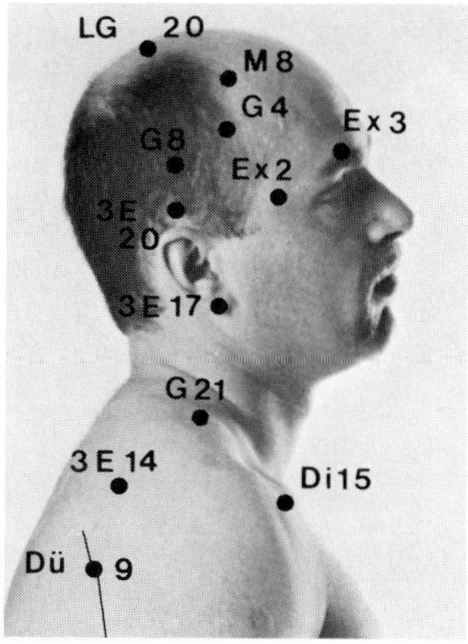

M 3 lateral der nasolabialen Falte auf derselben Linie mit M 1 und M 2, Lokalpunkt bei der Neuralgie des 2. Astes. – M 1 Cheng Qi, liegt in der Mitte der Margo infraorbitalis in einem Grübchen, M 2 Sibai, liegt 0.7 cun unterhalb von M 1.

M 4 Grenzpunkt zu V/III, kann dashalb bei beiden Neuralgieformen gegeben werden. Er liegt 0.4 cun lateral und in Höhe vom Mundwinkel.

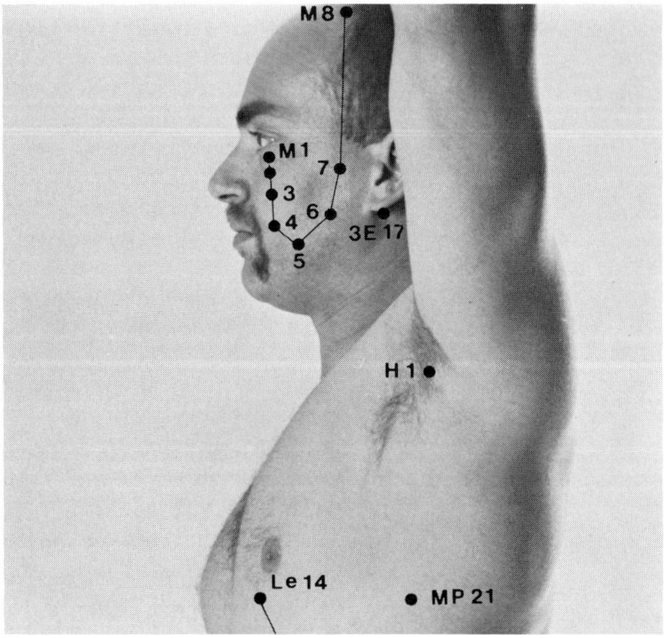

Bemerkungen **Wie bei der Trigeminusneuralgie Form V/I, siehe dort. Auch hier werden alle Punkte sediert.**

Für die Grundstimulation und weitere Stimulationen, wird ebenfalls wie bei V/I vorgegangen.

Trigeminusneuralgie – III

Punktkombination V/III: Auch für die Neuralgieform V/III bleiben die peripheren Punkte die gleichen wie bei I und II, siehe dort.

M 7 Xiao Guan, M 5 Dai Ying, M 6 Jiache, Extra 5 Jia Cheng Jiang, 3E 21 Er Men. Sie werden alle – als Lokalpunkte – einseitig gegeben. «9 Nadeln, da Di 4 und M 44 beidseitig gegeben werden» -Siehe Abb.-

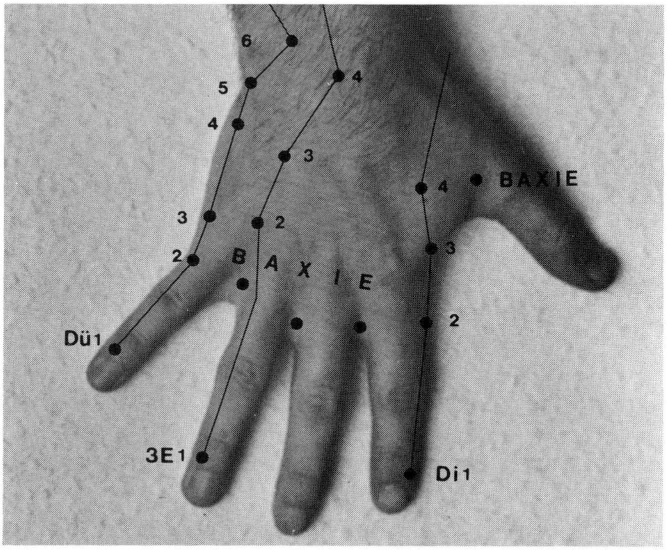

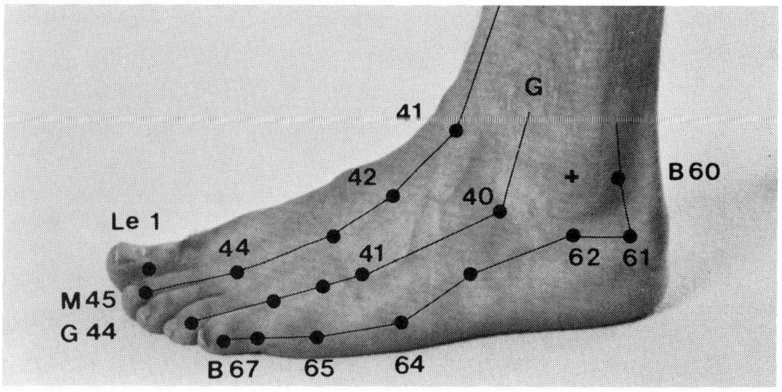

M 7 in einem Grübchen unterhalb vom Arcus zygomaticum, vor dem Fortsatz des Unterkiefergelenks. Er ist einer der wichtigsten Lokalpunkte bei der Neuralgie des 3. Astes.

M 5 am Unterkieferoberrand vor dem Unterkieferwinkel bzw. vor M 6. Er liegt im Versorgungsgebiet vom 3. Trigeminusast.

M 6 Am Masseter unmittelbar vor dem Unterkieferwinkel. Er liegt ebenfalls im Versorgungsgebiet des 3. Astes.

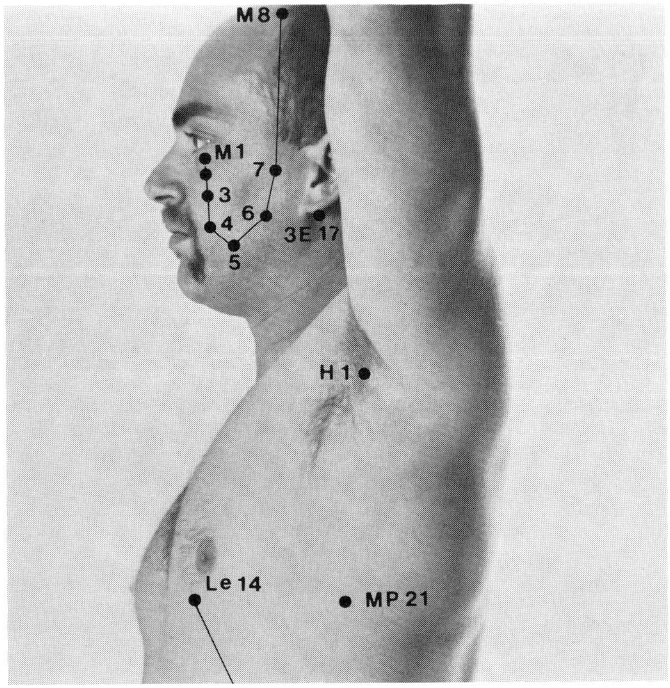

Extra 5 im Foramen mentale, etwa 1 cun lateral von KG 24, er ist wichtig bei der Neuralgie des 3. Astes.

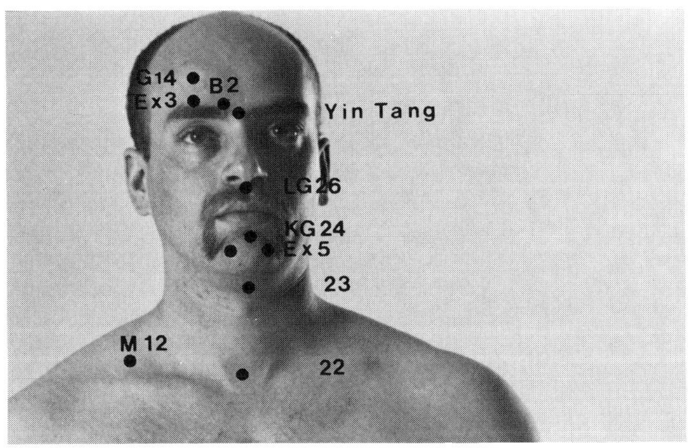

3E 21 knapp vor der Incisura supratragica. Lokalpunkt bei der Trigeminusneuralgie V/III.

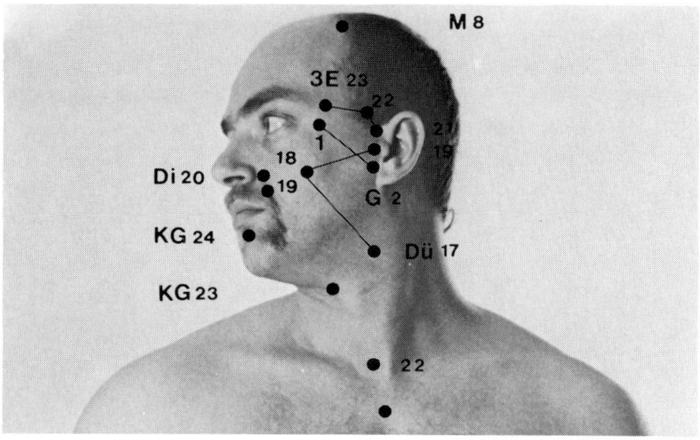

Bemerkungen **Dasselbe Vorgehen wie bei V/I und V/II, siehe dort.** Dies bedeutet, daß die Punkte sediert werden und daß die Schmerzfrequenz 8000 Hz hierfür geeignet ist. Die Punkte senkrecht stechen.

PS: Dü 18 Quan Liao kann bei der Behandlung der Trigeminusneuralgie des 2. und 3. Astes ebenfalls in Frage kommen.

Ulcus ventriculi et duodeni

Punktkombination B 21 Wei Shu, KG 12 Zhong Wan, M 21 Liang Men, Di 4 He Gu, M 44 Nei Ting, M 36 Zu San Li, (11 Nadeln) – Siehe Abb. –

B 21 1.5 cun lateral der dorsalen Mittellinie, in Höhe der Spitze vom 12. Brustwirbeldornfortsatz. Shu-Punkt des Magens. Schräg nach oben stechen.

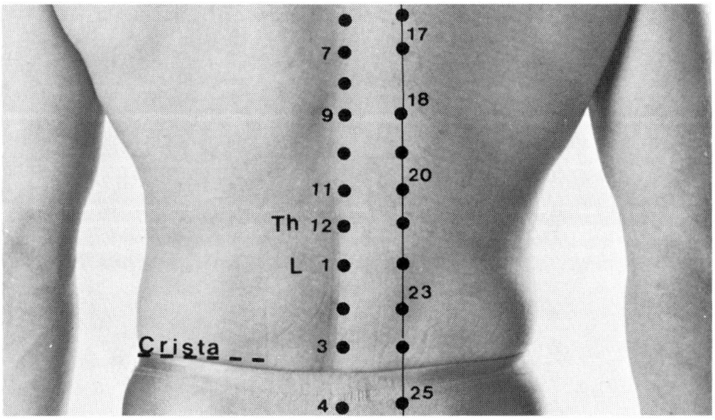

KG 12 4 cun oberhalb des Nabels in der Mittellinie. Alarmpunkt des Magens. Beim Ulcus sollten die Shu-Mu-Punkte zusammen gegeben werden.

M 21 4 cun oberhalb und 2 cun lateral des Nabels, in Höhe von KG 12. Beim Ulcus ist M 21 außerordentlich wichtig.

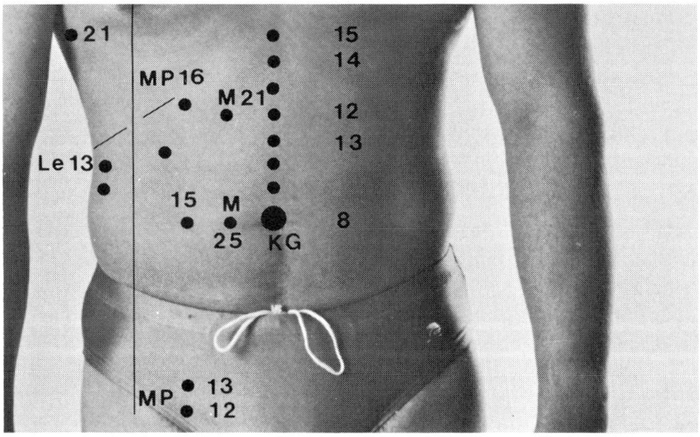

Di 4 radial der Mitte vom Metakarpale II. Schmerzpunkt.

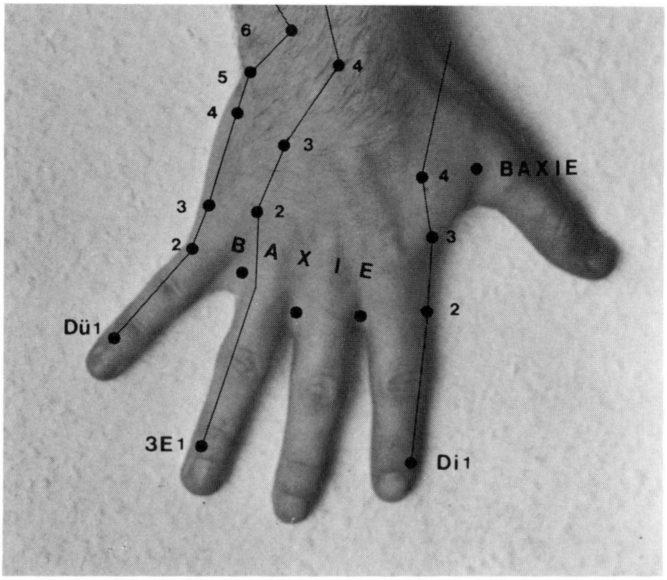

M 44 0.5 cun proximal der Interdigitalfalte, zwischen dem Metatarsale II und III. Schmerzpunkt, diesbezüglich gute Kombination mit Di 4.

M 36 3 cun unterhalb von M 35 bzw. vom lateralen Unterrand der Patella, 1 Querfingerbreite lateral der Tibiakante. Ho-Punkt des Magenmeridians, beeinflußt dadurch direkt den Magen, er wirkt spasmolytisch, sowie psychisch allgemein tonisierend.

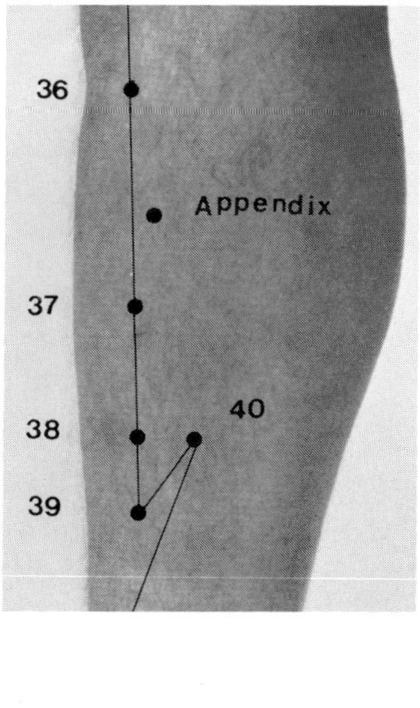

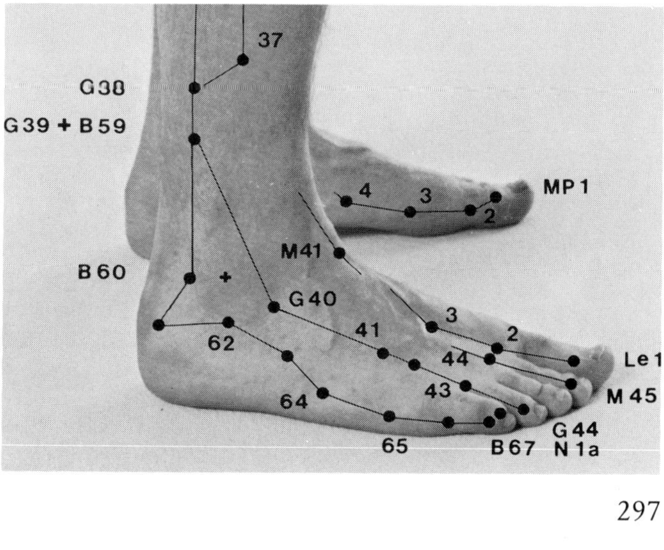

Bemerkungen Wenn nicht anders angegeben, wird der Punkt senkrecht gestochen. Etwa 10 Behandlungen, Wiederholung nach ca. einem halben Jahr. Bei subakutem bis akutem Ulcus und stechenden Schmerzen die Punkte sedieren. Bei chronischem Ulcus und dumpfen Schmerzen die Punkte dagegen tonisieren. Bis auf KG 12 werden die Punkte symmetrisch gegeben.

Richtlinien zur Stimulation – Grundstimulierung bzw. Grundausgleich der Energie ist nach dem Setzen der Nadeln immer erforderlich, sie erfolgt durch die mechanische und die schwache Gold-Silber Elektrostimulierung. Siehe hierzu unter Stimulationstechniken.

Weitere Stimulationsmethoden – Elektrostimulation: M 44 **oder** M 36 kann zusammen mit M 21 durch Gabe hoher Frequenzen, sowie niedriger Impulsbreite und Leistung für ca. 12 Minuten stimuliert bzw. sediert werden. Wie immer, jeweils die Punktpaare einseitig stimulieren.

– Laserstimulation: Es empfiehlt sich, die Punkte mit dem Laserstrahl weiter zu stimulieren. Es werden die Ernährungsfrequenz 50 Hz und die Schmerzfrequenz 8000 Hz gegeben. Jeder vorgesehene Punkt wird für 20 bis 30 Sekunden stimuliert.

Bei akuten Schmerzen die Frequenz entsprechend erhöhen – um ca. 20 %–, damit wird eine stärkere Sedierung erreicht.

Wie immer, entscheidet man sich für eine der o. g. Stimulationsmethoden, so können diese von Behandlung zu Behandlung abwechselnd angewandt werden.

Urticaria

Punktkombination Di 4 He Gu, Di 11 Qu Chi, MP 10 Xue Hai, MP 6 San Yin Jiao, LG 14 Da Zhui, B 22 San Jiao Shu, KG 5 Shi Men (12 Nadeln) – Siehe Abb. –

Di 4 radial der Mitte des 2. Os metacarpale. Ein stoffwechselanregender sowie Analgesie-Punkt. Beide Eigenschaften haben eine günstige Wirkung bei der Urticariabehandlung.

Di 11 am radialen Ende der Ellbogenquerfalte. Er ist ein wichtiger Immunpunkt.

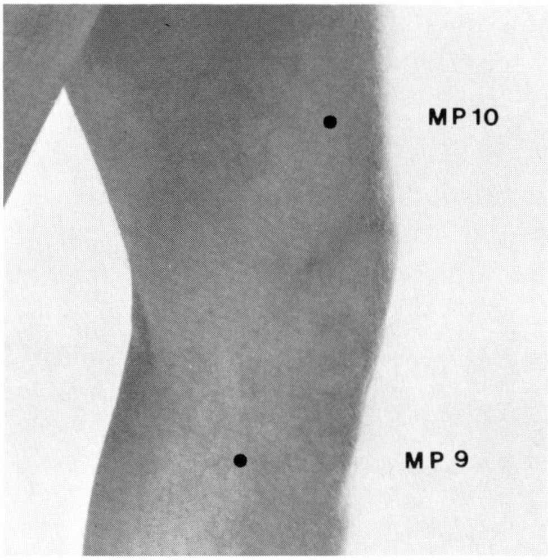

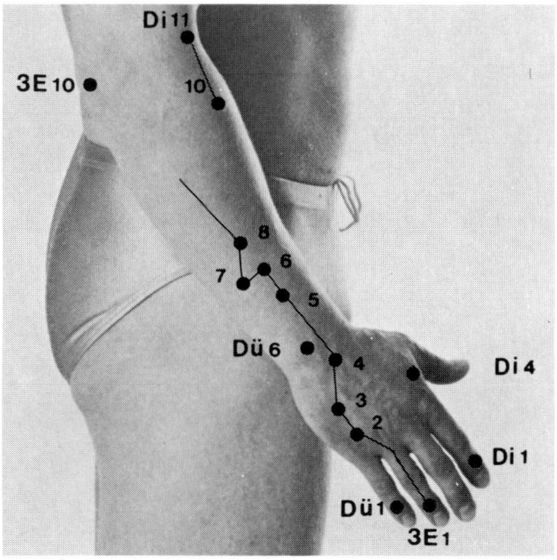

MP 10 2 cun über dem medialen Patellaoberrand. Er ist ein antiallergischer Punkt, ergänzt optimal die Wirkung von MP 6.

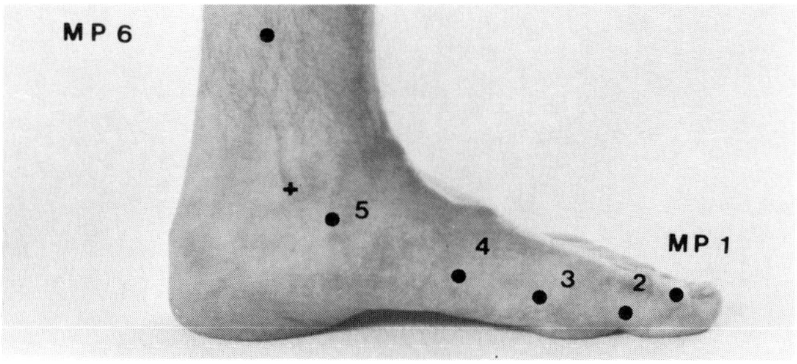

MP 6 3 cun über der Spitze des Innenknöchels hinter dem Tibiarand. Immunpunkt, sowie Gruppen Lo Punkt der 3 Yinmeridiane des Fußes – des Milz-, Nieren- und Lebermeridians.

LG 14 knapp unter der Spitze vom 7. Halswirbeldornfortsatz, in der Mittellinie. Ein wichtiger Immunpunkt. Schräg nach oben oder vorsichtig senkrecht stechen.

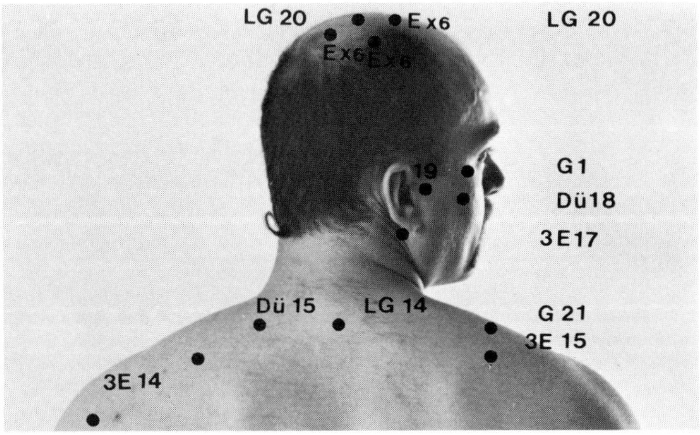

B 22 1.5 cun lateral der 1. Lendenwirbeldornspitze. Als Shu Punkt des drei Erwärmers indiziert. Schräg nach oben stechen.

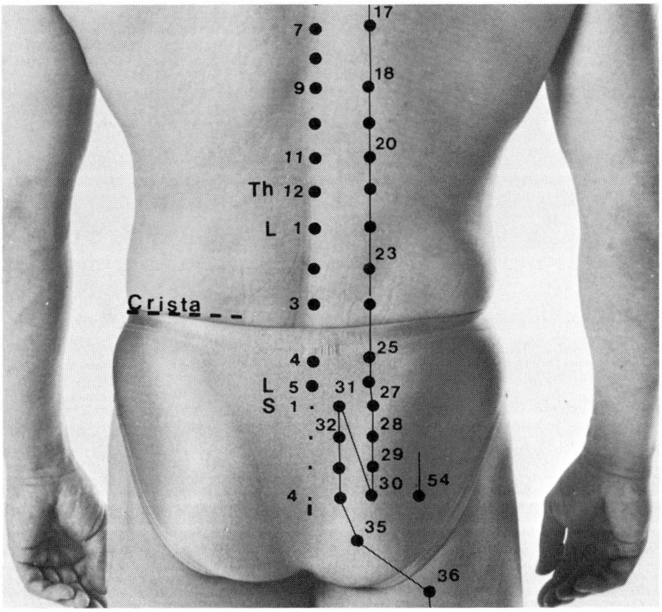

KG 5 2 cun unter dem Nabel in der Mittellinie. Als Hauptalarmpunkt des drei Erwärmers indiziert.

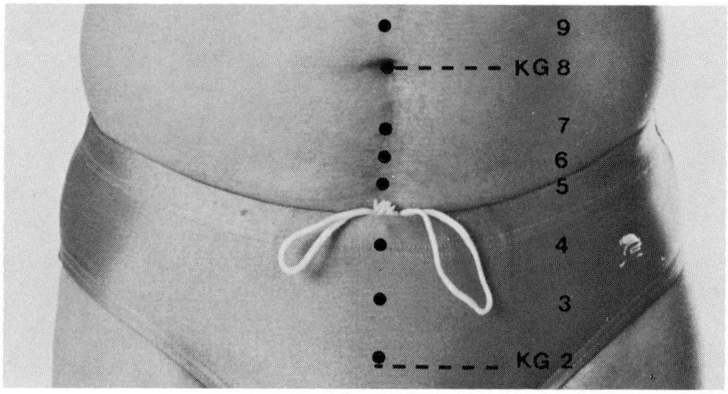

Bemerkungen Wenn nicht anders angegeben, wird der Punkt senkrecht gestochen. Im akuten Fall werden die Punkte grundsätzlich sediert, im Intervall oder chronischen Fall dagegen tonisiert. Symmetrisch gelegene Punkte werden symmetrisch gegeben. Da es sich um eine **Umstimmungstherapie** handelt, werden jeweils nur 3 bis 6 Behandlungen durchgeführt. Deshalb werden die Behandlungen **nach relativ kurzen Pausen**, z. B. 4 bis 6 Wochen wiederholt.

Die o. a. Punktkombination wurde unter Berücksichtigung der Funktionskreise als Umstimmungsbehandlung ausgewählt.
Ich habe dabei die Lunge ausgelassen, dafür aber Punkte aus den Meridianen, die mit der Nahrung, dem Bindegewebe, dem Immunsystem und dem Stoffwechsel in Zusammenhang stehen, gewählt.

Richtlinien zur Stimulation – Grundstimulierung bzw. Grundausgleich der Energie ist nach dem Setzen der Nadeln immer erforderlich, sie erfolgt durch die mechanische und die schwache Gold-Silber Elektrostimulierung. Siehe hierzu unter Stimulationstechniken.

Weitere Stimulationsmethoden – Elektrostimulation: nicht geeignet

– Laserstimulation: die Frequenz 50 Hz der Ernährung ist hier zuständig. Es werden alle Punkte mit Ausnahme von LG 14 stimuliert. Jeder Punkt für ca. 20 Sekunden. Die Leistung graduell steigern.

Wadenkrämpfe

Punktkombination B 67 Zhi Yin, B 60 Kun Lun, B 57 Cheng Shan, B 40 Wei Zhong, Dü 2 Qian Gu, (10 Nadeln)

B 67 2 mm neben und über dem lateralen Nagelwinkel der 5. Zehe. Ting- und Tonisierungspunkt des Blasenmeridians, wirkt sehr gut über die Energieaktivierung im Meridian bei Wadenkrämpfen.

B 60 im Mittelpunkt der Verbindungslinie, die die Spitze des Außenknöchels mit dem Vorderrand der Achillessehne verbindet. Allgemeiner Schmerzpunkt.

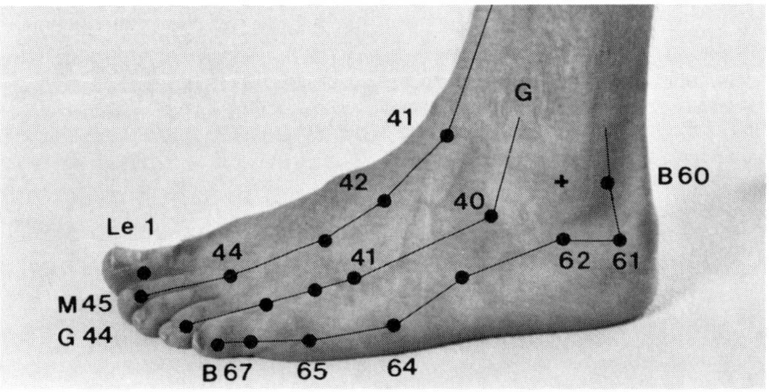

B 57 dorsal am Unterschenkel im Winkel der 2 Köpfe des Musculus gastrocnemius. Er ist bei Wadenkrämpfen wirksam.

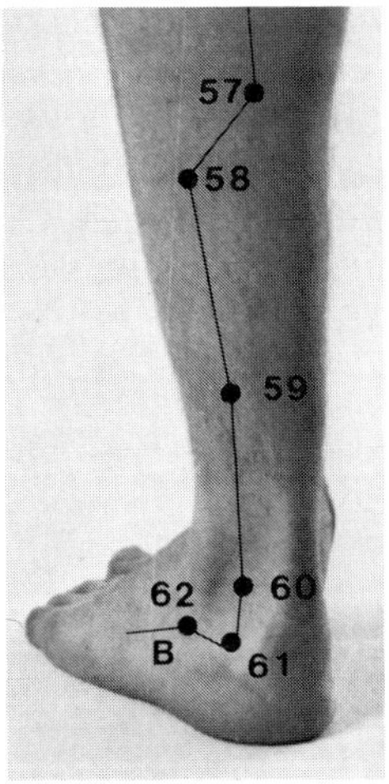

B 40 Mitte der Kniegelenksfalte. Wichtiger Stoffwechselpunkt. Wadenkrämpfe haben sehr oft ihre Ursache im Stoffwechsel.

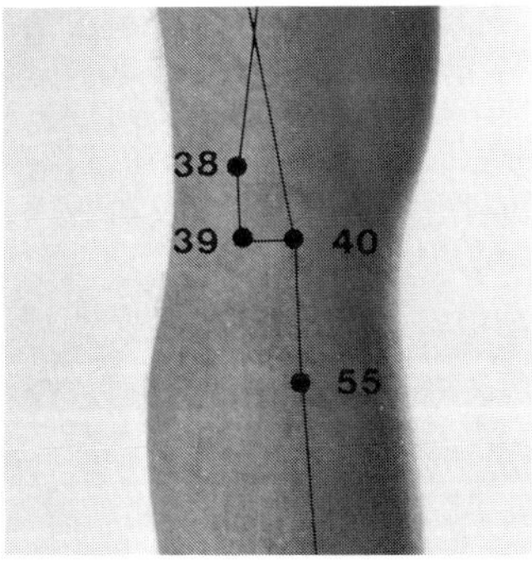

Dü 2 am ulnaren Fingerrand, knapp distal vom 5. Fingergrundgelenk. Yong Punkt des Dünndarmmeridians, gute Kombination nach der TCA mit dem Tingpunkt des Achsenpartnerpunktes B 67. Außerdem hat der Punkt eine spasmolytische Wirkung.

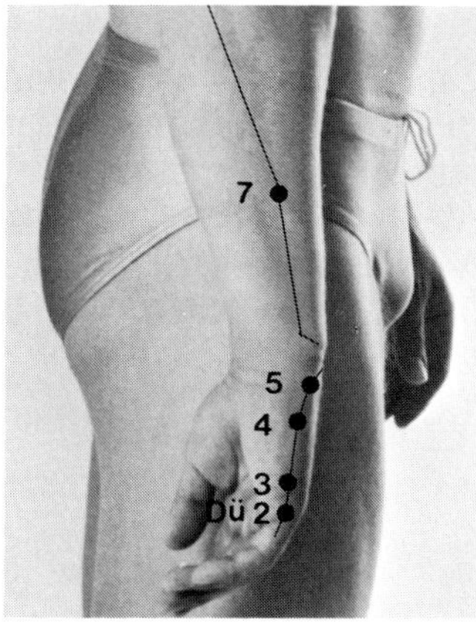

Bemerkungen O. a. Punkte werden senkrecht und symmetrisch gestochen. B 60 und B 57 sedieren, die anderen Punkte tonisieren. In der Regel 8 bis 10 Behandlungen, Wiederholung bei Rezidiv.

Nach der Grundstimulierung (mechanische + G-S-Methode, siehe unter Stimulationstechniken) wird die Laserstimulation durchgeführt. Sie ist bei Wadenkrämpfen die Methode der Wahl, da die Laserwirkung den Stoffwechsel direkt beeinflußt, siehe unter Laser. Die Frequenz 50 Hz ist hierfür indiziert. Es werden alle Punkte mit dieser Frequenz stimuliert, jeder Punkt für ca. 20 Sekunden.

Im Anfall oder wenn der Patient angibt, er habe in der letzten Nacht Wadenkrämpfe gehabt, empfiehlt es sich zusätzlich, die Schmerzfrequenz 8000 Hz zu geben. Siehe hierzu unter Laser.

Zahnschmerzen

Punktkombination Di 1 Shangyang, Di 4 He Gu, KG 24 Cheng Jian, Extra 5 Jia Cheng Jiang, Di 19 He Liao, (9 Nadeln) – Siehe Abb. –

Di 1 2 mm radial und über dem Nagelwinkel des Zeigefingers. Der Punkt ist sehr gut bei Zahnschmerzen wirksam.

Di 4 radial der Mitte vom 2. Os metacarpale. Analgesiepunkt.

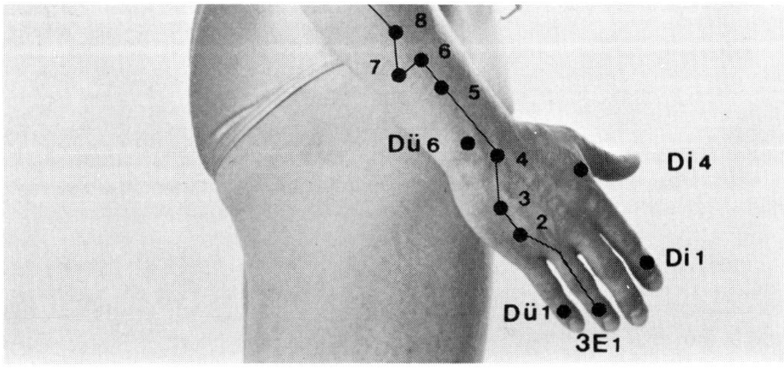

KG 24 in einer Vertiefung in der Mittellinie im Zentrum des Kinns. Ein Suchtpunkt, der hier sehr gut als Lokalpunkt bei Zahnschmerzen wirkt.

Ex 5 im Foramen mentale bds. ca. 1 cun vom KG 24 entfernt. Der Punkt ist bei Zahnschmerzen wirksam.

Di 19 knapp unterhalb und neben der Nasolabialfalte. Nicht selten befindet sich dort eine kleine Vertiefung, die der Eckzahnwurzel entspricht. Guter Lokalpunkt für Zahnschmerzen.

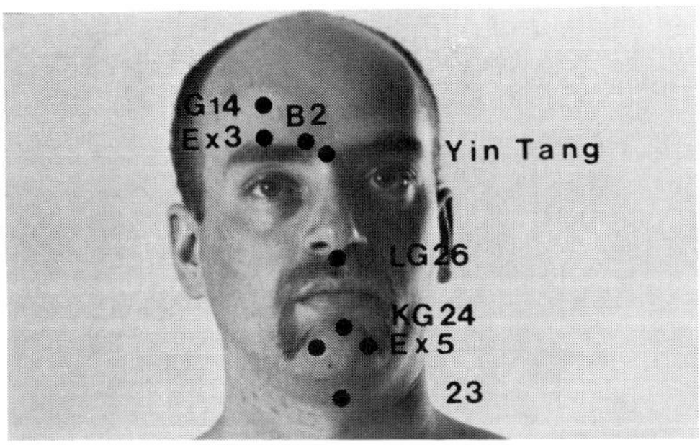

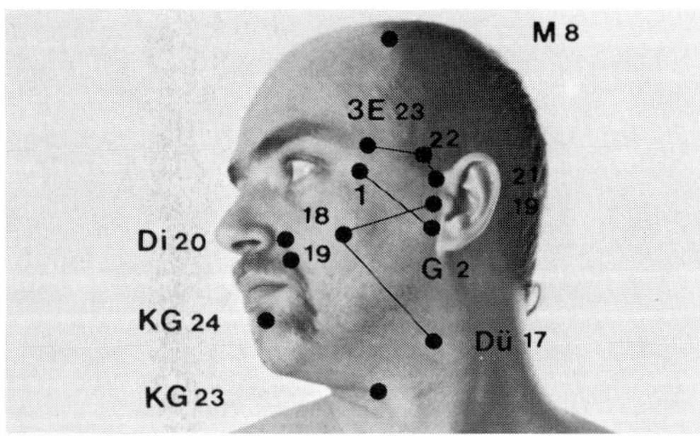

Bemerkungen O. a. Punkte werden senkrecht gestochen. Symmetrisch gelegene Punkte werden symmetrisch gegeben. Die Sedierungstechnik ist bei allen Punkten anzuwenden. Soviel Behandlungen wie notwendig, da der Patient sich sobald wie möglich in zahnärztliche Behandlung begeben soll.

Nach der Durchführung der Grundstimulation – siehe hierfür unter Stimulationstechniken –, kann die Behandlung sehr vorteilhaft mit der Schmerzfrequenz 8000 Hz unterstützt werden. Dabei werden Di 1, KG 24, Ex 5 u. Di 19, je Punkt ca. 20 Sekunden lang stimuliert.

Bei Erkrankungen des **Zahnfleisches** kann zur Unterstützung der Zahnarztbehandlung die o. g. Behandlung fortgesetzt werden, ca. 10 Behandlungen, Wiederholung nach etwa 3 Monaten. Ferner sollten bei dieser Erkrankung weitere Punkte, wie z. B. Stoffwechsel und Immunpunkte dazu gegeben werden, z. B. Di 11 (Qu Chi) und LG 14 Da Zhui.

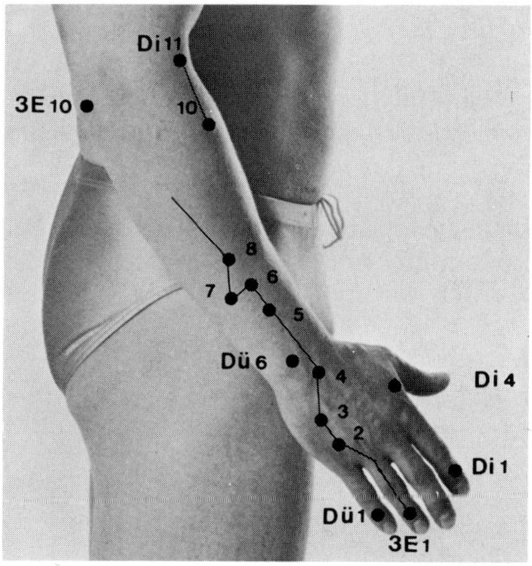

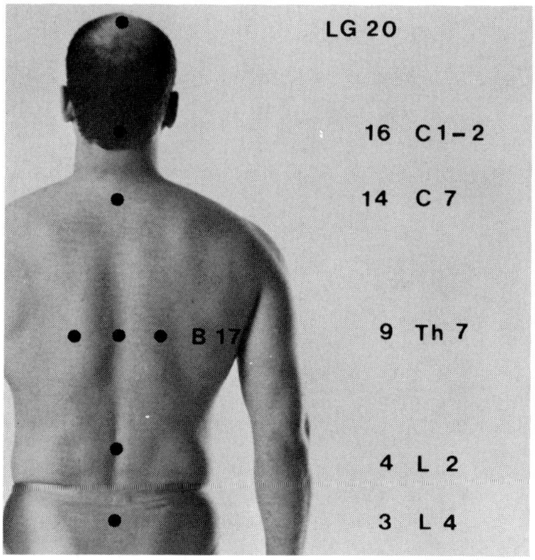

Di 11 am radialen Ende der Ellbogenbeugefalte.

LG 14 knapp unter dem 7. Halswirbeldornfortsatz.

Zystitis (akute)

Punktkombination B 60 Kun Lun, B 31 Shang Liao, B 32 Ci Liao, B 28 Pang Guang Shu, Di 4 He Gu, (10 Nadeln) – Siehe Abb. –

B 60 in der Mitte der Verbindungslinie Achillessehnenvorderrand-Außenknöchelspitze. Allgemeiner Schmerzpunkt.

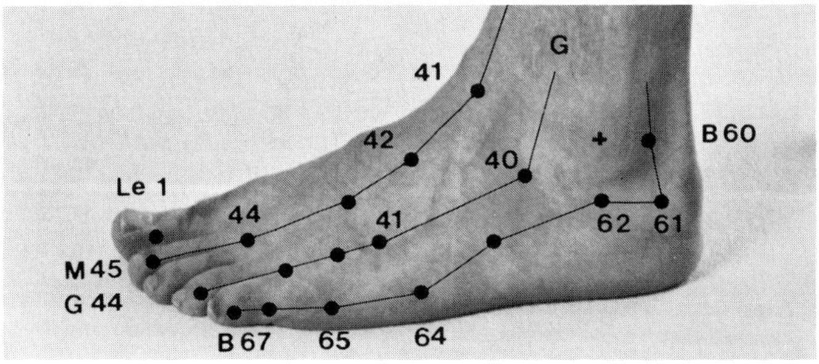

B 31 im Foramen sacrale 1, in Höhe und medial von B 27. Sakralgien bei urogenitalen Erkrankungen und bei klimakterischen Beschwerden, er ist der Meisterpunkt des Klimakteriums.

B 32 im Foramen sakrale 2, in Höhe und medial von B 28. Bei Sakralgien, insbesondere wenn diese auf urogenitale Erkrankungen zurückzuführen sind.

B 28 1.5 cun lateral der dorsalen Mittellinie in Höhe des zweiten Foramen sacrale, in einer Vertiefung knapp medial der Spina iliaca posterior superior. Zustimmungspunkt der Blase.

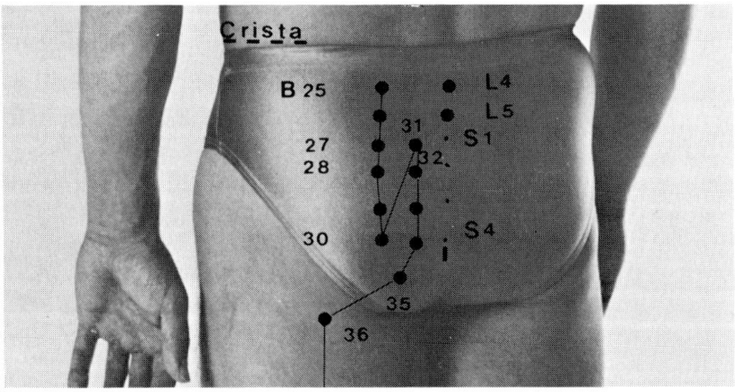

Di 4 Mitte und knapp radial des Os metacarpale II. Allgemeiner Schmerzpunkt.

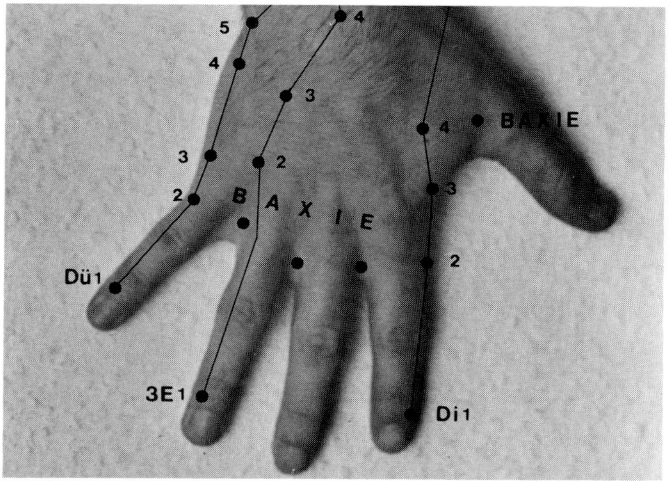

Bemerkungen O. a. Punkte senkrecht und symmetrisch stechen. Alle Punkte sedieren. 8 Behandlungen, Wiederholung bei Rezidivneigung.
Die Akupunkturbehandlung kann hier eine antibiotische Behandlung unterstützen. Sie erhöht die Ansprechbarkeit auf diese Mittel und kann sogar die Dauer der antibiotischen Behandlung verkürzen.

Richtlinien zur Stimulation – Grundstimulierung bzw. Grundausgleich der Energie ist nach dem Setzen der Nadeln immer erforderlich, sie erfolgt durch die mechanische und die schwache Gold-Silber Elektrostimulierung. Siehe hierzu unter Stimulationstechniken.

Weitere Stimulationsmethoden – Elektrostimulierung: sie ist sehr gut geeignet bei Sakralgien, auch bei denjenigen, die im Zusammenhang mit Erkrankungen der Beckenorgane stehen. Hierfür wählt man, wie immer, hohe Frequenzen mit niedriger Impulsbreite und niedriger Leistung. Stimuliert wird das Punktpaar B 28 und B 32, jeweils einseitig, während ca. 12 Minuten. Siehe hierzu unter Stimulationstechniken.

– Laserstimulierung: auch die Laserstimulierung ist bei der akuten Zystitis sehr gut geeignet. Hierfür mit der Schmerzfrequenz 8000 Hz B 31, B 32, B 28 und evtl. noch B 60, je Punkt für 20 bis 30 Sekunden stimulieren. Die Griffelspitze wird dabei, wie immer, neben der im Punkt gesteckten Nadel auf die Haut gesetzt.

Punktkombination B 64 Jing Gu, B 67 Zhi Yin, KG 3 Zhong Ji, KG 7 Yin Jiao, B 28 Pang Guang Shu, Di 11 Qu Chi, (10 Nadeln) – Siehe Abb. –

B 64 am lateralen Fußrand, knapp unterhalb der Tuberositas metatarsale V. Quellpunkt des Blasenmeridians, er holt die Energie von N 4. Bei chronischer Zystitis wird eine Energieleere im Blasenmeridian vorausgesetzt.

B 67 2 mm lateral und oberhalb vom Nagelwinkel der 5. Zehe. Er ist der Tonisierungspunkt des Meridians, günstiger Einsatz zur Unterstützung von B 64.

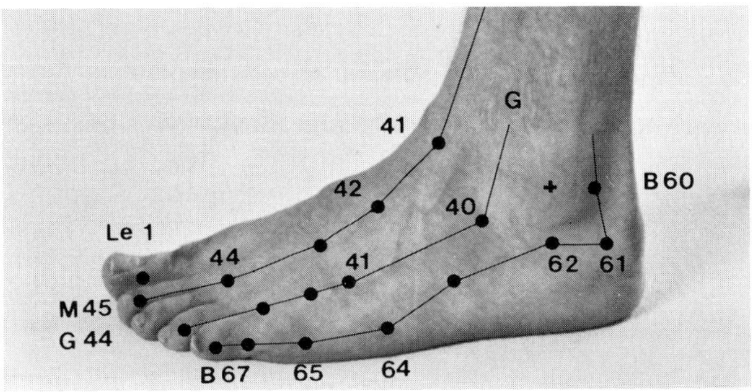

KG 3 1 cun oberhalb von KG 2 in der ventralen Mittellinie. Alarmpunkt der Blase, gut geeignet bei chronischer Blasenentzündung.

KG 7 1 cun unter dem Nabel bzw. KG 8. Alarmpunkt des unteren Erwärmers für das Urogenitale.

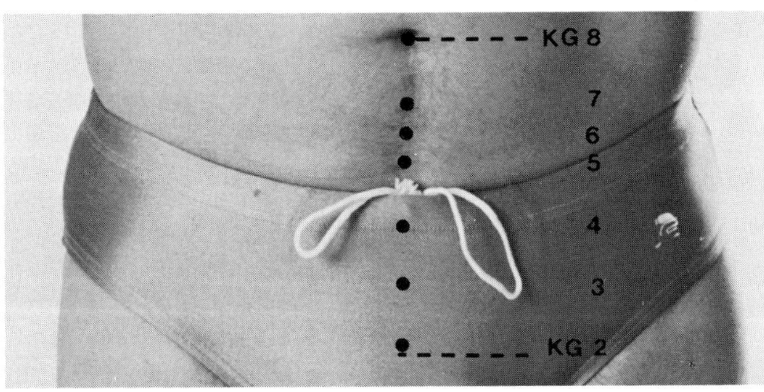

Di 11 am Ende der radialen Ellbogenbeugefalte. Immun- und Stoffwechselpunkt, deshalb sehr gut bei der chronischen Zystitis geeignet, besonders nach Behandlung mit Antibiotica.

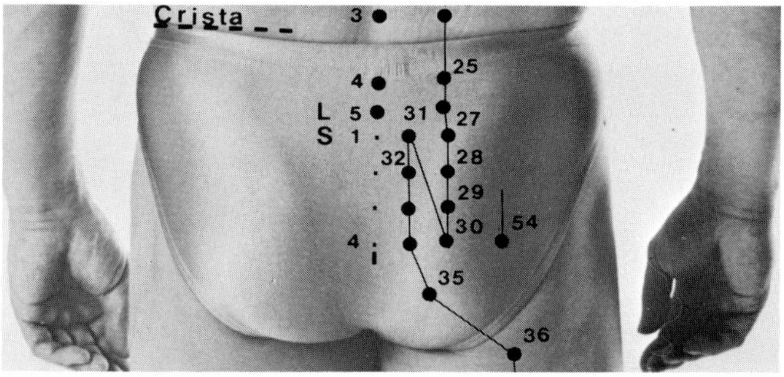

B 28 1.5 cun lateral der dorsalen Mittellinie, in Höhe vom 2. Foramen sacrale. Shu Punkt der Blase.

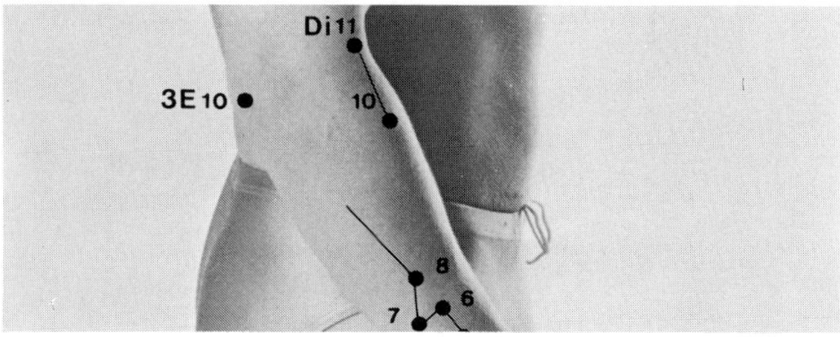

Bemerkungen 8 Behandlungen, 2 mal wöchentlich, Wiederholung nach 5 bis 6 Monaten. Oben angegebene Punkte werden senkrecht gestochen und tonisiert. Symmetrisch gelegene Punkte werden symmetrisch gestochen.

Richtlinien zur Stimulation – Grundstimulierung bzw. Grundausgleich der Energie ist nach dem Setzen der Nadeln immer erforderlich, sie erfolgt durch die mechanische und die schwache Gold-Silber Elektrostimulierung. Siehe hierzu unter Stimulationstechniken.

Weitere Stimulationsmethoden – Elektrostimulation: Bei der chronischen Zystitis kaum geeignet, deshalb empfiehlt es sich, die Laserstimulation anzuwenden.

– Laserstimulation: geeignet sind hier die Ernährungs- und die Schmerzfrequenz, 50 und 8000 Hz. Mit beiden Frequenzen werden B 28, B 64, KG 3 und Di 11 stimuliert.

Symptombezogene Punkte:

Analgesie bzw. Schmerz	Di 4, M 44, 43, Lu 11, Bl 60
Allgemeine Sedierung	LG 20, Extra 6 (die 4 geistigen Weisen), B 62, N 6, Lu 5, H 7
Tonisierende Punkte in bezug auf Psyche und Gewebe	Ma 36, Ga 34, KG 6, KG 4, MP 6, H 3
Schwitzen	N 7, KG 3, KG 4, Di 4, LG 16, LG 20, B 31, H 6
Niesen	Di 19, Di 20, B 2, Yintang
Übelkeit	KS 6, M 25, M 36, M 44
Schlaflosigkeit	N 6, B 62, LG 20, Amnian I + II, Yintang, H 7
Obstipation	M 25, Dü 8, 3E 10, 3E 6, G 34, N 6, KG 12
Durchfall	M 25, M 44, KG 6, M 37, M 39, Dü 3
Singultus	B 17, KG 22, KS 6, M 36
Ödeme die venös bedingt sind	Lu 9, MP 6, MP 9, N 7, N 5
Homöostase	Di 11, MP 6, KS 6, Le 8, M 36, LG 14, G 39, B 17
Fieber	N 7, LG 14, Di 11, Di 4, 3E 10

Tabelle der Entsprechungen der Funktionskreise:

Lu/Di	Haut	Haare, Nase	Traurigkeit,	Weiß
MP/Ma	Bindegewebe	Mund	Grübeln, Sorgen	Gelb
He/Dü	Gefäße/Blut	Zunge	Bitterkeit, Freude	Rot
Ni/Bl	Knochen/ Gelenke	Ohr	Angst, Furcht	Schwarz
Le/Ga	Sehnen/Muskul.	Auge	Wut	Grün

Tabelle Tonisierungspunkte:

Lu 9	Di 11
MP 2	Ma 41
He 9	Dü 3
Ni 7	Bl 67
KS 9	3E 3
Le 8	Ga 43

Tabelle der Sedierungspunkte:

Lu 5	Di 2
MP 5	Ma 45
He 7	Dü 8
Ni 1, 2	Bl 65
KS 7	3E 10
Le 2	Ga 38

Tabelle der Lo-Punkte:

Lu 7	Di 6
MP 4	Ma 40
He 5	Dü 7
Ni 4	Bl 58
KS 6	3E 5
Le 5	Ga 37

Tabelle der Quellpunkte:

Lu 9	Di 4
MP 3	Ma 42
He 7	Dü 4
Ni 3	Bl 64
KS 7	3E 4
Le 3	Ga 40

Tabelle der Mu- bzw. Alarmpunkte:

Lu 1	Ma 25	Lu/Di
Le 13	KG 12	MP/Ma
KG 14	KG 4	He/Dü
Ga 25	KG 3	Ni/Bl
KG 17	KG 5	KS/3E
Le 14	Ga 24	Le/Ga
PS	der 3E hat außerdem 3 weitere Mu-Punkte	
KG 17 Mu	**für den oberen Erwärmer (Atmung)**	
KG 12 Mu	**für den mittleren Erwärmer (Verdauung)**	
KG 7 Mu	**für den unteren Erwärmer (Urogenitale)**	

Tabelle der Shu- bzw. Zustimmungspunkte:

Bl 13	BWD 3	Bl 25	LWD 4	LU/Di
Bl 20	BWD 11	Bl 21	LWD 12	MP/Ma
Bl 15	BWD 5	Bl 27	FS 1 (in Höhe)	He/Dü
Bl 23	LWD 2	Bl 28	FS 2 (in Höhe)	Ni/Bl
Bl 14	BWD 4	Bl 22	LWD 1	KS/3E
Bl 18	BWD 9	Bl 19	BWD 10	Le/Ga

PS BWD = Brustwirbeldornfortsatzspitze
FS Foramen secrale

Tabelle der Xi-Punkte:

Lu 6	Di 7
MP 8	Ma 34
He 6	Dü 6
Ni 5	Bl 63
KS 4	3E 7
Le 6	Ga 36

Tabelle der Schlüsselpunkte (KP):

Lu 7	für den Jenn Mo	Di hat keinen KP
MP 4	für den Tchong Mo	Ma hat keinen KP
He	hat keinen KP	Dü 3 für den Tou Mo
Ni 6	für den Yin Keo	Bl 62 für den Yang Keo
KS 6	für den Yin OE	3E 5 für den Yang OE
Le	hat keinen KP	Ga 41 für den Dai Mai

Tabelle der Immunpunkte:

Di 11	
MP 10	(anti-allergisch)
MP 6	
LG 14	

Tabelle der Meisterpunkte bzw. Influential Points:

Lu 9	Meisterpunkt der Gefäße
Bl 11	Meisterpunkt der Knochen
Bl 17	Meisterpunkt des Blutes (zugleich „Shu“ Zwerchfell)
Ga 34	Meisterpunkt der Muskulatur und der Sehnen
Ga 39	Meisterpunkt des Knochenmarks
Le 13	Meisterpunkt der Zang-Organe (Voll-)
KG 12	Meisterpunkt der Fu-Organe (Hohl-)
KG 17	Meisterpunkt der Atmungsorgane

Tabelle der Stoffwechselpunkte:

Lu 7	vorwiegend wegen seines Einflußes auf die Haut über die Lunge.
Lu 9	über die Beeinflußung der Durchblutung
Di 4	über die Beeinflußung der Lunge und des Dickdarms
MP 6	beeinflußt das ganze Bindegewebe in dem sich Immun- und Stoffwechselvorgänge abspielen.
Le 3	wichtiger Stoffwechselpunkt
Le 13	Stoffwechsel- und Meisterpunkt der Vollorgane
Bl 40	wichtiger Stoffwechselpunkt
N 6	zugleich KP für den Yin Keo

Tabelle wichtiger Reunionspunkte:

LG 14	Kreuzungspunkt aller Yang-Meridiane
KG 17	Kreuzungspunkt aller Yin-Meridiane
MP 6	Kreuzungspunkt der 3 Yin-Meridiane des Fußes, Verbindung zu Ni 8 und Le 5
Ma 18	Verbindung zu Le 14
Ga 21	Verbindung zu 3E 15
Ga 24	Verbindung zu MP 21
Ga 3	Verbindung zu 3E 22
LG 26	Verbindung zu Di 20
KG 24	Verbindung zu M 1 (M 8 nach Bachmann)
B 1	Verbindung zu Dü 18, zum Magenmeridian und zum Wundermeridian Yang Keo.
M 12	ist in vieler Hinsicht ein Reunionspunkt aller Yangmeridiane, da sein Bereich der Ausgangspunkt für den Innenverlauf des Yangmeridians ist. Ferner hat der Punkt Verbindung zum Wundermeridian Yin Keo.

Die Liste der Reunionspunkte kann noch um zahlreiche weitere Punkte erweitert werden, da viele Punkte des Wundermeridians Jenn Mo, wie z. B. KG 2, KG 3, KG 22, KG 23 Verbindungen zu den Meridianen und anderen Wundermeridianen haben. Außerdem kreuzen sich viele Meridiane oder nähern sich während ihres Verlaufes im Bereich vieler Punkte an.

Die Zahl der Reunionspunkte, die therapeutisch von Bedeutung sind, ist begrenzt. Die Auflistung aller Reunionspunkte kann m. E. den Leser nur verwirren.

Die Gruppen-Lo-Punkte: KS 6, 3E 8, MP 6 und G 39, können in weiterem Sinne zu den Reunionspunkten gezählt werden. Therapeutisch sind sie von großer Bedeutung.

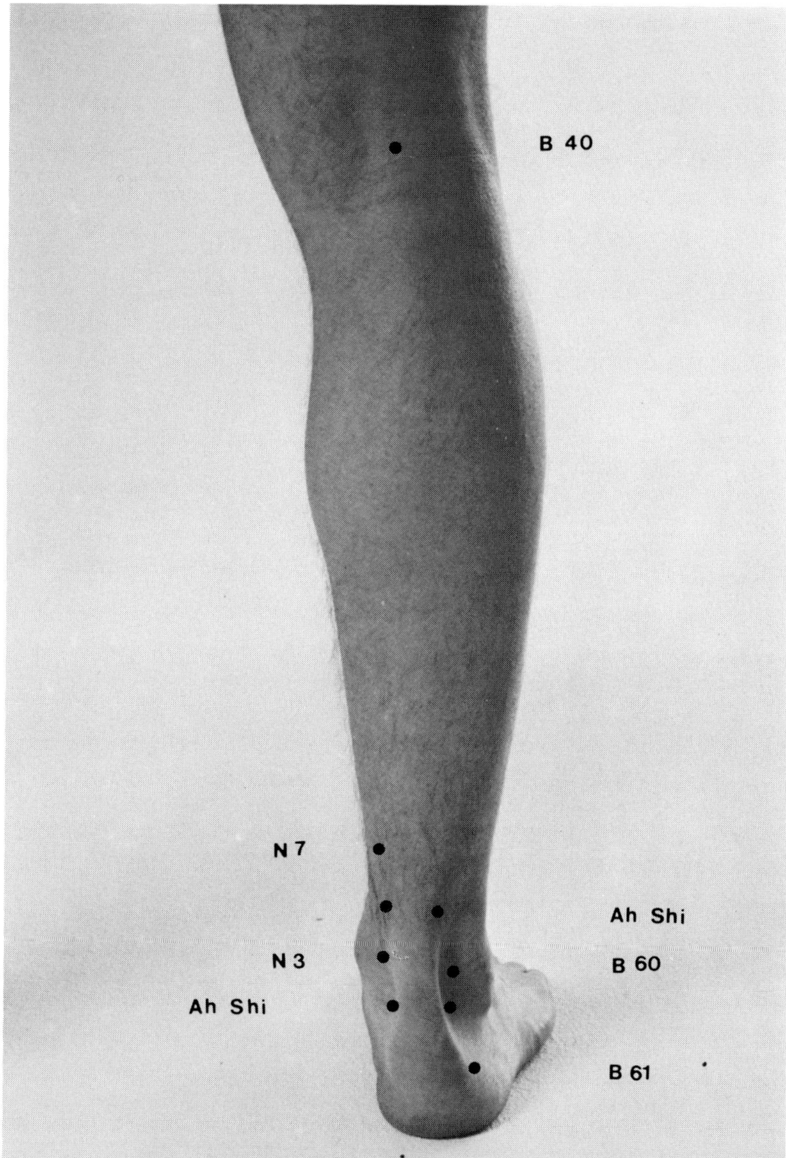
B 40
N 7
Ah Shi
N 3
B 60
Ah Shi
B 61

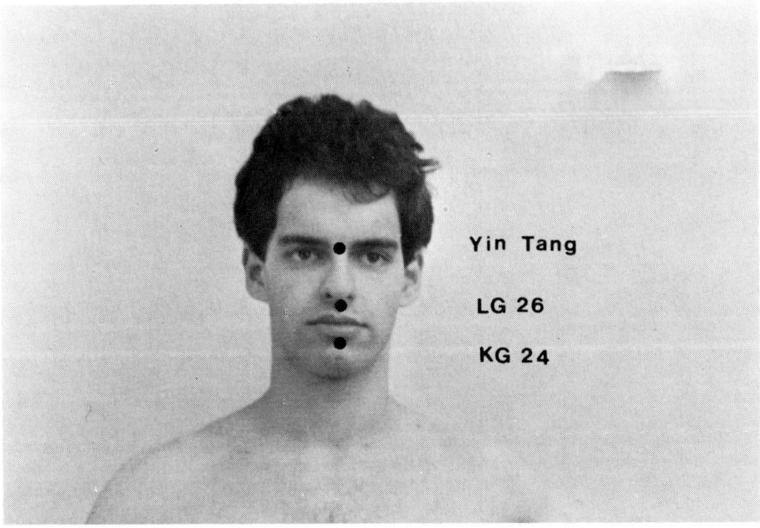
Yin Tang
LG 26
KG 24

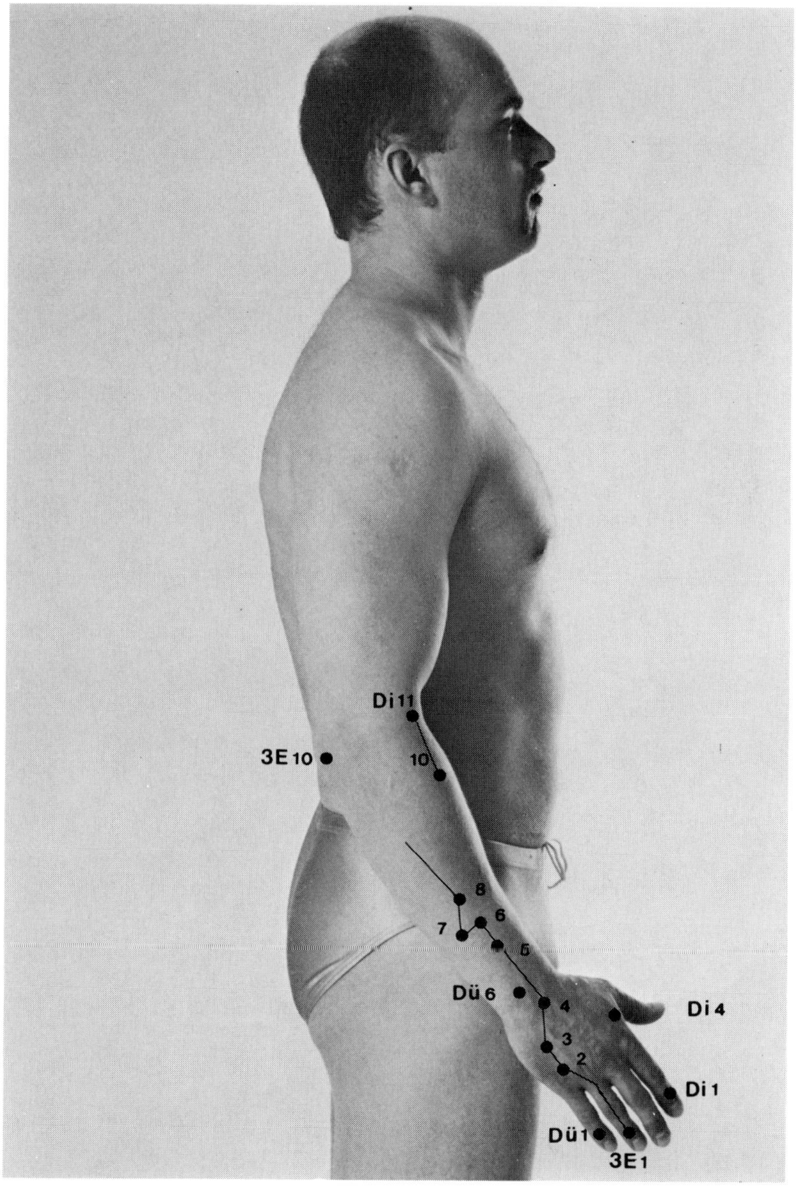
Di 11
3E 10
10
8
6
7
5
Dü 6
4
Di 4
3
2
Di 1
Dü 1
3E 1

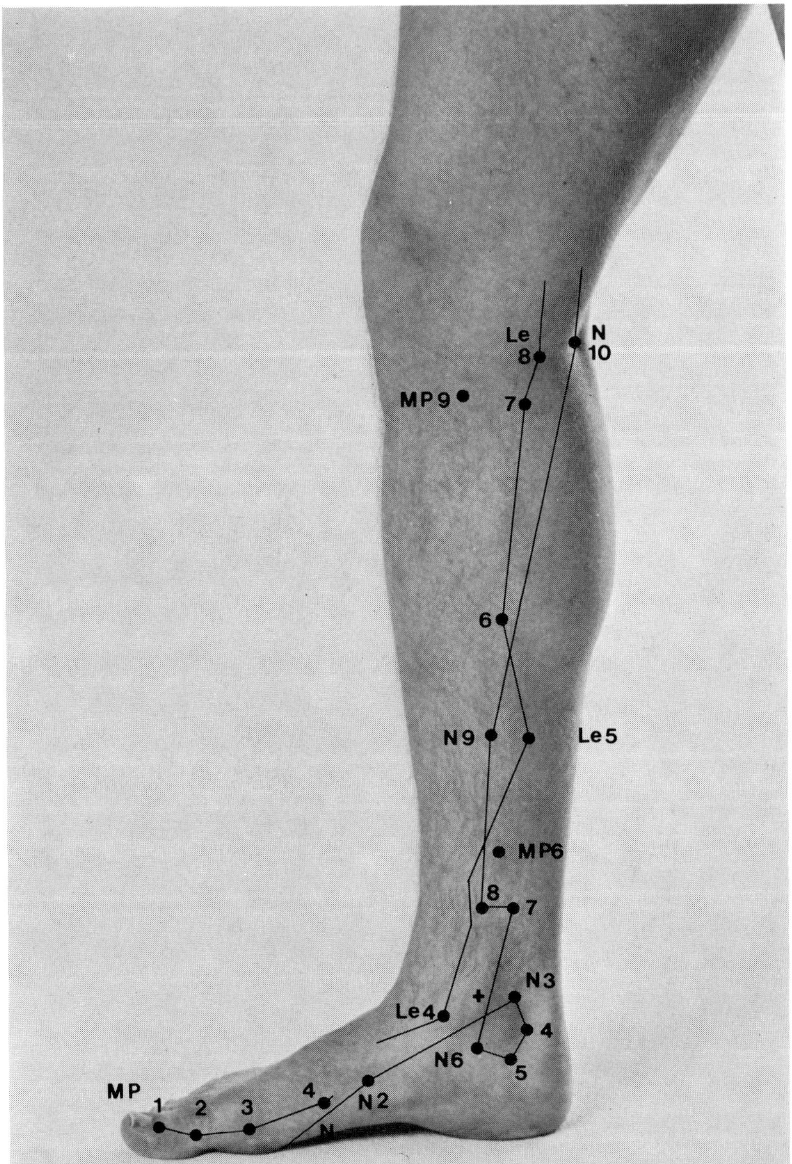

Le
8
N
10
MP9
7
6
N9
Le5
MP6
8
7
N3
Le4
4
N6
5
MP
1
2
3
4
N2
N

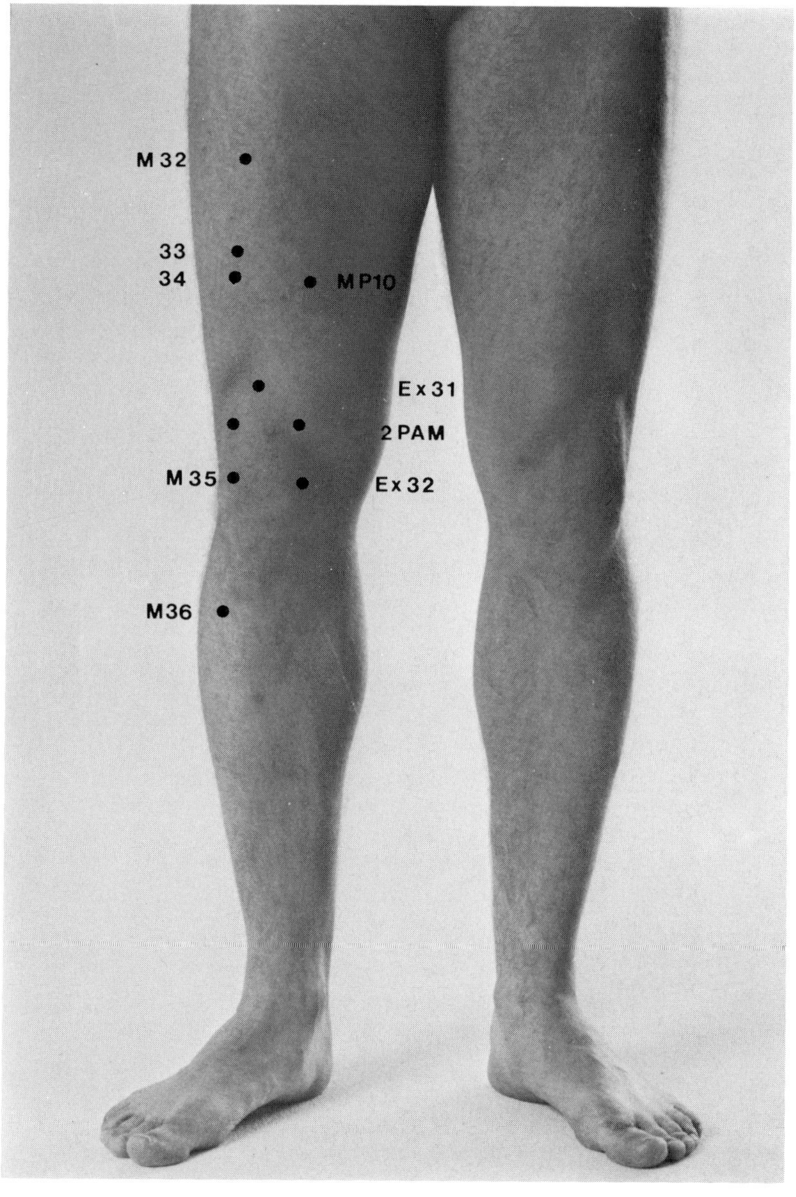
M 32
33
34
M P10
Ex 31
2 PAM
M 35
Ex 32
M36

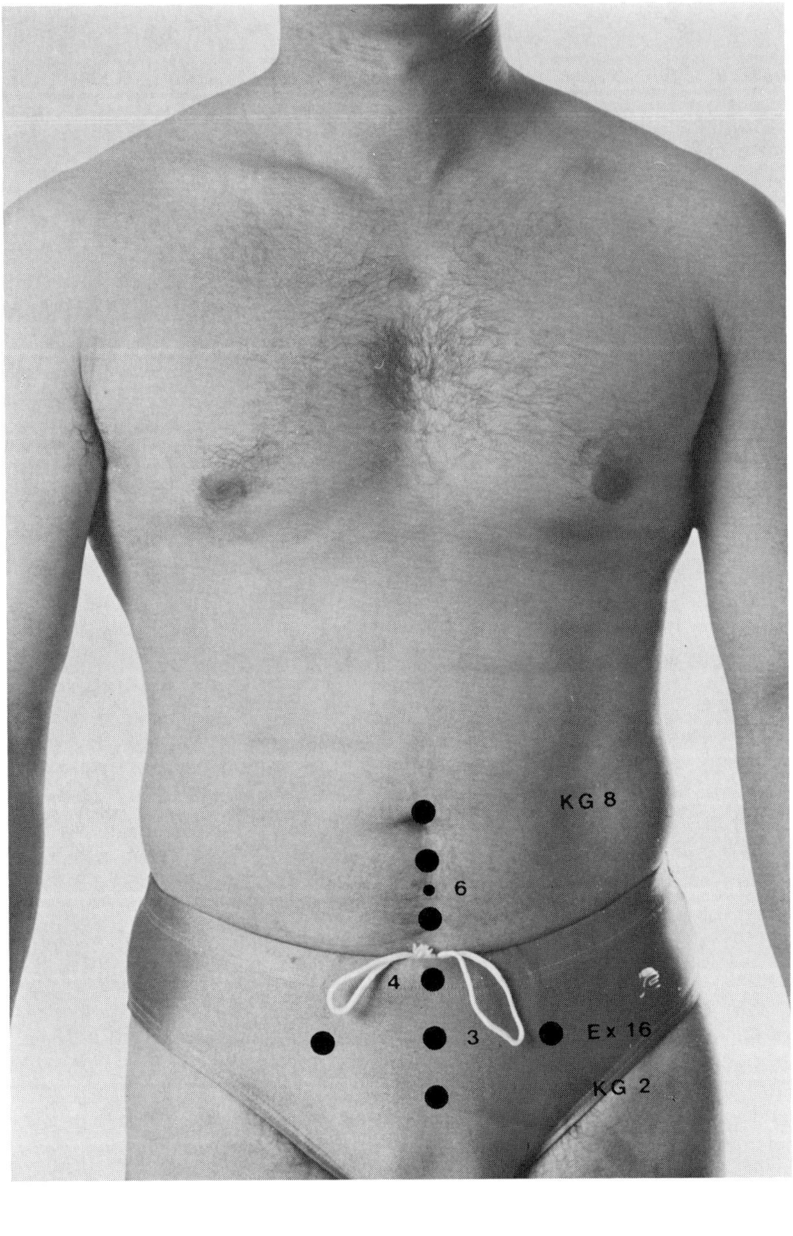
KG 8
6
4
3
Ex 16
KG 2

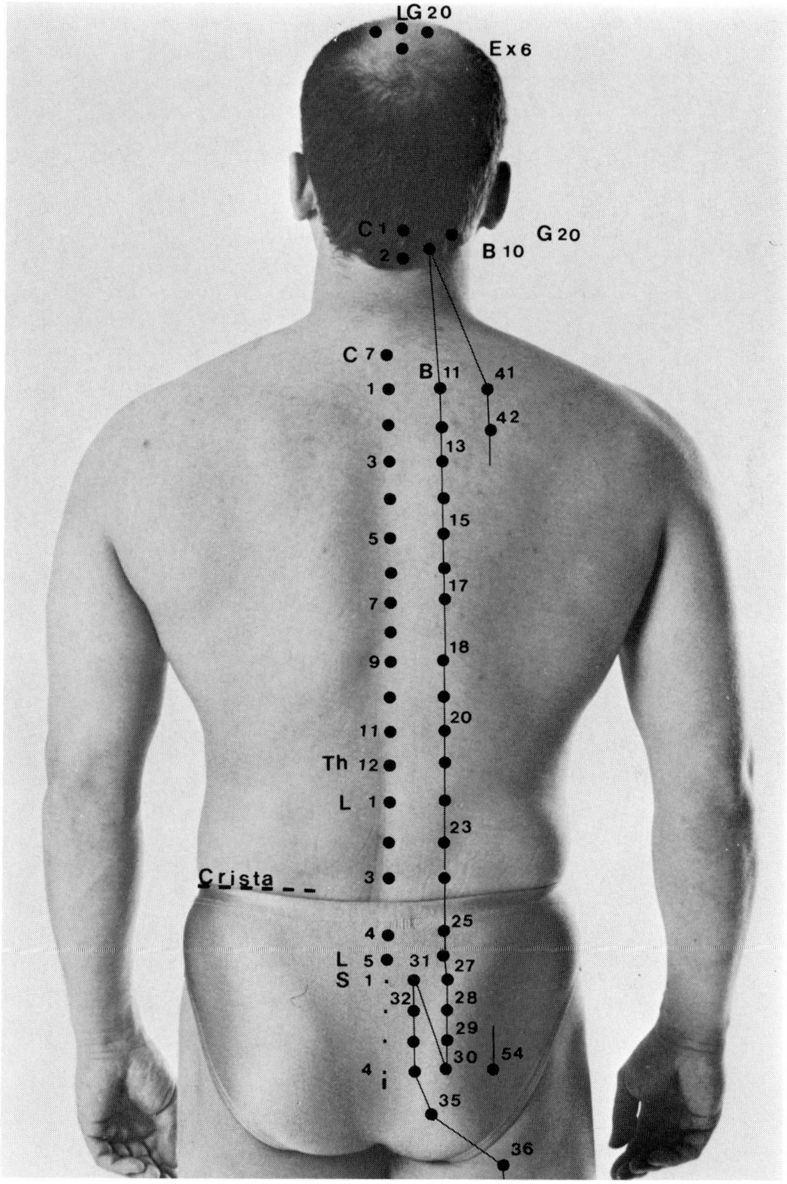
LG 20
Ex 6
C 1
2
G 20
B 10
C 7
B 11
41
1
42
13
3
15
5
17
7
18
9
20
11
Th 12
L 1
23
Crista
3
25
4
L 5
31
27
S 1
32
28
29
54
30
4
35
36

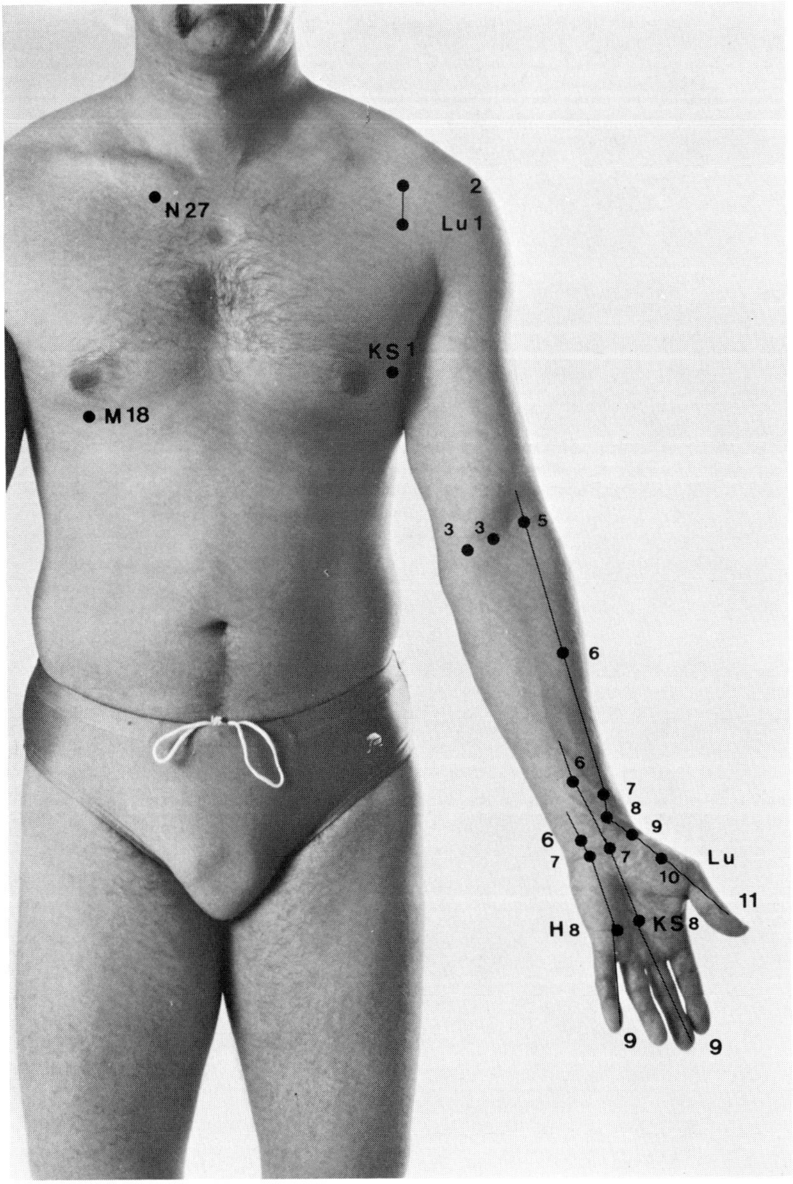

N 27
2
Lu 1
KS 1
M 18
3
3
5
6
6
7
8
9
6
7
7
Lu
10
11
H 8
KS 8
9
9

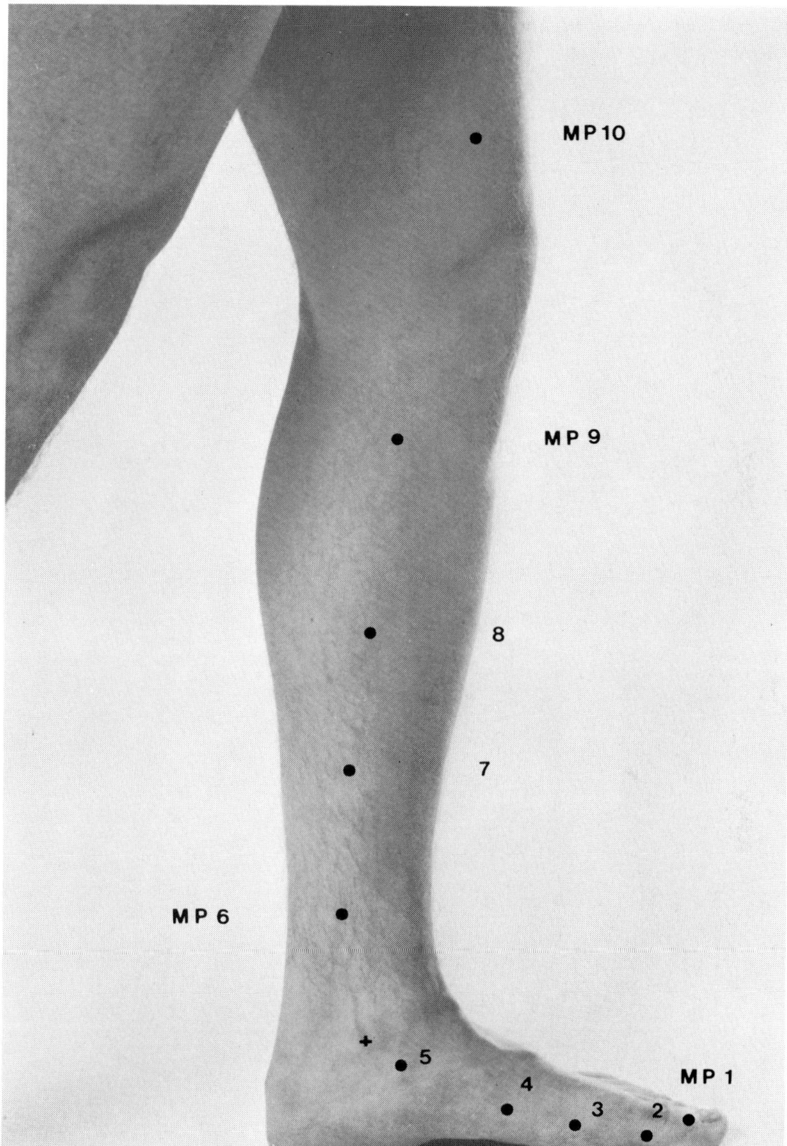
MP10
MP 9
8
7
MP 6
+
5
4
3
2
MP 1

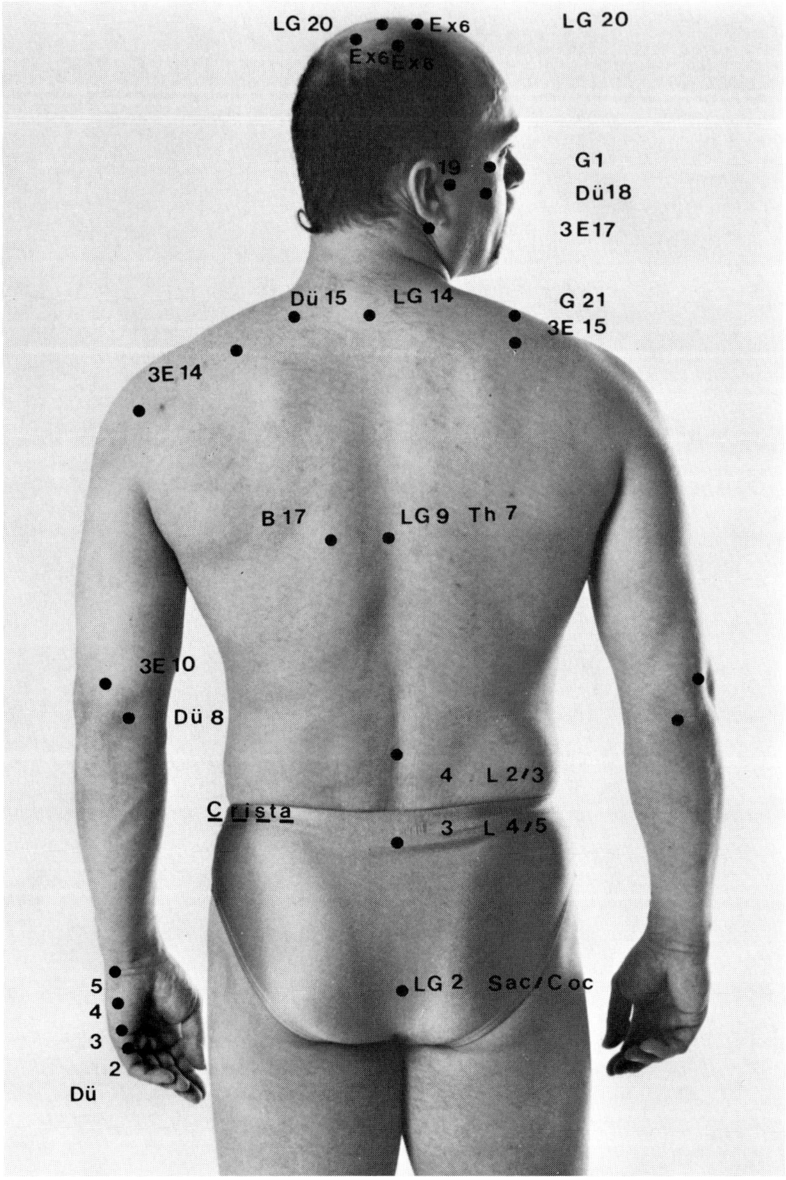

LG 20
Ex6
Ex6
Ex6
LG 20
19
G1
Dü18
3E17
Dü 15
LG 14
G 21
3E 15
3E 14
B 17
LG 9
Th 7
3E 10
Dü 8
4
L 2/3
Crista
3
L 4/5
5
4
3
2
Dü
LG 2
Sac/Coc

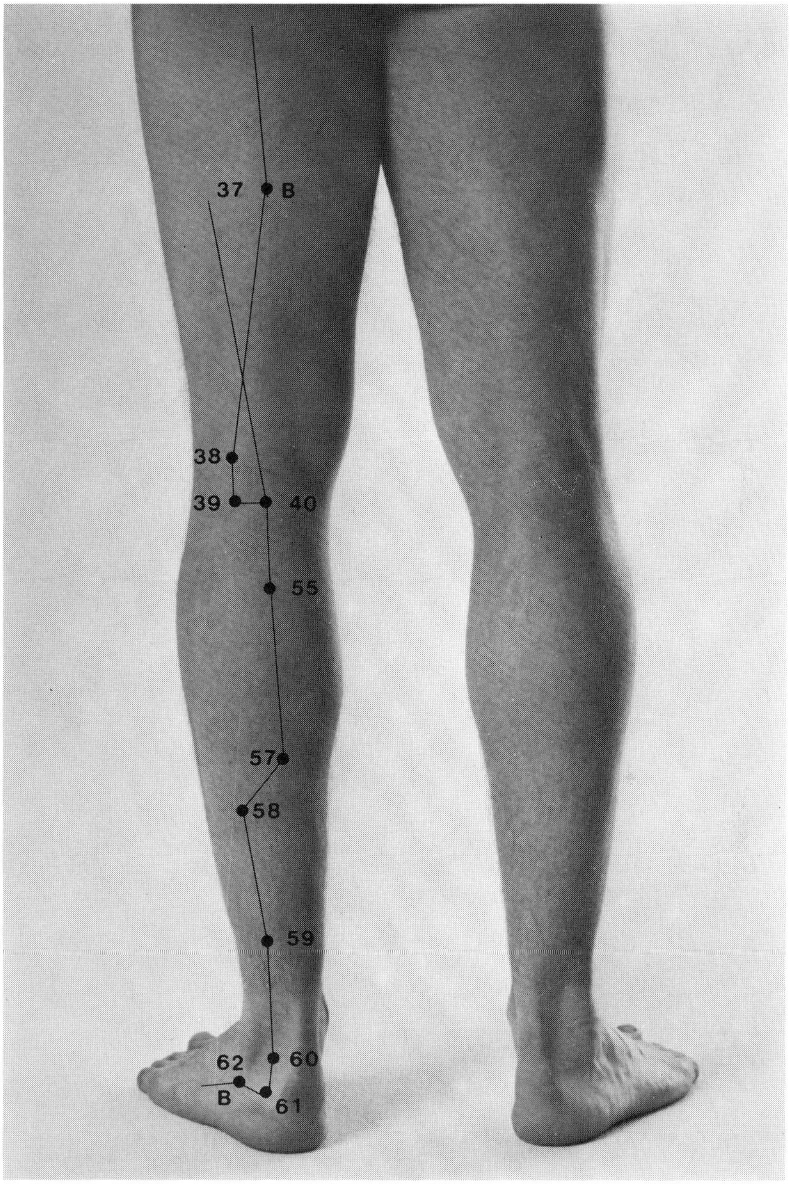
37
B
38
39
40
55
57
58
59
62
60
B
61

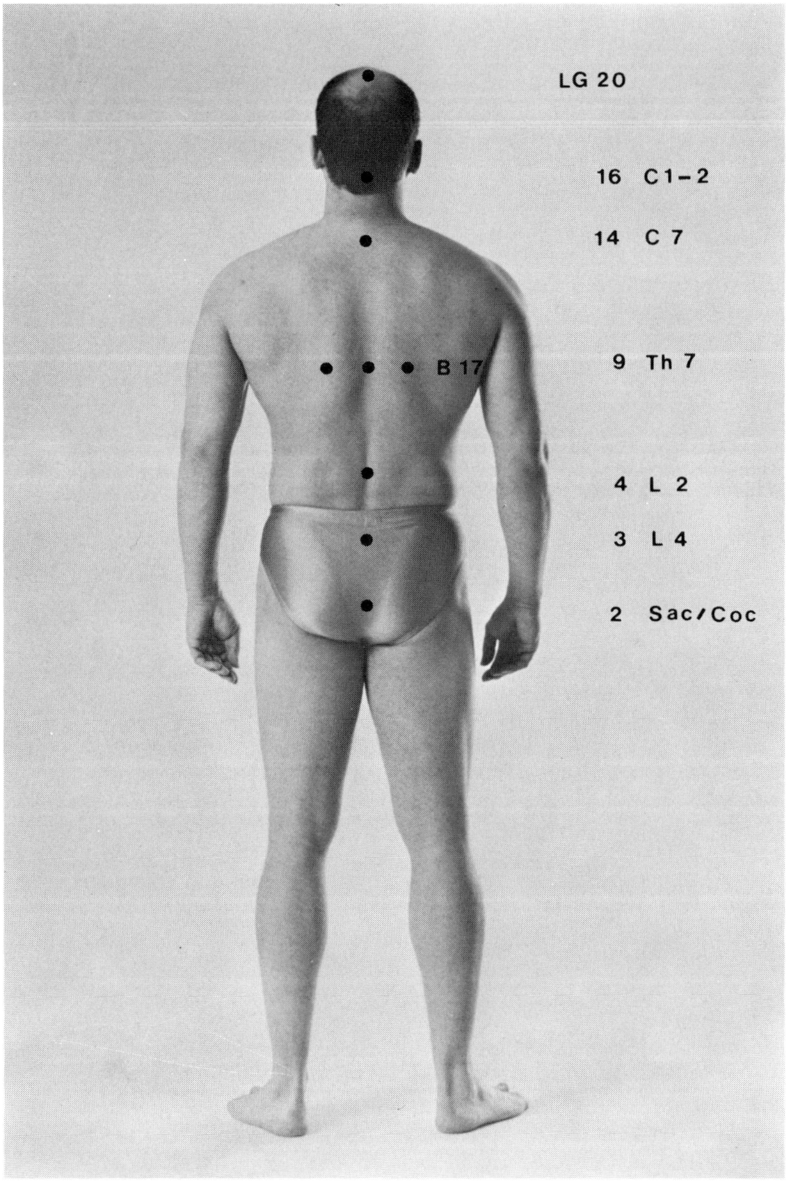
LG 20
16 C1–2
14 C 7
B 17
9 Th 7
4 L 2
3 L 4
2 Sac/Coc

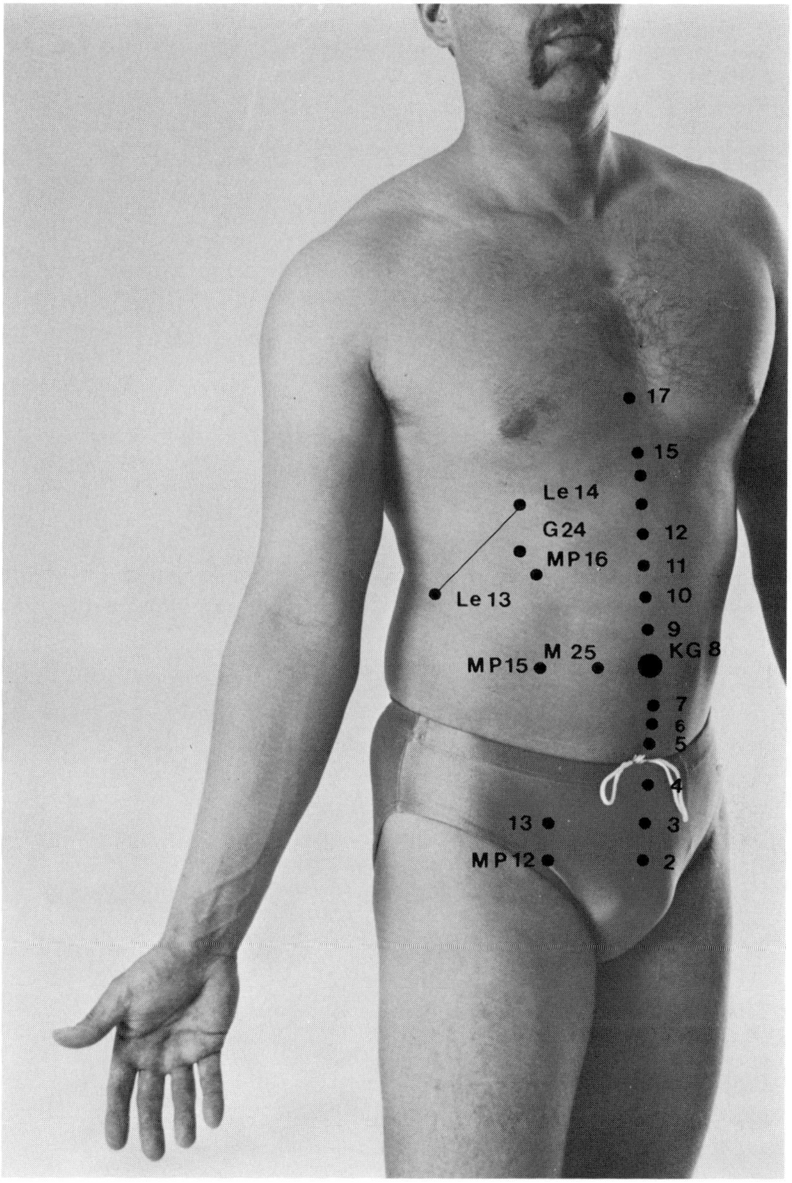

17
15
Le 14
G24
12
MP16
11
Le 13
10
9
M 25
KG 8
MP15
7
6
5
4
13
3
MP12
2

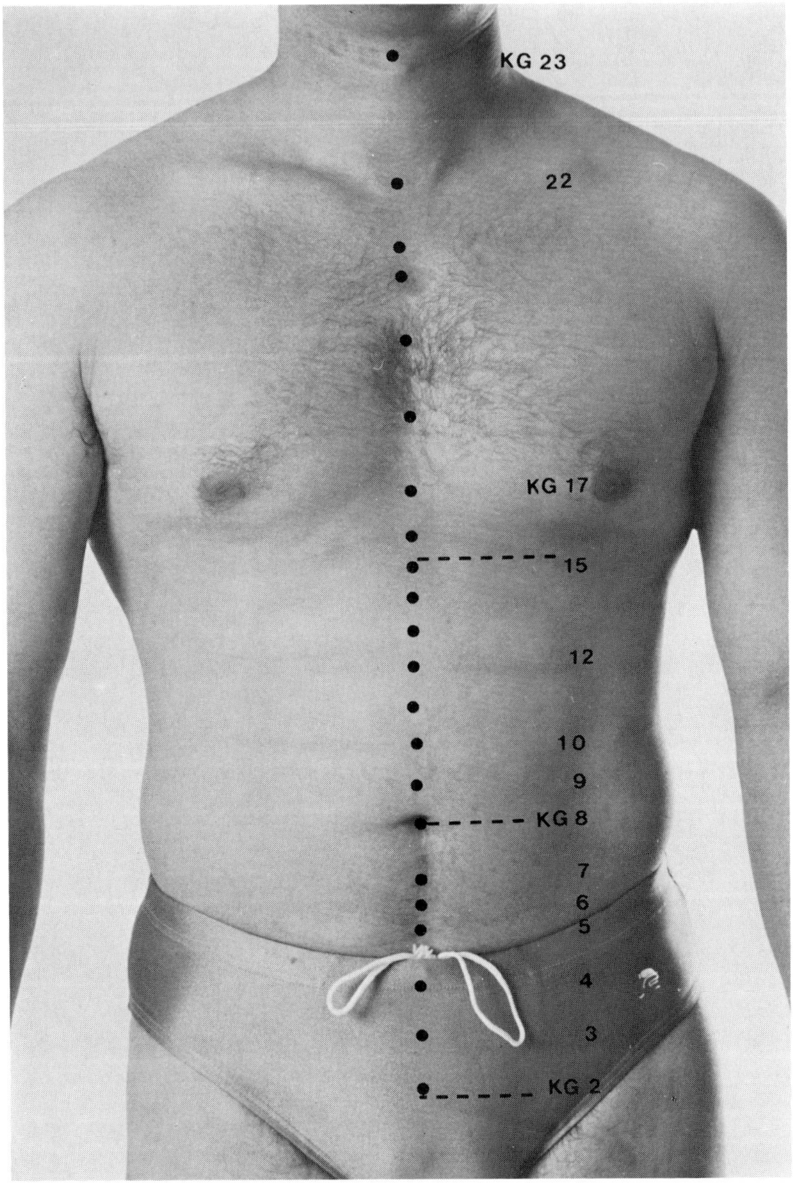
KG 23
22
KG 17
15
12
10
9
KG 8
7
6
5
4
3
KG 2

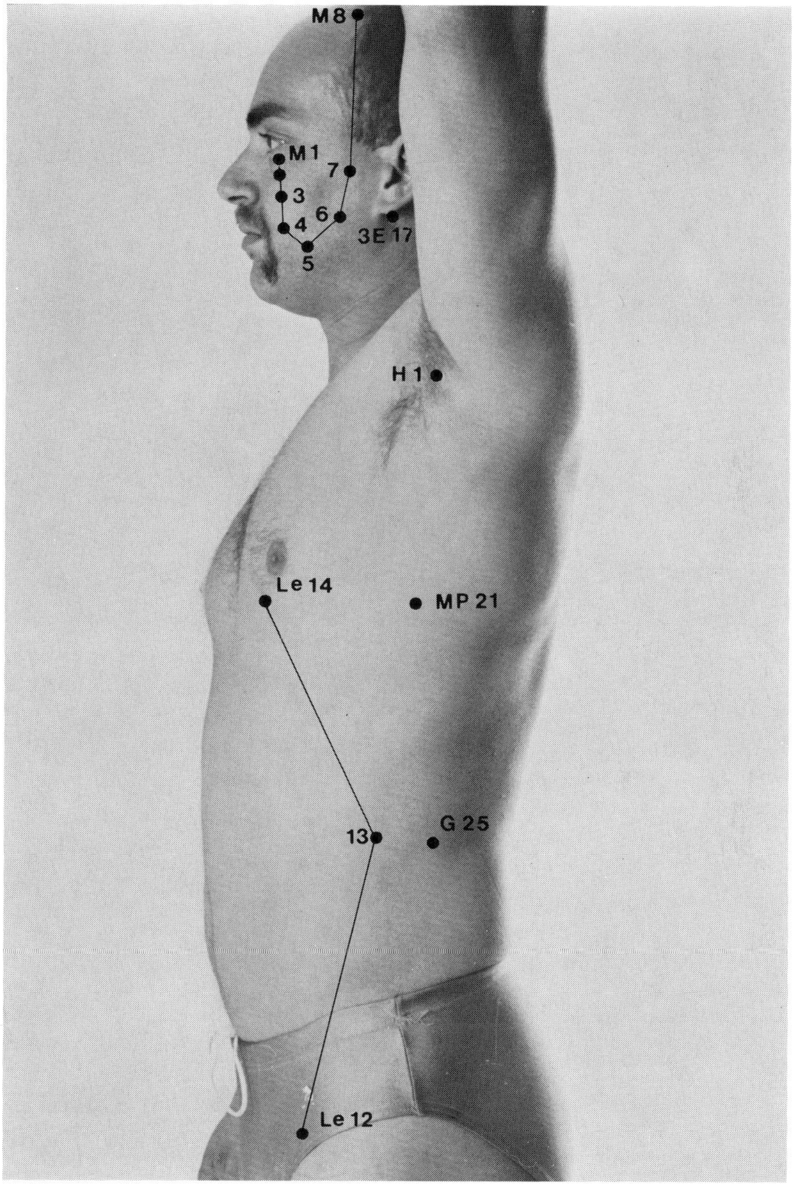
M8
M1
7
3
6
4
3E 17
5
H 1
Le 14
MP 21
G 25
13
Le 12

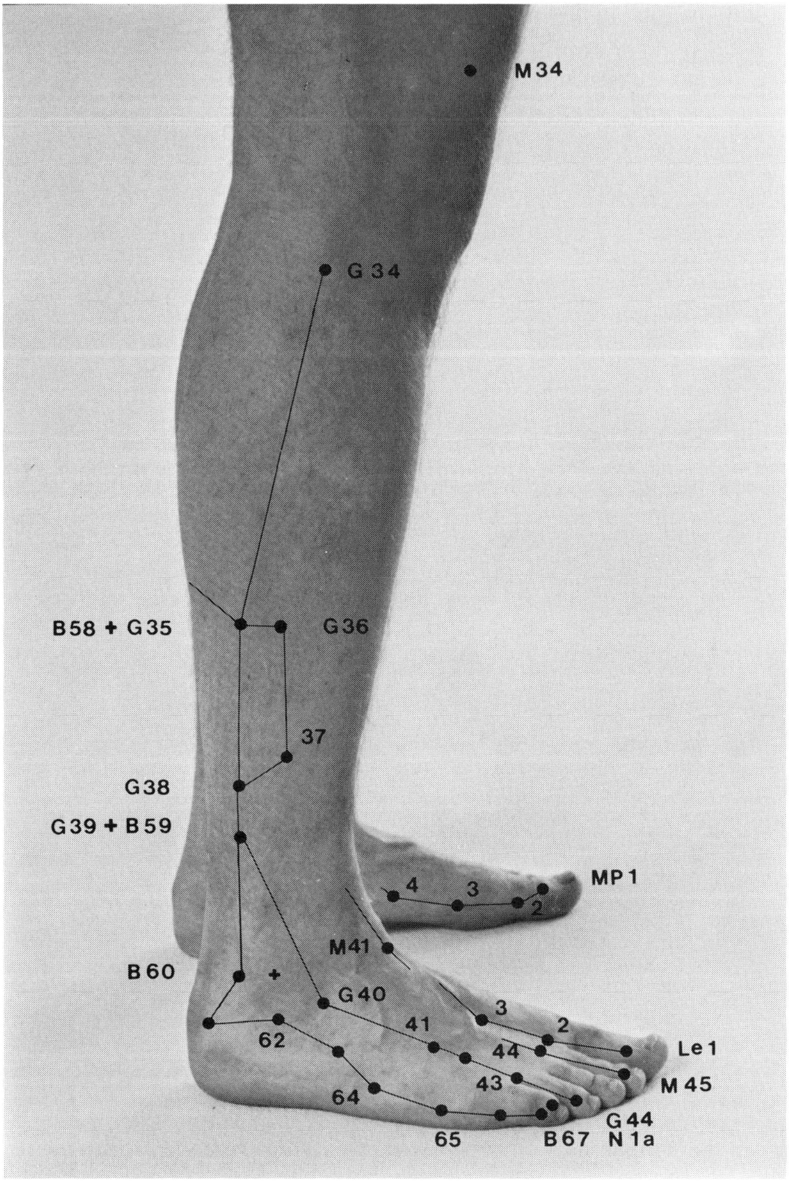
M34
G 34
B58 + G35
G36
37
G38
G39 + B59
MP1
4
3
2
M41
B60
G40
3
2
62
41
44
Le1
43
M45
64
G44
65
B67
N 1a

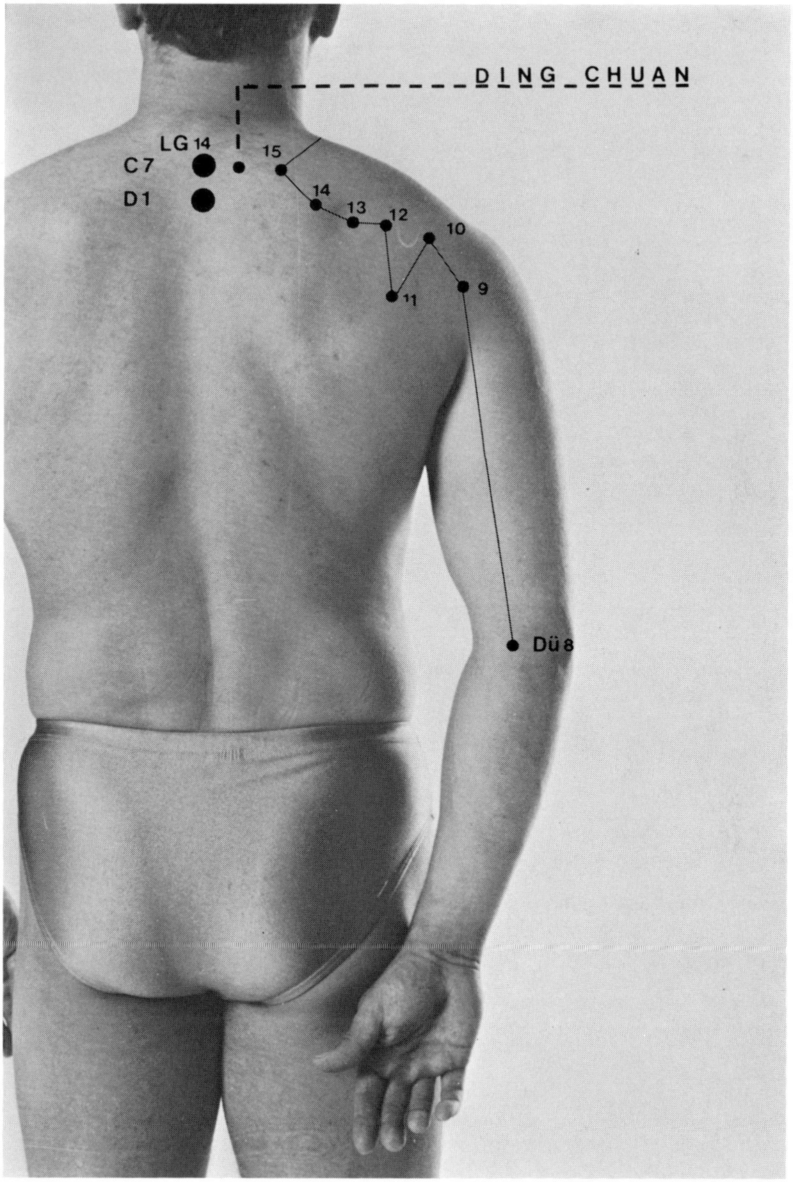
DING CHUAN
LG 14
C 7
D 1
15
14
13
12
10
9
11
Dü 8

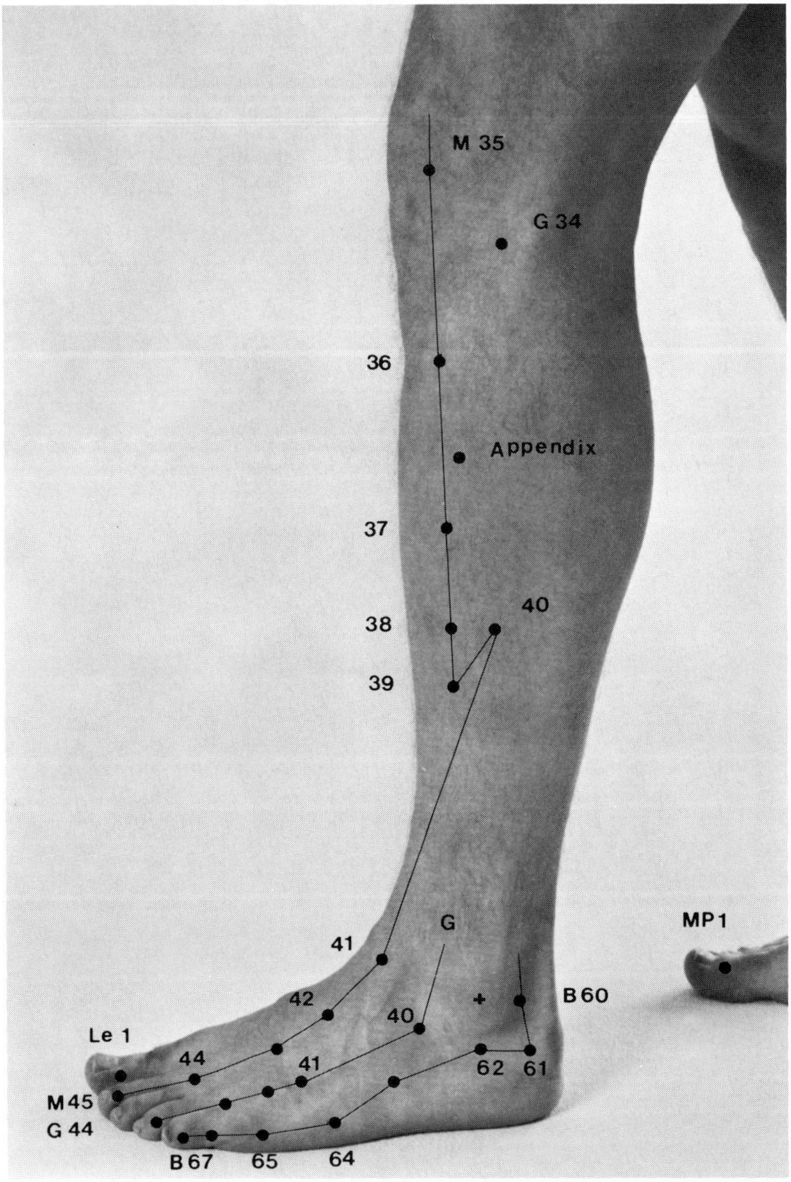
M 35
G 34
36
Appendix
37
40
38
39
G
41
MP1
42
B60
40
Le 1
44
41
62
61
M45
G 44
B67
65
64

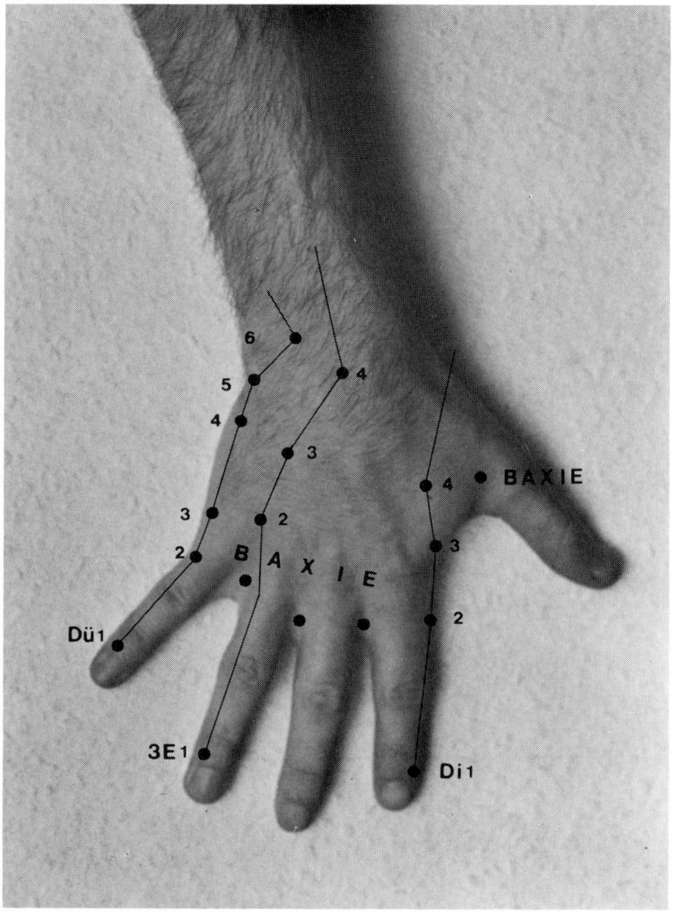
6
5
4
3
2
Dü1
4
3
2
3E1
BAXIE
4
3
2
Di1
BAXIE

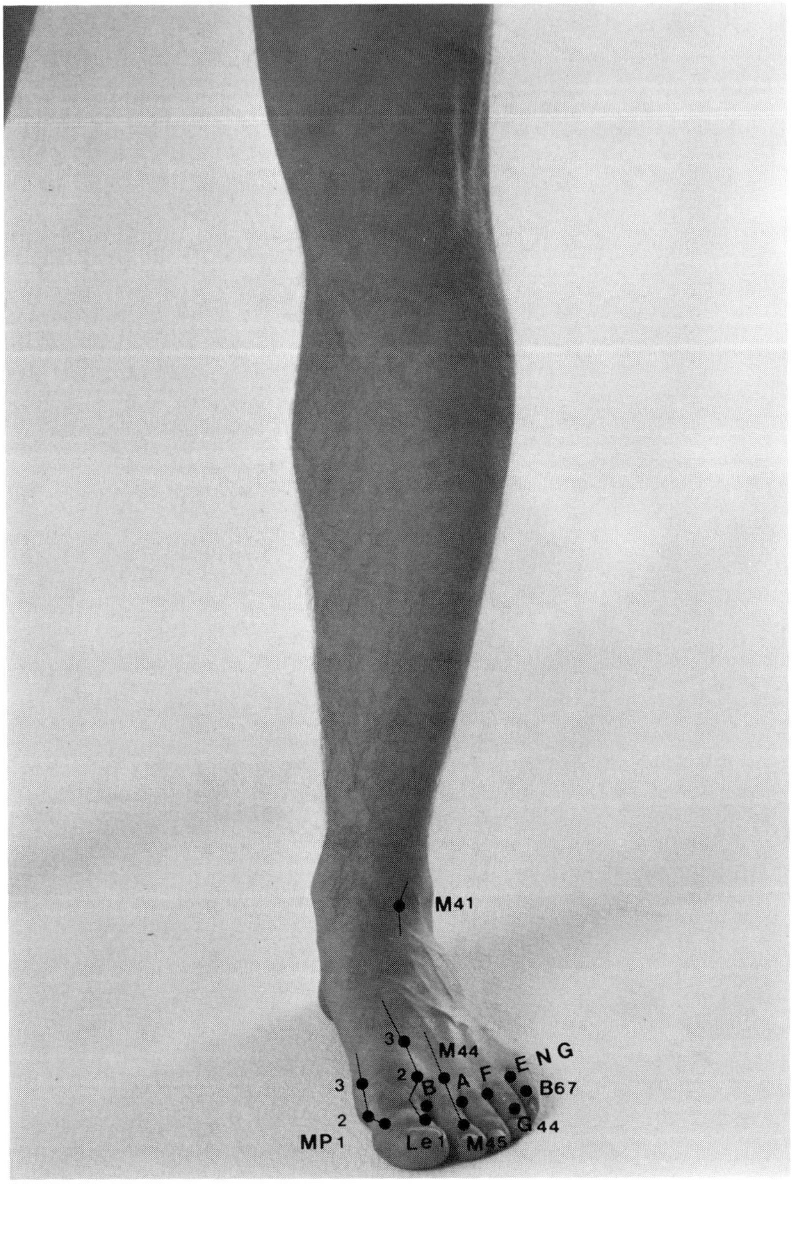
M41
3
M44
E N G
3
2
B
A
F
B67
2
G44
MP1
Le1
M45

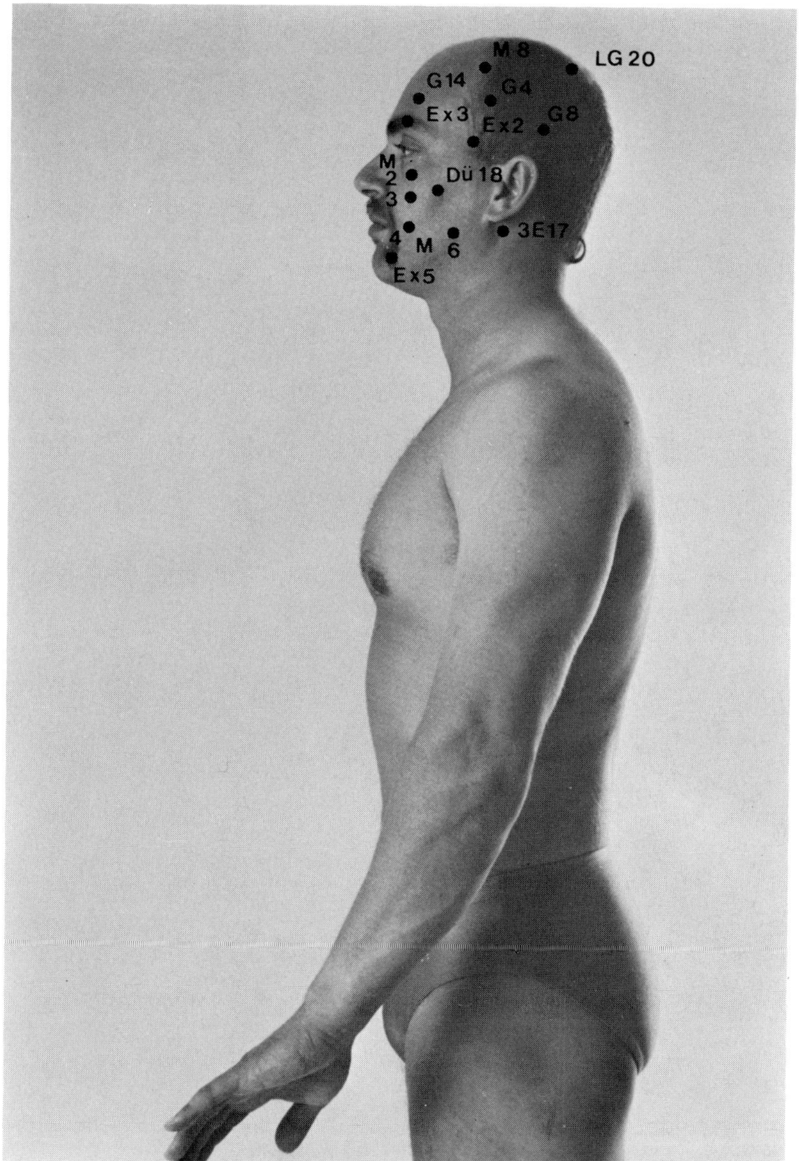
M 8
LG 20
G 14
G 4
Ex 3
Ex 2
G 8
M
2
Dü 18
3
4
M
6
3E 17
Ex 5

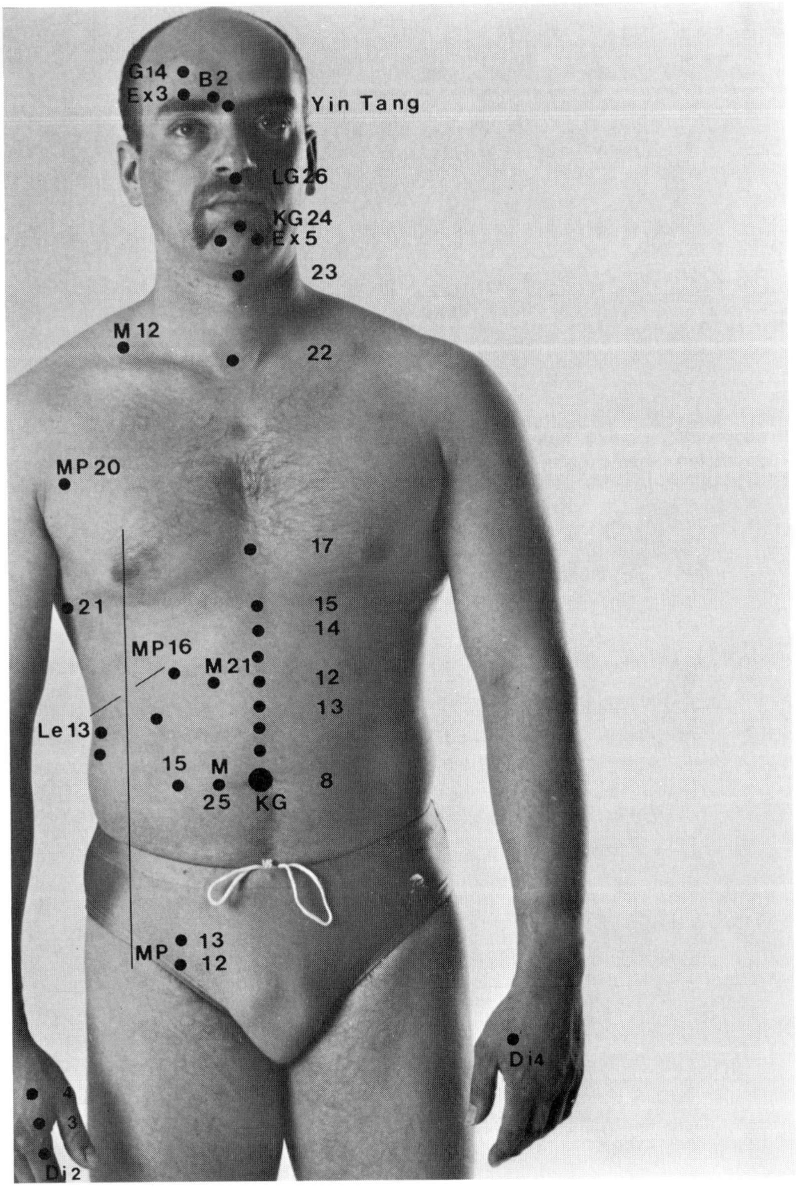
G14
B2
Ex3
Yin Tang
LG26
KG24
Ex5
23
M12
22
MP20
17
21
15
14
MP16
M21
12
13
Le13
15
M
8
25
KG
MP
13
12
Di4
4
3
Di2

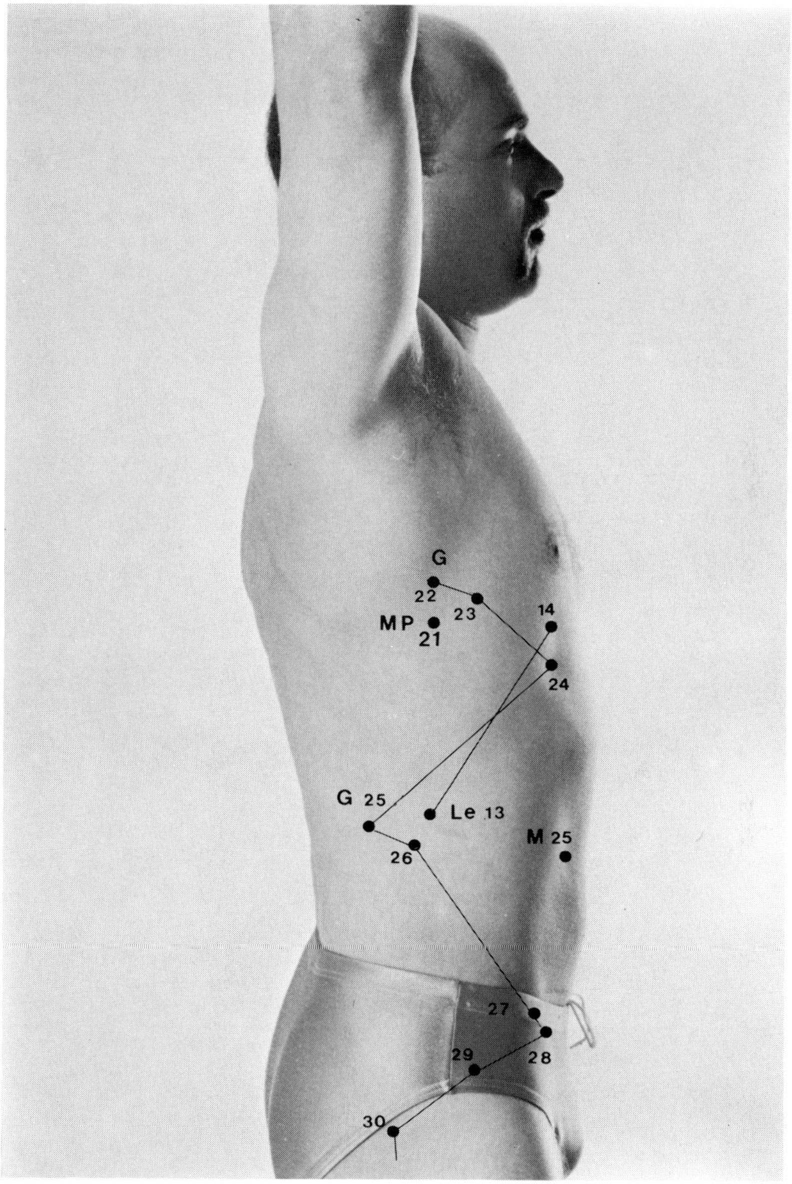
G
22
23
14
MP
21
24
G 25
Le 13
M 25
26
27
28
29
30

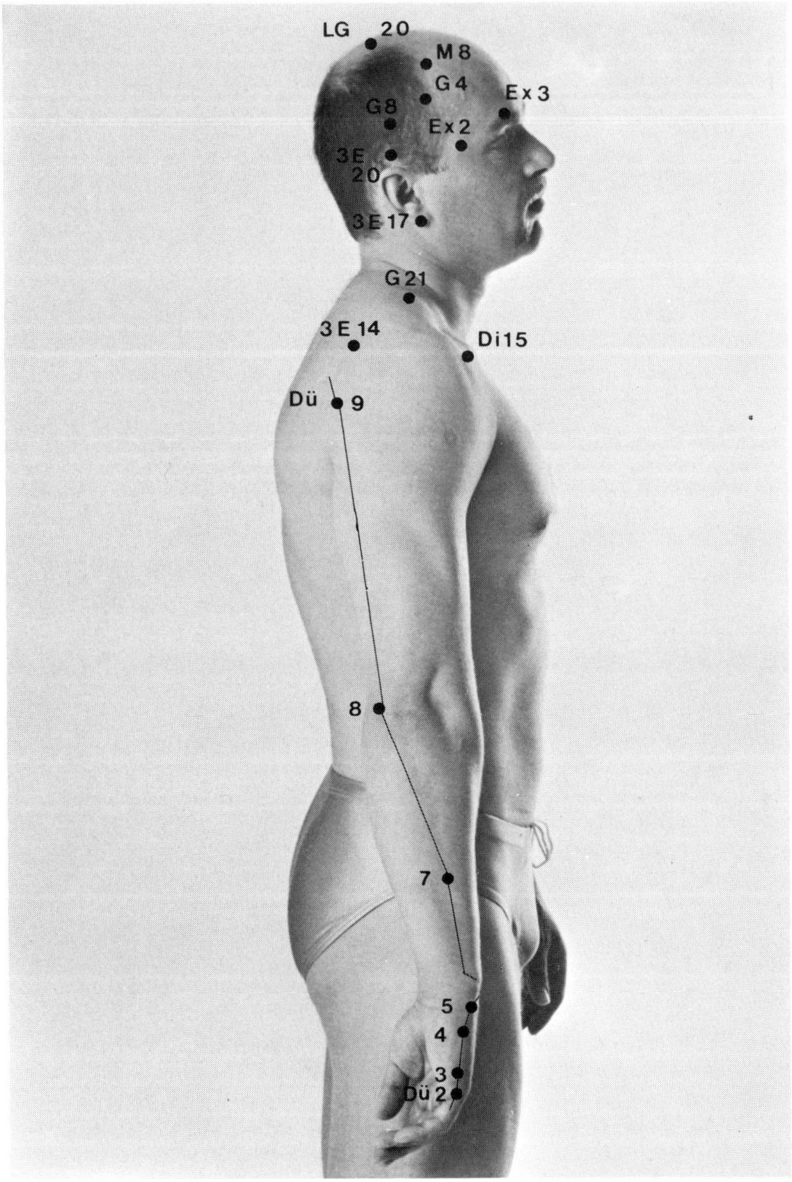
LG 20
M 8
G 4
Ex 3
G 8
Ex 2
3 E
20
3 E 17
G 21
3 E 14
Di 15
Dü 9
8
7
5
4
3
Dü 2

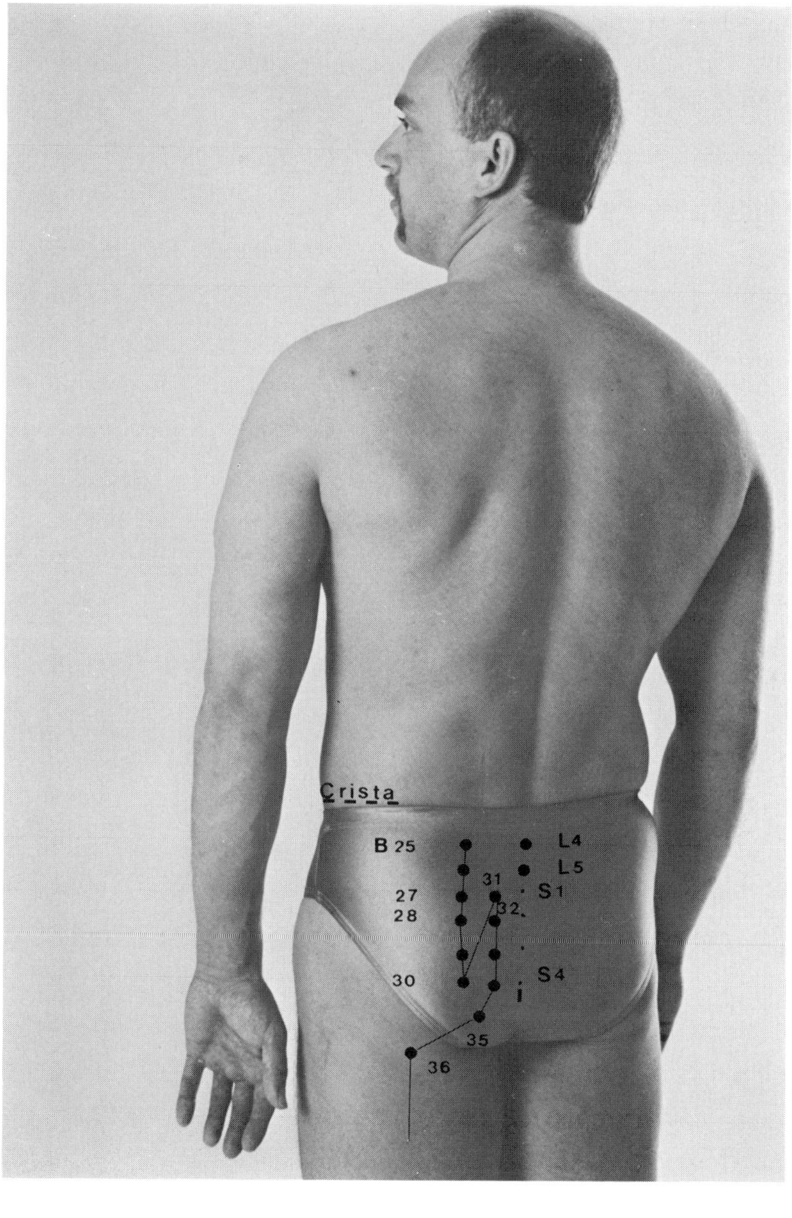
Crista
B 25
27
28
30
31
32
35
36
L4
L5
S1
S4
i

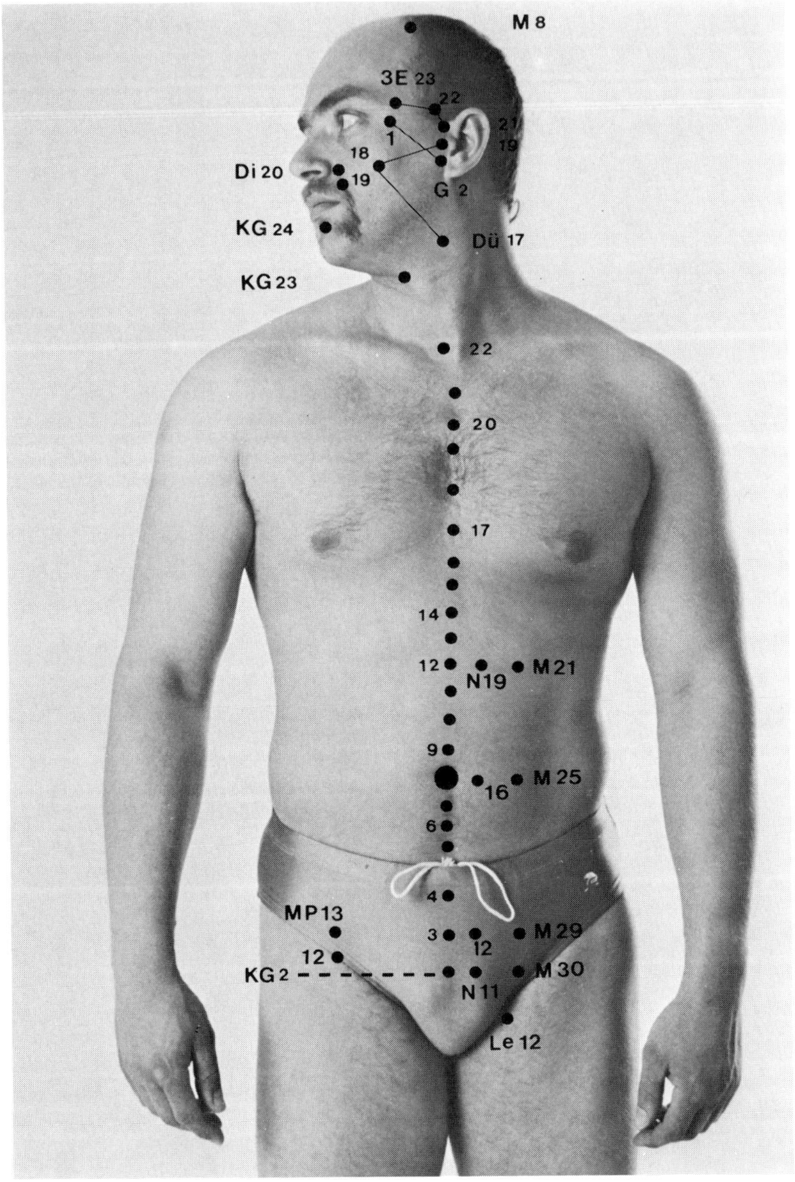
M 8
3E 23
22
21
1
19
18
Di 20
19
G 2
KG 24
Dü 17
KG 23
22
20
17
14
12
N19
M 21
9
16
M 25
6
4
MP13
3
12
M 29
12
KG 2
M 30
N 11
Le 12

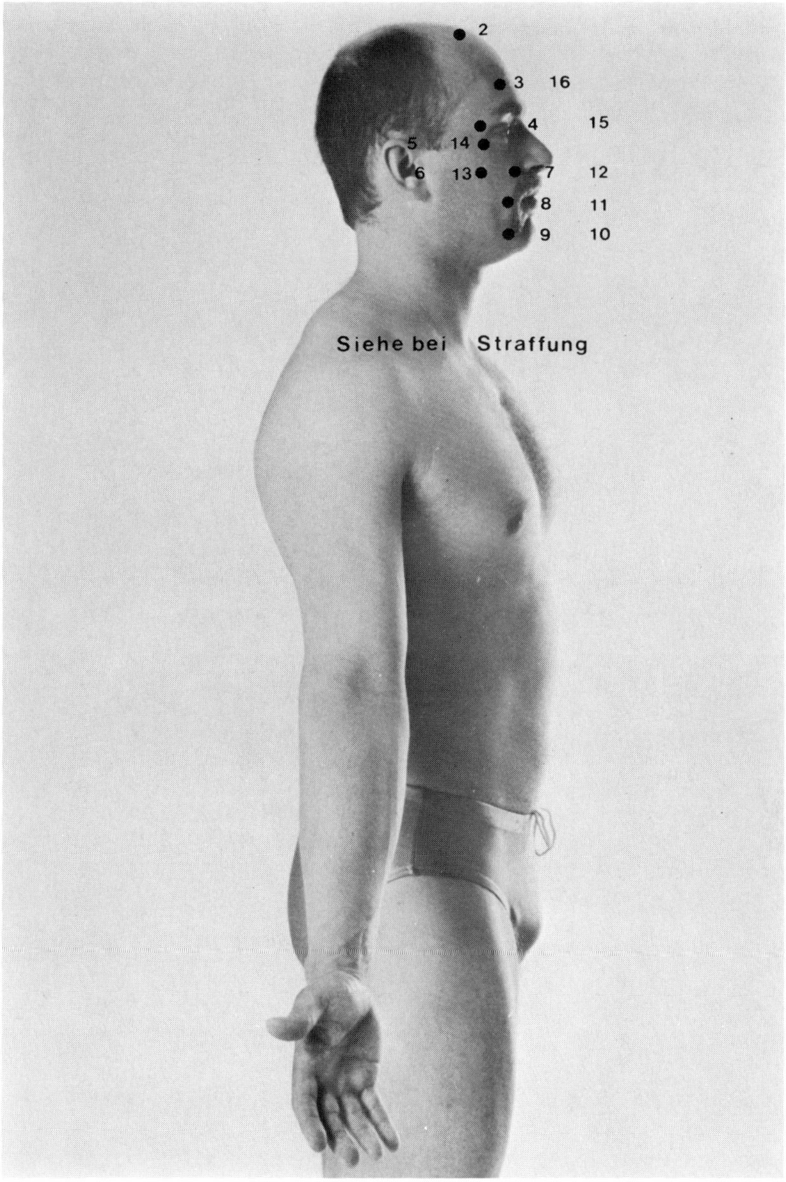
2
3
16
4
15
5
14
6
13
7
12
8
11
9
10
Siehe bei Straffung

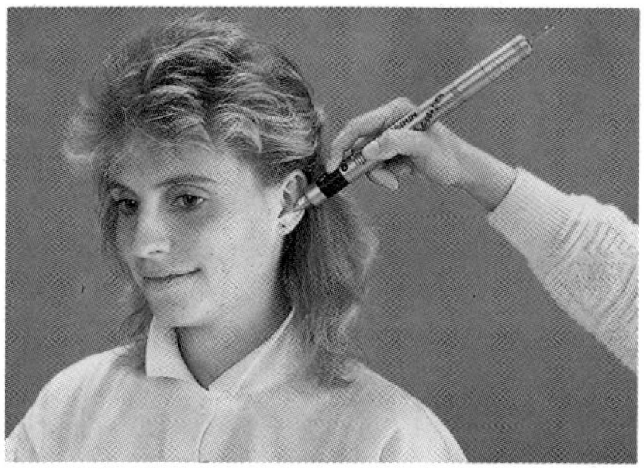

...kleinster Therapie-Laser der Welt

der ***Laserpen*** von SEIRIN® ist das kleinste Lasertherapiegerät der Welt.
Mit ihm können Behandlungen sowohl im Bereich der Sportmedizin (Orthopädie) als auch in der Reiztherapie und Akupunktur erfolgen.
Das 5mW starke Gerät kann seinen Laserstrahl auch mit einer 10 Hz-Frequenz (Hirnstromfrequenz) als Impuls abgeben. Von seiner „Größe" her ist es für den mobilen Einsatz gut geeignet. Nur etwas größer als ein Füllhalter paßt es in jede Kitteltasche.
Eine erste Bewährungsprobe hatte der ***Laserpen*** während der Olympiade. Mehrere Teams (darunter die bundesdeutsche Mannschaft und die DDR) hatten ihn im Gepäck ihrer Sportmediziner.

DM 1.450,– +MwSt., Best.-Nr. 773400

dazu gesetzlich erforderlich:
Laserschutzbrille, groß **DM 450,–** +MwSt. Best.-Nr. 773100
Laserschutzbrille, klein **DM 395,–** +MwSt. Best.-Nr. 773200

SEIRIN-Diapoint D

Der **diapoint** ist das neue Differential-Punktsuchgerät von SEIRIN®. Hervorragend geeignet für die klassische Körper- und Ohrakupunktur (Anzeige von Gold- und Silberpunkten). Das Gerät kommt ohne zusätzliche Handelektrode aus und ist kinderleicht zu bedienen.

DM 590,– +MwSt.,
Best.-Nr. 773600

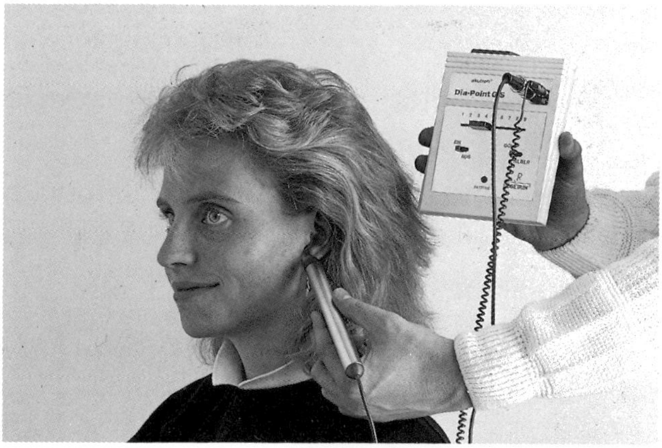

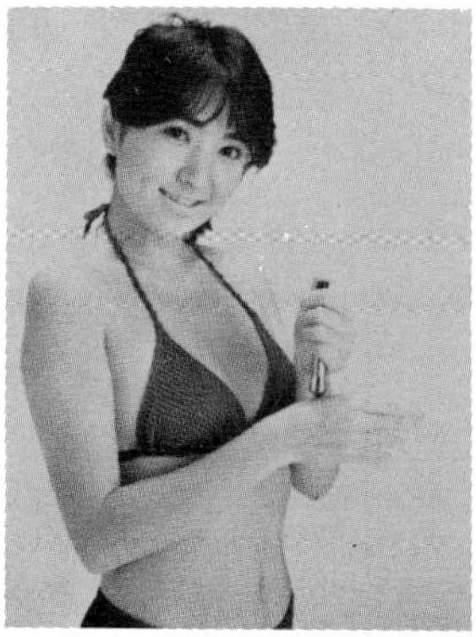

Piezo-Stimulator

Die ideale Ergänzung zur
Nadel-Akupunktur
Mit Piezo-Elektronik – ohne
Batterie und
Strom – wartungsfrei

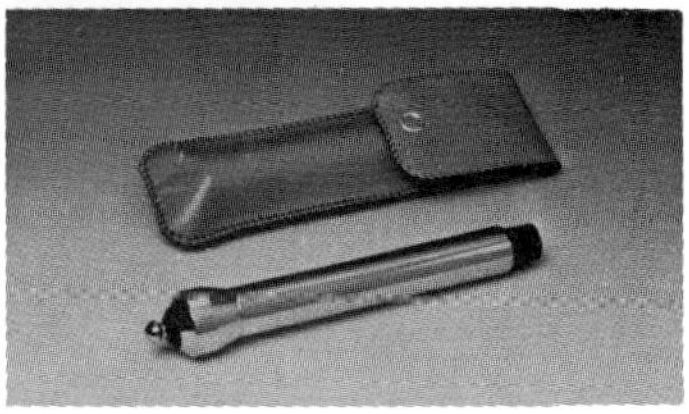

Der PIEZO-STIMULATOR ist die handliche Alternative zu teuren aufwendigen Stimulations-Apparaten.

Der PIEZO-STIMULATOR hilft
- bei Muskelversteifungen im Schulter- und Rückenbereich
- bei Müdigkeit und Erschöpfungszuständen
- und fördert die Blutzirkulation.
- Direkte Anwendung zur Akupressur

EINFACHE HANDHABUNG, keine Batterien. Wirkt direkt auf der Haut und sogar durch die Kleidung.
Das alles zu einem Superpreis: Für nur **DM 125,–** +MwSt., Best.-Nr. 6206

Sommer-Verlag GmbH · Waidplatzstraße 5 · 7835 Teningen 3

316/9/89

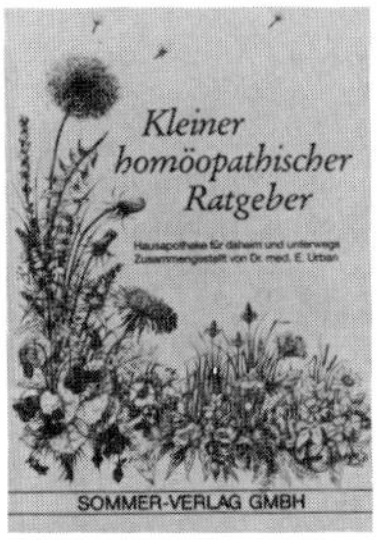

Kleiner homöopathischer Ratgeber, 2. Auflage

Eine Hausapotheke für daheim und unterwegs.
Zusammengestellt von Dr. med. E. Urban.
104 Seiten, Kart., Farbiger Titel.
Preis DM 19,80
Best.-Nr. 6816. ISBN-Nr. 3-925367-32-2

Vergessene Heilkunst

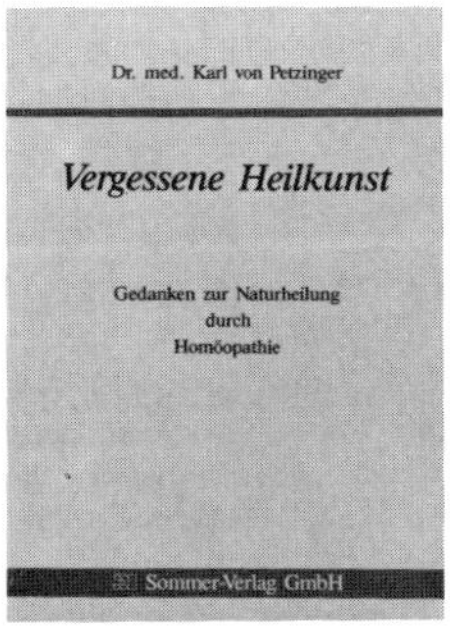

– Gedanken zur Naturheilung durch Homöopathie –
von Dr. med. Karl von Petzinger
96 Seiten, **DM 19,80,** Best.-Nr. 6517
ISBN-Nr. 3-925367-31-4.

Seit es die sog. wissenschaftliche Therapie gibt (über 100 Jahre) hat die Hochschulmedizin das Ziel der Naturheilung nach und nach verloren. Sie „heilt" nicht mehr, sondern unterdrückt Symptome und schafft dadurch Dauerkonsumenten hochnebenwirksamer, gefährlicher Präparate, wodurch der allgemeine Arzneimittelmißbrauch enorm gestiegen ist. Der Autor zeigt, daß man auch heute noch auf Mittel wie Antibiotika, Sulfonamide, Cortison u.a.m. weitgehend verzichten kann, wenn man mit individualisierender homöopathischer Heilkunst die Natur unterstützt, anstatt sie zu vergewaltigen.

Homöopathologische Heilkunst

Von W. Seifert
Paperback, 64 Seiten, **DM 9,80.** Best.-Nr. 228900

Keine trockene Thematik, sondern ein schöner Spaziergang durch die Heilkunst mit viel Musik. Praktische brauchbare Hinweise für die tägliche Gesundheit machen das Buch auch praktisch nützlich.

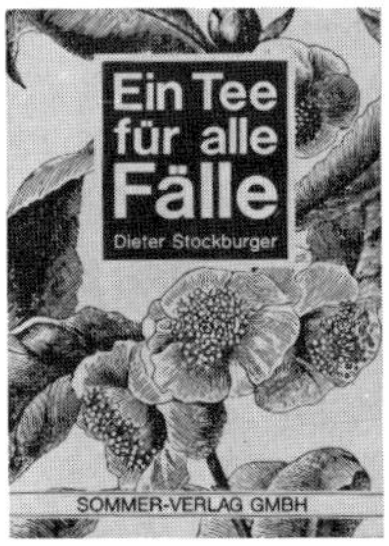

Ein Tee für alle Fälle

von Dieter Stockburger, 68 Seiten, Paperback, **DM 16,80.**
Best.-Nr. 651800. ISBN-Nr. 3-923589-07-7.

Viele Teerezepte für den Alltag, für Krankheit und Gesundheit vom erfahrenen Praktiker zusammengestellt. Zahlreiche Farbabbildungen ergänzen den Text.

Sommer-Verlag GmbH · Waidplatzstraße 5 · 7835 Teningen 3
278/7/89